systemed
verlag

Dr. John Yudkin | Dr. Robert H. Lustig

Pur, weiß, tödlich

Warum der Zucker uns umbringt –
und wie wir das verhindern können

John Yudkin (8.8.1910–12.7.1995) war ein britischer Physiologe und Ernährungswissenschaftler, dessen Buchveröffentlichungen *This Slimming Business,* sowie *Eat Well, Slim Well* und *This Nutrition Business* umfassen. Durch sein 1972 erstmals veröffentlichtes Buch *Pure, White and Deadly* wurde er international bekannt. Prof. Dr. Yudkin war einer der ersten Wissenschaftler, der geltend machte, dass der Zucker eine der Hauptursachen für Übergewicht und die koronare Herzkrankheit darstellt.

Robert H. Lustig ist Professor für Pädiatrie in der Abteilung für Endokrinologie an der University of California in San Francisco. Er kämpft mit seinen Anstrengungen in der Grundlagenforschung, in der klinischen Forschung, in der Patientenbetreuung und in der Politikfeldanalyse gegen die Fettleibigkeit. Prof. Dr. Lustig ist Herausgeber der Universitätsschrift *Obesity Before Birth* und Autor des Buches *Fat Chance: Beating the Odds Against Sugar, Processed Food, Obesity and Disease.*

Inhalt

Einführung

Es ist viel über den Zucker geschrieben worden. Dutzende von Büchern beschreiben den Anbau von Zuckerrohr und Zuckerrüben, aber auch die schändliche Geschichte des Sklavenhandels zwischen Europa, Westafrika und der Karibik. Es gibt Dutzende von Büchern zu den technischen Details der Zuckerraffination und über die Herstellung zuckerhaltiger Speisen und Getränke. Genauere Informationen über den Zucker als Nahrungsmittel sind jedoch nicht leicht zu bekommen. Wie viele Menschen essen mehr als der Durchschnitt und wie viele essen weniger? Wer sind die kleinen und wer die großen Verbraucher und welches sind die geringsten und höchsten verzehrten Mengen? Und was würde es für unsere Gesundheit bedeuten, wenn wir überhaupt keinen Zucker essen würden oder aber sehr große Mengen?

Einen Teil dieser Informationen findet man mit etwas Mühe in Fachzeitschriften, jedoch nicht alle. Sie könnten annehmen, dass man die Daten von der Zuckerindustrie selbst bekommen kann, und in der Tat unterhält sie Informationszentren in vielen Ländern. Wir kennen den durchschnittlichen Zuckerkonsum in allen diesen Ländern. Aber man bekommt selbst auf so simple Fragen wie den Zuckeranteil in der Ernährung von Menschen verschiedenen Alters keine Antwort oder über die Zuckeraufnahme 15-jähriger britischer Schulkinder. Es mag sein, dass die Industrie diese Informationen schlichtweg nicht hat oder sie besitzt sie, möchte aber nicht, dass sie bekannt werden. Wir erwarten von der Zuckerindustrie insbesondere deshalb eine gute Kenntnis der Verzehrsmengen, weil sie Kritik an den gesundheitlichen Folgen des Zuckerkonsums regelmäßig mit dem Verweis auf eine »moderate« Zuckerzufuhr zurückweist. Dennoch muss das, was die Industrie für »moderat« hält, unterm Strich eine ganz beträchtliche Menge sein. Einer der Wissenschaftler, der die Zuckerindustrie am intensivsten unterstützt, schrieb nämlich, dass »die übliche Bandbreite der Zuckeraufnahme [...] zwischen 10 und 30 Prozent der Gesamtkalorien [liegen müsse], im Durchschnitt bei 15 bis 20 Prozent«. Und er fährt fort, dass »diese Aufnahme als moderat anzusehen ist und vielleicht ein wenig überschritten werden kann, ohne die Balance der Mäßigung zu überschreiten«.

Es ist viel mehr geforscht worden über die gesundheitlichen Auswirkungen des Brotes in unserer Ernährung oder der Eier, der Frühstückscerealien, des Fleisches oder des Gemüses als über die Effekte des Zuckers, obwohl dieser im Durchschnitt 17 Prozent zu unserer Ernährung beiträgt – das ist ein größerer Anteil als der aller anderen vorgenannten Nahrungsmittel. Auch wenn im Jahr 1972 – als *»Pure, White and Deadly«* das erste Mal erschien – nur wenige Forschungsergebnisse vorlagen, so zeigten sie dennoch bereits, dass der Zucker in unserer Ernährung an der Entwicklung zahlreicher Leiden beteiligt sein könnte, die nicht nur die Zahnfäule und das Übergewicht umfassen, sondern auch den Diabetes und die koronare Herzkrankheit.

Seitdem hat die Forschung zusätzliche Beweise hervorgebracht, dass Zucker mit diesen Störungen im Zusammenhang steht, und sie hat auch zu der Liste derjenigen Erkrankungen beigetragen, bei denen der von uns gegessene Zucker möglicherweise – oder sogar wahrscheinlich – einen Einflussfaktor bei deren Entstehung darstellt. Viele der Experimente, von denen diese Schlussfolgerungen abgeleitet wurden, stammen aus der Abteilung für Ernährung des Queen Elizabeth College der Universität von London, einige von ihnen aus der Zusammenarbeit mit Forschern der Abteilung für Biochemie. Wenn unsere Experimente unabhängig von anderen Forschungslaboren wiederholt wurden, lagen deren Ergebnisse stets in einer Linie mit den unseren. Diejenigen, die mit unseren Aussagen nicht übereinstimmen, können daher die Schlussfolgerungen anzweifeln, die wir aus den Forschungen gezogen haben, aber sie sind nicht berechtigt, die experimentellen Ergebnisse in Zweifel zu ziehen.

In dieser Ausgabe habe ich die Gelegenheit genutzt, viele der von mir bereits früher zitierten Statistiken zu aktualisieren und zu erweitern. Ich habe zudem die Forschung zusammengefasst, die wir und andere in den letzten 15 Jahren durchgeführt haben, die mehr von dem aufgedeckt hat, was in unserem Körper geschieht, wenn wir Zucker essen.

Ich werde oft gefragt, warum wir nicht mehr über die Gefahren des Zuckers hören, während uns ständig erzählt wird, dass wir zu viel Fett in unserer Ernährung haben und nicht genug Ballaststoffe. Ich denke, dass Sie zumindest einen Teil der Antwort auf diese Frage im letzten Kapitel dieses Buches finden werden.

John Yudkin, 1986

Prophezeiung und Propaganda

Einführung zur Ausgabe 2012 von
Prof. Dr. med. Robert H. Lustig

Alles Alte ist wieder neu. Nehmen Sie zum Beispiel die Mode: Schlaghosen, Hosenröcke, Miniröcke, Keilabsätze, schmale Krawatten und ausgefallene Dessous sind zurück. Ein Stummfilm gewann den Oscar für den besten Film 2012. Die Bubblegum-Rockband ABBA und der Swing-Tanz sind wieder en vogue. Cocktailspezialitäten feiern ihr Comeback: Martinis sind der letzte Schrei, und es gibt jetzt 80 Variationen davon. Sogar Grammophone und Vinyl-Schallplatten haben eine neue Anhängerschaft.

Auch Vorstellungen kommen und gehen. Irgendjemand ist immer der Wegbereiter. Seine Argumente erscheinen zwingend. Die Sache gewinnt eine – manchmal ein wenig übereifrige – Anhängerschaft. Dann kommt sie aus der Mode – manchmal wegen des Weltbildes, manchmal aufgrund von Erfahrungswerten oder weil konkurrierende Ereignisse stattfinden. Und manchmal versuchen auch dunkle Mächte, aus eigennützigen Gründen den Status quo aufrechtzuerhalten.

Aber Wissenschaft sollte auf Fakten basieren, nicht auf Moden. Und Regeln sollten auf wissenschaftlichen Erkenntnissen aufbauen. Fakten sollten sich nicht ändern, und sie tun es auch nicht. Allerdings ändert sich ihre Interpretation. Denken Sie an die Vorstellung, dass ein Entzündungsgeschehen für die koronare Herzkrankheit verantwortlich ist. Nach der Entwicklung des Aspirins durch den Bayer-Konzern im späten 19. Jahrhundert zunächst unterstützt, wurde diese Theorie einige Zeit später verworfen, zugunsten der Cholesterinhypothese, die die zweite Hälfte des 20. Jahrhunderts beherrschte. Aber in den letzten zehn Jahren erlebte die »Entzündungstheorie« ein entschiedenes Comeback, und sie wird heute als der wichtigste Faktor für die Entstehung der atherosklerotischen Plaques und Gefäßverschlüsse angesehen.

Leider ist die Auslegung der medizinischen Wissenschaft häufig durch die dunklen Mächte der Industrie beeinflusst, die einen großen Reibach machen will. Und wenn Geld verdient werden kann, gibt es große Gewinner, aber auch große Verlierer. Erinnern Sie sich an das Tabak-Debakel. Die Gefahren des Rauchens waren seit den 1930er-Jahren bekannt; der »US Surgeon general report« aus dem Jahre 1964 wies die Tabakindustrie mit aller Deutlichkeit in ihre Schranken. Das versetzte die Tabak-Propaganda-Maschinerie auf Hochtouren, um die Wissenschaft und alle Wissenschaftler, die ihr im Weg standen, zum Schweigen zu bringen. Mein Kollege Dr. Stanton Glantz war und ist bis heute für die Tabakindustrie der Staatsfeind Nr. 1. 25 Jahre lang war er ein »Rufer in der Wüste«. Stan warnte vor den Strategien, die die großen Tabakfirmen auf allen Ebenen einsetzten: Bestechung von Politikern, Marketing, an Kinder gerichtete Werbung, Schleichwerbung durch Product Placement in Filmen. Er deckte sogar die krasse Fälschung von Datenmaterial durch die Industrie auf, die damit ihr Produkt entlasten wollte. Was hat es ihm gebracht? 25 Jahre des ständigen Kampfes, sowohl im Gerichtssaal als auch vor dem Richter der öffentlichen Meinung. Er wurde als »falscher Prophet« und als »Fanatiker« hingestellt. Aber Stan hatte Zivilcourage. Wichtiger noch – er hatte die Daten. Und vor allem traf er – und trifft immer noch – mitten ins Schwarze.

Und überhaupt: Wer bestimmt eigentlich den Unterschied zwischen einem Vordenker und einem Abweichler? Wer immer die Möglichkeit bekommt, Geschichte zu schreiben. Es ist allein unser Retrospektoskop, das uns Scharfsichtigkeit verleiht. Fragen Sie Galileo.

Und so ist es auch mit Dr. John Yudkin. Betrachten wir die Hintergründe. Im Jahr 1955 erlitt US-Präsident Eisenhower im Amt einen Herzinfarkt. Das Thema der Herzerkrankungen und ihrer Vorbeugung drängte sich ins öffentliche Bewusstsein. Welcher Nahrungsbestandteil war für die koronare Herzkrankheit verantwortlich? Dies war die zukunftsträchtige Frage für die öffentliche Gesundheit, über die in akademischen Kreisen, aber auch in den Medien der 1960er- und 1970er-Jahre gestritten wurde. Es entstanden zwei Lager. Dr. Yudkin war ein Physiologe an der Universität von London, Ernährungswissenschaftler und Arzt, und der führende Vertreter der Theorie, dass der Zucker als Ernährungsfaktor die koronare Herzkrankheit fördere und zahlreiche weitere Erkrankungen ebenfalls. Erstmals im Jahre 1972 veröffentlicht und 1986 mit neuen Forschungsergebnissen ergänzt, war, ist und bleibt *»Pure, White and Deadly«* eine Prophezeiung. Yudkin sah die Zuckerschwemme voraus, die sich endgültig mit der Einführung des Glukose-Fruktose-Sirups Bahn brach. Er war ein Prediger in der Wüste und niemand hörte auf ihn. In der anderen Ecke saß Ancel Keys, ein Epidemiologe an der Universität von Minnesota, der im Jahre 1953 als Erster die Behauptung formuliert hatte, dass gesättigtes Fett die wichtigste Ursache der koronaren Herzkrankheit sei und die in seinem Buch *»Seven Countries: A Multivariate Analysis of Death and Coronary Heart Disease«* [... der berühmten »Sieben-Länder-Studie«, *d. Übers.*] gipfelte. Die Debatte entwickelte sich auch außerhalb der akademischen Kreise, der Groll wurde innig und persönlich, und Keys verkündete im Jahr 1971: »Es ist eindeutig, dass Yudkin keine theoretische Basis oder experimentelle Belege besitzt, die seine Behauptung eines wesentlichen Einflusses des Nahrungszuckers auf die Entstehung [der koronaren Herzkrankheit] stützen; seine Behauptung, dass Menschen mit koronarer Herzkrankheit exzessive Zuckeresser seien, wird nirgendwo unterstützt, jedoch durch zahlreiche Studien widerlegt, die methodisch und/oder vom Umfang her den seinen überlegen sind; und seine ‚Beweise' aus Bevölkerungsstatistiken und Zeitverläufen werden selbst der einfachsten kritischen Überprüfung nicht standhalten.« (*Keys, A., Atherosclerosis, 14: 193–202, 1971*).

Drei wissenschaftliche Erkenntnisse aus den 1970er-Jahren beendeten die Causa Yudkin und besiegelten dessen Schicksal. Erstens entdeckten Michael Brown und Joseph Goldstein bei Studien zu der vererblichen *familiären Hypercholesterinämie* (die Betroffenen erleiden Herzinfarkte bereits ab einem Alter von 18 Jahren) die »Low-density Lipoproteins« (LDL) und den LDL-Rezeptor (wofür sie den Nobelpreis erhielten), was zu der Hypothese führte, dass das LDL der Übeltäter bei der Entwicklung der koronaren Herzkrankheit sei. Zweitens zeigten Ernährungsstudien, dass Nahrungsfett die LDL-Spiegel erhöht. Und drittens zeigten große epidemiologische Studien, dass die LDL-Spiegel mit der koronaren Herzkrankheit in diesen Populationen korreliert waren. Eine todsichere Sache, nicht wahr? *Es ist das Fett, Dummkopf!*

Die Pharisäer dieses heiligen Ernährungskrieges erklärten Keys zum Sieger und Yudkin zum Ketzer und Fanatiker, ließen den nun Diskreditierten über die Klinge springen und verbannten sein zentrales Werk auf den Müllhaufen der Geschichte, als dieses Buch aus dem Druck genommen wurde und praktisch von der Bildfläche verschwand. Die Propaganda für »fettarme Ernährung« zur Behandlung der koronaren Herzkrankheit wurde für die folgenden 30 Jahre zementiert. Und die Ansammlung von Krankheiten (Fettleibigkeit, Diabetes, Bluthochdruck, Fettstoffwechselstörungen und koronare Herzkrankheit), die zusammen das »Metabolische Syndrom« bilden, schnellten unter dem Schutzschirm der Zuckerindustrie und ihrer Propagandamaschinerie parabolisch in die Höhe. Aber gute Ideen sterben langsam. Größere Studien begannen zu belegen, dass Serum-Triglyzeride mit der koronaren Herzkrankheit korreliert sind; mit dem Zuckerkonsum als deren Triebfeder. Und es gibt nicht nur eine Art von LDL, es gibt zwei: große, lockere LDL-Moleküle, die durch das Fett in der Nahrung ansteigen, sich aber nicht auf die koronare Herzkrankheit auswirken; und kleine, dichte LDL-Moleküle, die durch Kohlenhydrate in der Nahrung entstehen, schnell oxidieren und die Bildung atherosklerotischer Plaques (mit der Verhärtung der Arterien) vorantreiben. Die Atkins-Diät wurde nun ernst genommen, und die Kohlenhydrate gerieten als diejenige Stoffgruppe in den Mittelpunkt des Interesses, welche den Stoffwechselerkrankungen Vorschub leistet. Und dies schloss den Zuckerkonsum als berüchtigtster Kohlenhydratquelle mit ein.

Ich stieß im Jahr 2008 ganz zufällig auf Dr. Yudkin. Ich hatte in Adelaide, Australien, einen Vortrag vor der »Australasian Association of Clinical Biochemists« über meine Forschungen zu der Rolle des Zuckers bei der Entstehung des metabolischen Syndroms gehalten. Dr. Leslie Bennett sagte mir im Anschluss »Sie haben sicherlich Yudkin gelesen!?«, und ich musste einräumen, dass ich das nicht getan hatte. Als ich nach Hause zurückkehrte, suchte ich nach *»Pure, White and Deadly«* und konnte es weder in unserer Universitätsbibliothek finden, noch in irgendeinem Buchladen in San Francisco. Schließlich erhielt ich es über eine Fernleihe. Ich öffnete das Buch und das Buch öffnete mir die Augen. Ich wusste bereits aus meinen Forschungen, dass der Zucker in der von uns derzeit konsumierten Menge eine medizinische Katastrophe darstellt.

Aber zu erfahren, dass Yudkin schon 36 Jahre zuvor vorausgesehen hatte, welch ein Problem der Zucker darstellte – und das bereits bei erheblich geringeren Dosierungen (das heißt vor dem Aufkommen des Glukose-Fruktose-Sirups und der Zwei-Liter-Flasche) – war eine echte Offenbarung. Ich war in der Tat – ohne es zu wissen – ein Yudkin-Schüler gewesen. Yudkin besaß nicht das umfangreiche Datenmaterial, über das wir heute verfügen. Er hatte die Korrelationen, aber nicht die Kausalität. Er kannte die Mechanismen nicht. Er wusste nicht, dass der Zucker Insulinresistenz hervorruft, wenn er durch den Prozess der *de novo Lipogenese* in Fett umgewandelt wird, oder dass der Zucker über die *»Maillard«*- oder *»Bräunungsreaktion«* die Eiweiße schädigt. Er wusste nicht, dass der Zucker ein wenig süchtig macht, obwohl er das vermutete. Doch trotz alledem zeigt *»Pure, White and Deadly«* direkte Verbindungen zwischen dem Zucker und der Zahnkaries, der Gicht, einigen Autoimmunerkrankungen, der koronaren Herzkrankheit und dem Krebs auf. Und es zeigt sogar, dass der Zuckerkonsum und die Sterblichkeitsraten Hand in Hand gehen.

Im Angesicht der aktuell geradezu explodierenden wissenschaftlichen und ernährungsphysiologischen Erkenntnisse und des Falls der Low-Fat-Hypothese hat sich Penguin Books UK dazu entschlossen, dieses »alte« Buch, das jetzt wieder »neu« ist, in einer neuen Auflage auf den Markt zu bringen. Wir sind heute beinahe 27 Jahre von Dr. Yudkins Neuauflage aus dem Jahre 1986 entfernt. Sicherlich muss das Buch – nach allem, was wir in der Zwischenzeit gelernt haben – heute überholt sein, oder nicht? Ganz und gar nicht! Zunächst einmal können echte Prophezeiungen niemals aus der Mode kommen. Das wäre so, als sagte man, Darwins *»Über die Entstehung der Arten«* sei irrelevant, weil Darwin nicht wusste, was Gene sind. Zum Zweiten ist das Buch ein Wegweiser auf einer Pilgerreise. Es bietet dir eine Perspektive an, woher du gekommen bist und wohin du gehen wirst. Und schließlich hat er die Zucker- und Lebensmittelindustrien dafür angeklagt, was sie waren und was sie noch immer sind. »Wer die Geschichte nicht versteht, der ist dazu verdammt, sie zu wiederholen« – gerade in Anbetracht der weiter fortbestehenden Propaganda. Und dieses Buch *ist Geschichte.*

Ich bin stolz darauf, ein Schüler Yudkins zu sein, dazu beizutragen, seine Arbeit und seine Reputation wieder aufleben zu lassen und die Weiterentwicklung seines Erbes und seiner Botschaft für die Gesundheit der Menschen zu unterstützen. Jeder Wissenschaftler »steht auf den Schultern von Riesen«. Für einen Mann von recht zierlicher Statur war Dr. Yudkin wahrlich ein Riese.

Danksagung von Dr. John Yudkin

Ein Großteil der experimentellen Arbeit, die ich hier zitieren werde, wurde in der Abteilung für Ernährung am Queen Elizabeth College durchgeführt. Ich hatte sehr viel Glück, über viele Jahre zahlreiche Kollegen und studentische Hilfskräfte zu haben, die in hohem Maße zu den Theorien und zu der harten Arbeit beigetragen haben, die mit der langsamen – der enorm langsamen – Entwirrung einiger der von uns in Angriff genommenen Fragestellungen verbunden war. Ohne ihre Mitarbeit wären viele der von mir angeführten Fakten unbekannt geblieben.

Abschließend muss ich an dieser Stelle sagen, wie dankbar ich den vielen Unternehmen der Lebensmittel- und der pharmazeutischen Industrie bin, dass sie mir über 25 Jahre hinweg eine so konstante großzügige Unterstützung beim Aufbau und zum Unterhalt der Abteilung für Ernährung gewährt haben. Für viele von ihnen waren die Ergebnisse unserer Forschung häufig keineswegs in ihrem Interesse, dennoch war es weitgehend ihre Hilfe, die es uns ermöglichte, an diesen Fragestellungen zu arbeiten, die mir so bedeutsam erschienen.

1
Was ist so anders am Zucker?

Zucker gehört zum Alltag in unser aller Leben, und fast jeder meint, dass er lediglich eine attraktive Süße sei – eines von vielen Kohlenhydraten in der Ernährung zivilisierter Länder. Dabei ist Zucker eine ganz außergewöhnliche Substanz. Sie ist einzigartig durch die Pflanze, die sie produziert, durch die Stoffe, die Chemiker aus ihr herstellen können und in ihrer Verwendung in Lebensmitteln im Haushalt und in der Industrie. Neuere Untersuchungen zeigen außerdem, dass Zucker einzigartige Wirkungen im Körper auslöst, die sich von denen anderer Kohlenhydrate unterscheiden. Da Zucker in den reicheren Ländern mittlerweile rund ein Sechstel der gesamten Kalorienzufuhr ausmacht, ist es wichtig, mehr über seine Wirkungen zu wissen, wenn er über Essen und Trinken in den menschlichen Körper gelangt.

Seltsamerweise hielten bis vor Kurzem nicht nur die Laien, sondern auch Ärzte und medizinische Forscher spezielle Studien zum Thema Zucker für unnötig. Seit der Mensch seine Nahrung *herzustellen* begann, anstatt sie zu jagen und zu sammeln, ist seine Ernährung reich an verschiedenen Kohlenhydraten (siehe Seite 24). Es schien kaum jemandem in den Sinn zu kommen, dass es einen Unterschied bedeuten könnte, ob diese Kohlenhydrate fast ausschließlich aus Weizen-, Reis- oder Maisstärke bestanden oder ob die Stärke allmählich durch immer höhere Zuckermengen ersetzt wurde, wie dies in den letzten 100 bis 200 Jahren geschah.

Obwohl einige Forscher mitunter frühzeitig darauf hinwiesen, dass die Einnahme von Zucker nicht immer mit dem Konsum von Stärke vergleichbar ist, schenkte ihnen bis vor etwa 25 Jahren niemand viel Aufmerksamkeit. Im Jahre 1958 schrieb ich ein Buch zum Thema Gewichtsreduktion und empfahl darin eindringlich eine kohlenhydratarme Kost, aber ich unterschied dabei kaum die Vorteile, die das Vermeiden von Zucker im Vergleich zum Verzicht auf Stärke mit sich bringt. Seit dieser Zeit hat sich eine enorme Menge an neuen Informationen angesammelt, die sich auch ständig erweitert. Der Großteil der neuen Forschungsergebnisse erschien ganz folgerichtig in wissenschaftlichen und medizinischen Fachzeitschriften, aber es scheint mittlerweile lohnenswert, sie für technisch nicht versierte Menschen zusammenzufassen. Schließlich sind es nicht nur Wissenschaftler und Ärzte, die Nahrung zu sich nehmen – und wenn der Konsum von Zucker wirklich gefährlich ist, dann sollte jedermann darüber aufgeklärt werden.

Die Tatsache, dass sich so viele Auswirkungen des Zuckerkonsums noch im Stadium der Entdeckung befinden, ist ein Beleg dafür, wie unerwartet es war, so zahlreiche Unterschiede bei den Zuckerwirkungen gegenüber anderen gängigen Nahrungsmitteln zu finden. Sie mögen nun denken, dass diese neuen Erkenntnisse die Zuckerproduzenten und Raffinerien selbst dazu angeregt hätten, eigene Untersuchungen zu den Eigenschaften ihrer Produkte zu initiieren. Andere Industriezweige, die Nahrungsmittel wie Fleisch, Milchprodukte oder Früchte produzieren, haben im Laufe der Jahre viel Geld in ernährungsphysiologische Studien zu ihren Produkten investiert, obgleich diese einen geringeren Anteil an der westlichen Ernährung bilden, als es der Zucker heute tut. Aber die Zuckerleute scheinen sich damit zu begnügen, ihr Geld für Werbung und Öffentlichkeitsarbeit auszugeben, etwa mit Behauptungen über die schnell verfügbare Energie, die der Zucker liefert, während sie – wie wir später sehen werden – die Hinweise darauf, dass Zucker tatsächlich für das Herz, die Zähne, die Figur oder für die Gesundheit im Allgemeinen schädlich ist, einfach pauschal zurückweisen.

Ich kann nicht für mich in Anspruch nehmen, dass alles, was ich in diesem Buch äußere, von jedem Wissenschaftler akzeptiert werden wird. Ich hoffe jedoch, dass ich deutlich gemacht habe, welche Teile des Buches auf solider, beobachtbarer wissenschaftlicher Forschung basieren und welche Anteile meine eigenen Auffassungen und Interpretationen dieser Beobachtungen darstellen. Nur die Zeit kann zeigen, wie richtig oder falsch ich mit jeder einzelnen meiner persönlichen Aussagen liege. Aber gleich zu Beginn kann ich zwei Kernaussagen treffen, die niemand widerlegen kann:

Erstens: *Es gibt keine physiologische Notwendigkeit für den Zuckerkonsum.* Der gesamte Nährstoffbedarf des Menschen kann vollständig ohne auch nur einen einzigen Löffel braunen, weißen oder rohen Zuckers gedeckt werden – für sich allein oder in jeglichem Lebensmittel oder Getränk.

Zweitens: *Wenn nur ein kleiner Bruchteil dessen enthüllt würde, was in Relation zu allen anderen als Lebensmittelzusatz genutzten Stoffen bereits über die Wirkungen des Zuckers bekannt ist, würde er umgehend verboten werden.*

Nehmen wir den Fall des Cyclamats. Einige Länder erlauben die Verwendung dieses Zuckerersatzes nicht, wobei das Verbot auf Tierversuchen basiert, in denen Ratten über einen enorm langen Zeitraum mit riesigen Mengen an Cyclamat gefüttert wurden – vergleichbar mit einem Menschen, der über etwa 40 Jahre hinweg täglich zehn bis zwölf Pfund Zucker essen würde. Weiter hinten können Sie auf diesen Seiten nachlesen, was Ratten widerfahren kann, die mit Zuckermengen gefüttert werden, welche sich kaum oder gar nicht von den Verzehrsmengen sehr vieler Menschen unterscheiden. Ich möchte die Details nicht vorwegnehmen, die Sie noch entdecken werden, aber sehr viele Folgen beinhalten vergrößerte und verfettete Lebern, vergrößerte Nieren und eine Verkürzung der Lebenserwartung.

Denken Sie an all dies, wenn Sie das nächste Mal von einer Untersuchung lesen, die behauptet, dass ein weiterer Süßstoff gefährlich sein könnte – so wie dies bei der Einführung des Aspartams der Fall war. Nehmen Sie die starke Öffentlichkeitswirkung solcher Publikationen zur Kenntnis, die von geschäftigen Männern und Frauen befördert wird, die Organisationen leiten mit Namen wie »Sugar Information Incorporated« oder »Sugar Bureau«. Denken Sie anschließend daran, was über die Auswirkungen des Zuckers bereits bekannt ist, im Gegensatz zu dem, was der Zuckeraustauschstoff *möglicherweise* bewirkt, wenn man ihn lange genug in unrealistisch hohen Mengen einnimmt.

Nach meiner Ansicht ist es absolut sicher, diese Süßstoffe zu verwenden, wann immer Sie wollen; auch wenn Sie – aus Gründen, die ich für völlig inadäquat halte – Cyclamat in einigen Ländern nicht finden werden. Aber obwohl diese Süßstoffe völlig sicher sind, halten es manche Menschen für eine gute Idee, sie nicht zu verwenden. Sie ziehen es vor, sich an weniger Süße in ihren Speisen und Getränken zu gewöhnen, indem sie Lebensmittel meiden, die unter Verwendung von Zucker hergestellt werden *müssen.*

Viele Leute haben kritisiert, was ich früher geschrieben habe; sie behaupten, dass in den Experimenten, die wir und andere durchgeführt haben, absurd hohe Zuckermengen verwendet worden seien, um die von uns beschriebenen Effekte zu erzielen. Eine dieser Personen ist der amerikanische Physiologe Dr. Ancel Keys, der wichtigste und sicherlich dogmatischste Forscher, der die Auffassung vertritt, dass die koronare Herzkrankheit durch Nahrungsfett ausgelöst wird und dass Zucker ausnahmslos nichts damit zu tun hat. Er schrieb, dass »die Zuckermenge in den experimentellen Diäten beim Drei- bis Vierfachen des in natürlichen Kostformen vorkommenden Niveaus« läge. Wie wir sehen werden, ist das völlig falsch, aber es kommt zustande, weil sich nur sehr wenige die Mühe gemacht haben, herauszufinden, wie viel Zucker die Menschen tatsächlich konsumieren.

So hört man Geschichten, dass die Türken sehr viel Zucker zu sich nähmen, was man an den Zuckermengen ablesen könne, die sie in ihren Kaffee geben. Aber die Türken nehmen selbst heutzutage nur etwa die Hälfte der Zuckermenge zu sich, welche die Briten und die US-Amerikaner konsumieren, und vor 20 Jahren war es weniger als ein Viertel. Von derlei Fragen abgesehen, kann man auch danebenliegen, wenn man amtliche Statistiken betrachtet, ohne das Kleingedruckte zu lesen. In den letzten vier Jahrzehnten wurden regelmäßig Jahresberichte zur Ernährung der Briten herausgegeben, wobei die Zahlen mittlerweile einen durchschnittlichen jährlichen Pro-Kopf-Konsum von 32 Pfund Zucker ausweisen. Aber wenn man genau hinschaut, dann erkennt man, dass diese Statistiken keine Snacks oder andere Mahlzeiten berücksichtigen, die außer Haus gegessen werden. Und so stellt sich heraus, dass der *tatsächliche* Durchschnittswert mehr als dreimal so hoch liegt, nämlich bei etwa 100 Pfund Zucker pro Kopf und Jahr. Wenn Sie nun berücksichtigen, dass es sich hier um Durchschnittswerte handelt und viele Menschen noch erheblich mehr Zucker zu sich nehmen, dann werden Sie feststellen, dass die Dosierungen in den Studien an Menschen und Tieren keineswegs als außergewöhnlich oder absurd zu bezeichnen sind.

Und wie verhält es sich mit Dr. Keys' Verweis auf den Zuckergehalt »in allen natürlichen Ernährungsweisen«? Was *ist* eine »natürliche Ernährungsweise« überhaupt? Ist es für die Menschen der westlichen Zivilisationen »natürlich«, heutzutage 20-mal so viel Zucker zu essen – oder sogar noch mehr – wie unsere Vorfahren vor nur 200 oder 300 Jahren und noch weit mehr als unsere frühen Vorfahren jemals gegessen haben? Heutzutage hören wir häufig die Begriffe »natürlich« und »gemäßigt«; wir müssen jedoch auf der Hut davor sein, zu glauben, dass sie irgendeine reale Bedeutung hätten. Oder – schlimmer noch –, dass sie als Beleg dafür taugen könnten, dass etwas ureigen gesund, gut und wünschenswert ist.

Ich hoffe, dass ich Sie nach der Lektüre dieses Buches werde überzeugt haben können, dass Zucker wirklich gefährlich ist oder allermindestens davon, dass Zucker gefährlich sein *könnte*. Hinzu kommt die unbestreitbare Tatsache, dass weder Sie noch Ihre Kinder überhaupt irgendwelchen Zucker benötigen – und auch keine Speisen oder Getränke, die damit hergestellt werden –, um eine völlig gesunde und sehr nahrhafte Kost genießen zu können. Wenn Sie in der Folge Ihren Zuckerkonsum aufgeben oder stark reduzieren – und ich werde Ihnen später zeigen, dass das nicht allzu schwierig ist –, dann werde ich dieses Buch nicht vergeblich geschrieben haben, und – noch wichtiger – Sie werden Ihre Zeit nicht vergeudet haben, es zu lesen.

2
Ich esse es, weil ich es mag

Eine der derzeit spektakulärsten »Wachstumsbranchen« ist die der Produktion und des Vertriebs von Reformkost. In Großbritannien und in den Vereinigten Staaten hat fast jede Wohngegend ihre Spezialgeschäfte, die einem – so scheint es – ewige Jugend bescheren, wenn man ihren handgewebten Honig, Karotten aus Freilandhaltung und in Steinmühlen gemahlenes Mehl kauft.

Es besteht kein Zweifel darüber, dass die Menschen über ihr Essen sehr besorgt sind. Aber unterschiedliche Menschen sind auch über unterschiedliche Dinge besorgt – und die meisten sorgen sich um die falschen Sachen. Ich kann Ihnen versichern, dass es für Ihre Gesundheit wirklich unerheblich ist, ob Ihr Brathähnchen aus einer Zuchtanlage stammt oder ob Sie Kartoffeln essen, die mit Kunstdünger aufgezogen wurden. Allerdings *ist* es von Bedeutung, dass Ihre Ernährung mit sehr hoher Wahrscheinlichkeit von derjenigen abweicht, die sich über Millionen von Jahren als die für den Menschen am besten geeignete Ernährungsweise entwickelt hat.

Bitte fassen Sie diese Zeilen aber nicht als Andeutung auf, ich hätte das Geheimnis der idealen Ernährung entdeckt. Obwohl ich ziemlich über »Naturkost« gefrotzelt habe, so unterstelle ich nicht, dass alles, was Sie in einem Naturkostladen sehen, unsinnig ist, und dass alles, was ich Ihnen sagen werde, absolute Gewissheit ist. Dennoch meint der Mensch, das Wissen über Ernährung sei irgendwie »instinktiv« und gründliches Nachdenken und Selbstbeobachtung lieferten genauso gute Antworten auf Ernährungsfragen, wie es die Studien und Forschungsarbeiten professioneller Ernährungswissenschaftler tun.

Es ist dumm, entgegen aller gegenteiliger Beweise auf der Vorstellung zu beharren, dass es zwischen künstlich und mit Kompost gedüngten Kartoffeln Unterschiede im Nährwert gäbe. Auf der anderen Seite ist die Vorstellung einiger Wissenschaftler, wir wüssten bereits alles über die menschliche Ernährung, genauso dumm. Beispielsweise hörte ich auf einer wissenschaftlichen Tagung die Aussage eines Lebensmittelchemikers, nach der man sich nicht zu sehr über die ausreichende Produktion eiweißreicher Nahrungsmittel zu sorgen brauche, weil die Menschheit in Kürze ausschließlich mit künstlichem Eiweiß und anderen Nährstoffen zu ernähren sei. Diese Behauptung ist nicht zu rechtfertigen, insbesondere in einer Zeit, in der fast täglich neue Erkenntnisse zu angeblich bereits wohlverstandenen Phänomenen wie der Fettleibigkeit oder über die Effekte unterschiedlicher Kohlenhydrate in der Ernährung gewonnen werden. Am besten positioniert man sich, wenn man sich bemüht, einerseits nicht ignorant zu sein und auf der anderen Seite ungerechtfertigte Gewissheiten vermeidet.

Aber wie finden wir diese Position? Welche Prinzipien wenden wir an, bei der Entscheidung, ob dieses oder jenes Lebensmittel »gut für uns« ist? Wie sollte die »ideale Ernährung« überhaupt beschaffen sein?

Ich glaube, dass die biologischen Hintergründe die notwendigen Hinweise darauf liefern, wie die westliche Ernährung aussehen *sollte,* was heutzutage falsch an ihr ist und wie es dazu kommen konnte.

Erinnern wir uns zunächst daran, dass alle Tiere zwei Arten von Stoffen für ihr Wachstum und ihr Überleben benötigen. Die erste Gruppe von Stoffen wird verbrannt (oxidiert) und liefert dabei die Energie für alle Lebensprozesse – Wachstum, Bewegung, Atmung und all die anderen Aktivitäten, die ein lebendes Tier von einem toten unterscheiden. Diese Stoffe zur Energieerzeugung sind hauptsächlich Kohlenhydrate und Fette, aber auch Eiweiße können auf diese Weise verwertet werden. Die zweite Art von Stoffen besteht aus Tausenden verschiedener Verbindungen, aus denen sich die Zellen der Körpergewebe zusammensetzen und die in organisierter Form das gesamte Lebewesen ausmachen. Die meisten dieser Verbindungen kann der Körper aus einer relativ kleinen Zahl von Ausgangsmaterialien selbst herstellen, wobei ihm diese jedoch von außen bereitgestellt werden müssen. Ohne sie kann ein junger Organismus nicht gedeihen, und ein erwachsener Organismus wird allmählich verkümmern, weil er den Verschleiß der Zellen und Gewebe nicht mehr ausbessern kann.

Der Körper muss also sowohl mit Materialien versorgt werden, die ihm Energie liefern, als auch mit Rohstoffen für Wachstum und Regeneration. Die Quelle dieser essenziellen Nährstoffe ist unsere Nahrung, die uns etwa 50 verschiedene Elemente liefern muss. Diese lassen sich in verschiedene Klassen einordnen – in Kohlenhydrate, Fette, Eiweiße, Vitamine und Mineralstoffe und natürlich Wasser.

Soweit wir wissen, benötigen alle Spezies dieselben Bausteine für die Ernährung und zum Leben. Und fast jede dieser Arten muss sämtliche dieser Bausteine aus der Nahrung beziehen. Interessant sind die Ausnahmen, wie etwa die Wiederkäuer, die viele Vitamine von den Mikroben geliefert bekommen, die in ihren komplizierten Mägen leben. Aber im Allgemeinen müssen die meisten Tiere alle Vitamine, Eiweiße und so weiter über die Nahrung aufnehmen, wobei alle Spezies die Nährstoffe etwa in denselben Proportionen benötigen.

Man könnte daher argumentieren, dass alle Spezies die gleiche Nahrung essen sollten. Aber bekanntermaßen haben sie sehr unterschiedliche Ernährungsweisen. Einige, wie Löwen und Tiger, sind weitgehend Karnivoren, also Fleischfresser. Andere, wie Kaninchen, Giraffen und Wild, sind überwiegend Herbivoren – Pflanzenfresser bzw. Vegetarier. Andere wiederum, wie wir selbst, aber auch Ratten und Schweine, beziehen ihre Nahrung aus tierischen und aus pflanzlichen Quellen; sie sind Allesfresser. Demgegenüber haben einige Tiere eine nur sehr eingeschränkte Bandbreite an Futter, wie beispielsweise die Giraffen, die kaum etwas anderes fressen als Blätter von Akazienbäumen. Der Koalabär frisst fast ausschließlich Eukalyptusblätter, und von diesen auch nur einige wenige der etwa 400 existierenden Arten.

Da gibt es also einen offensichtlichen Widerspruch: Einerseits benötigen alle Gattungen die gleichen Nährstoffe, die sie – von wenigen Ausnahmen abgesehen – mit der Nahrung aufnehmen müssen. Andererseits gewinnen die verschiedenen Tierarten diese identischen Nährstoffe aber über sehr unterschiedliche Ernährungsweisen. Daraus ergeben sich große biologische Vorteile, etwa weil dies einen Wettbewerb der mannigfaltigen Arten um dieselbe Nahrung verhindert. Jede Art richtet sich in einer eigenen »ökologischen Nische« ein, und ihre Anatomie und Physiologie sind an das Suchen, Fressen, Kauen und Verdauen der gewählten Nahrung sehr gut angepasst.

Eine Spezies wird oft nicht einmal den Versuch unternehmen, Nahrung zu fressen, die von einer anderen sehr begehrt wird. Was aber lässt ein Tier eine bestimmte Nahrung wählen und ein anderes Tier eine ganz andere? Die Auswahl kann nicht anhand der enthaltenen Nährstoffe erfolgen, da der Nährstoffbedarf so vergleichbar ist. Deshalb machen andere Eigenschaften eine Nahrungsgruppe für die eine Spezies besonders attraktiv und eine andere Gruppe attraktiv für eine andere. Entscheidend sind die Form und die Größe, die Farbe und der Geruch, der Geschmack und die Beschaffenheit – ich würde sie, vielleicht ein wenig zu frei, unter dem Begriff der »Schmackhaftigkeit« zusammenfassen.

Nahrung besitzt also mindestens zwei unterschiedliche Eigenschaften – ihre Schmackhaftigkeit und ihren Nährwert. Die Schmackhaftigkeit bestimmter Nahrungsmittel, die aus diesem Grunde die gesamte Ernährung ausmachen, variiert zwischen den verschiedenen Spezies, während der zu befriedigende ernährungsphysiologische Bedarf für alle diese Arten jedoch nahezu identisch ist. So wählen Tiere solche Nahrung, die sie schmackhaft finden, aber diese Nahrung muss auch ihren Nährstoffbedarf befriedigen. Täte sie das nicht, würden die Tiere zugrunde gehen.

Wir können daher sagen, dass, wenn ein Tier das frisst, was es will, es auch das bekommt, was es braucht; oder – in den Worten, die ich gerade benutzt habe – die Schmackhaftigkeit der Nahrung führt jede Tierart zu den benötigten Nährstoffen. Jeder fühlt instinktiv, dass dies richtig ist. Wenn Sie ein Nahrungsmittel sehr gern mögen, dann ist das ein Zeichen oder nahezu ein Beweis dafür, dass Sie dieses Lebensmittel benötigen.

Essgewohnheiten werden in der Kindheit ausgebildet, und Kinder lieben süße Nahrungsmittel. Bedeutet das, dass Zucker gut für sie sein muss? Überhaupt nicht, obwohl ich sicher bin, dass die meisten Menschen diese Art von Argumentation schon einmal gehört haben. Auch hört man Sätze wie aus dem alten Varieté-Lied »A little of what you fancy does you good« – ein wenig von dem, auf das du Lust hast, tut dir gut. Und solange die Menschen ihre Lebensmittel nicht *produziert* haben, war dieses Argument auch absolut stichhaltig.

Der Ursprung der menschlichen Ernährung

Ich werde später auf die Frage zurückkommen, wann das, was man sich wünscht, auch das ist, was man braucht – und wann dies nicht zutrifft. Lassen Sie mich jetzt aber die Aspekte der Schmackhaftigkeit und des Nährwertes aufgreifen und sehen, wie sie auf unsere eigene Spezies angewendet werden kann.

Die Wissenschaft lernt allmählich immer mehr über unsere Herkunft, und obwohl viele Unsicherheiten über die Ernährung des frühen Menschen bestehen, können wir mittlerweile recht gute Vermutungen darüber anstellen. Es besteht Einvernehmen darüber, dass die eichhörnchenähnlichen Primaten vor etwa 70 Millionen Jahren Pflanzenfresser waren. Sie blieben bis vor etwa 20 Millionen Jahren Vegetarier, da sie keine Schwierigkeiten hatten, von Früchten, Nüssen, Beeren und Blättern zu leben. Aber dann nahmen die Niederschläge ab, und die Erde trat in eine zwölf Millionen Jahre andauernde Dürreperiode ein. Die Waldflächen gingen zurück, und an ihre Stelle trat eine sich stetig ausdehnende offene Savanne. In dieser Phase entwickelte sich *Australopithecus africanus,* der »südliche Affe aus Afrika«.

Um zu überleben, musste *Africanus* die vegetarische und vom Früchtekonsum dominierte Ernährungsweise des verwandten *Australopithecus robustus* aufgeben und zu einer Existenz als überwiegend fleischfressender Jäger und Sammler übergehen. Die Mahlzähne des *Africanus* wiesen die Form und den dünnen Zahnschmelz eines Fleischfressers auf. Die Kiefermuskeln waren schwach ausgeprägt und benötigten für ihre Aufhängung nicht den kantigen Schädel des *Robustus.* Die Eckzähne waren ebenfalls klein, da *Africanus* seine Beute weder mit den Zähnen noch mit Klauen oder Hörnern erlegte, sondern mit Waffen, die er nutzen konnte, weil er seine Arme und Hände nach der Annahme einer völlig aufrechten Haltung nicht mehr zur Fortbewegung benötigte. Die frühesten Waffen des *Africanus* waren Knochen – später benutzte er auch Steine und schließlich die Axt.

Dies deutet darauf hin, dass unsere Vorfahren mindestens zwei Millionen Jahre lang weitgehend Fleischfresser waren. Seither blieben sie Jäger und Sammler und suchten ihre bevorzugte Nahrung in Gestalt von Fleisch und Innereien. Gegenüber den streng fleischfressenden Arten hatten sie den Vorteil, auch pflanzliche Lebensmittel verwerten zu können. Neben Fleisch umfasste ihre Nahrung auch Nüsse, Beeren, Blätter und Wurzeln, die bereits ihre Vorfahren ernährt hatten. Dieses Allesfresser-Potenzial gab ihnen die Fähigkeit zu überleben, auch wenn ihre Beute ihnen entkam oder Beutetiere knapp wurden.

Nährstoffseitig war die Ernährung der prähistorischen Menschen und ihrer Vorfahren über mindestens zwei Millionen Jahre hinweg wohl reich an Eiweiß, moderat im Fettgehalt und arm an Kohlenhydraten. Wenn wir davon ausgehen, dass unsere gegenwärtige geschmackliche Bevorzugung süßer und herzhafter Nahrungsmittel eine Fortsetzung früh erworbener Präferenzen darstellt, dann ist es wahrscheinlich, dass – außer in Zeiten des Hungers – die geringen Mengen an Nahrungskohlenhydraten hauptsächlich aus Früchten stammten, im Gegensatz zu den weniger schmackhaften Blättern und Knollen.

Die zwei Ernährungsrevolutionen

Bis vor – evolutionär betrachtet – sehr kurzer Zeit waren alle Tiere und Menschen zur Nahrungsversorgung vom Jagen anderer Tiere oder dem Konsum wild wachsender Pflanzen abhängig. Vor weniger als 10.000 Jahren – verglichen mit zwei Millionen Jahren oder mehr einer fleischfressenden Abstammung – wurden wir einzigartige »Lebensmittelproduzenten«. Landwirtschaftliche Nahrungsmittelproduktion scheint unabhängig voneinander zu drei verschiedenen Zeitpunkten in drei unterschiedlichen Teilen der Welt entstanden zu sein, von wo aus sie sich dann ausbreitete. Die Erste entstand vor rund 10.000 Jahren im »fruchtbaren Halbmond«, dem heutigen Israel, Jordanien, Syrien, der Türkei und dem Iran, mit dem Anbau von Weizen, Gerste, Erbsen und Linsen sowie der Domestizierung von Rindern, Schafen und Ziegen. Vor rund 7.000 Jahren entwickelte sich die Landwirtschaft in China, mit dem Anbau von Reis, Sojabohnen, Süßkartoffeln und mit der Schweinezucht. In Mittel- und Südamerika breitete sich die Landwirtschaft zuletzt aus. Hier dominierte der Mais- und Bohnenanbau, und es wurden Lamas und Meerschweinchen gezüchtet.

In den meisten Fällen begann die Nahrungsmittelproduktion mit dem Anbau von Getreide. Dies stammte aus der Entdeckung, dass einige wilde Gräser, die gelegentlich gegessen wurden, eine vielfache Menge an essbaren Getreidekörnern lieferten, wenn man sie gezielt anpflanzte. Die Domestizierung dieser Gräser produzierte jene Getreide, die heute das Grundnahrungsmittel eines großen Teils der Menschheit darstellen, und sie war gefolgt oder begleitet vom Anbau von Wurzelgemüsen und der Domestizierung wilder Tiere, die sowohl als Fleischlieferanten als auch als sonstige Nutztiere Verwendung fanden.

Die Folgen der Entwicklung der Landwirtschaft – die neolithische Revolution – waren zahlreich und weitreichend. Menschen hörten auf als Nomaden zu leben und begannen sich in sesshaften und sozialen Gemeinschaften zu organisieren. Dieser Grundstein des Fortschritts wurde zur Basis all dessen, was wir als Zivilisation kennen, mit ihren Künsten, ihren Erfindungen und ihren Entdeckungen.

Verglichen mit der Jagd und dem Sammeln von Nahrung, brachte die Landwirtschaft in der Regel höhere Nahrungsmittelmengen ein, und sie ermöglichte die Besiedelung von Gebieten, in denen die natürlichen Nahrungsressourcen unzureichend gewesen wären. So wuchs die Bevölkerung, da weniger Menschen an Nahrungsmangel starben und sie sich in weitere Bereiche der Erdoberfläche ausbreiteten. Nach einiger Zeit jedoch wurden die Kapazitätsgrenzen der Nahrungsmittelproduktion wiederum zu einem limitierenden Faktor für die Zahl der Menschen, die ernährt werden konnten. Der unvermeidliche Bevölkerungsdruck auf die Nahrungsmittelversorgung führte zu einer Form der Ernährung, die von derjenigen unserer jagenden Vorfahren erheblich abwich. Es war – und ist – viel leichter, pflanzliche anstatt tierischer Lebensmittel zu produzieren. Auf einer gegebenen Landfläche kann das mehrmals Zehnfache an Kalorien in Form von Getreide oder Wurzelgemüse produziert werden als in Form von Fleisch, Eiern oder Milch.

Der Effekt der neolithischen Revolution war damit die Änderung der Nahrungszusammensetzung, sodass diese jetzt reich an Kohlenhydraten und arm sowohl an Eiweiß als auch an Fett war. Die Kohlenhydrate bestanden überwiegend aus Stärke, während Zucker wie zuvor nur in geringem Umfang über wilde Früchte und Gemüse zugeführt wurde. Es ist wahrscheinlich, dass Eiweiß- und Vitaminmangelzustände erst dann Einfluss auf weite Teile der menschlichen Spezies nahmen, nachdem diese zu Lebensmittelproduzenten geworden waren.

Menschen – wie alle Tiere – sehen sich mit ständig wiederkehrenden Perioden von Nahrungsknappheit konfrontiert. Obwohl die neolithische Revolution das Nahrungsmittelangebot insgesamt erhöhte und die Zusammensetzung unserer Nahrung radikal veränderte, verschwanden weder der Hunger noch Hungersnöte. Die meiste Zeit haben Stürme, Trockenheit, Überschwemmungen und die Ausbeutung des Bodens die Nahrungsmittelproduktion auf ein Niveau unterhalb dessen gedrückt, das notwendig wäre, um all unsere Nachkommen zu ernähren. Erst in den letzten Jahrzehnten wurde ein beträchtlicher Anteil an Menschen –

obwohl weiterhin eine Minderheit – in eine Lebenssituation hineingeboren, in der sie mit einiger Wahrscheinlichkeit während ihres gesamten Lebens niemals echten Hunger werden leiden müssen.

Die Gründe für diese zweite revolutionäre Änderung sind die sich ergänzenden Auswirkungen von Wissenschaft und Technik. Ich brauche nur einige davon zu nennen, um das Ausmaß dieser Revolution und ihrer Auswirkungen auf die Verfügbarkeit von Nahrung für die Menschheit aufzuzeigen: Die Genetik und Züchtung verbesserter Pflanzensorten und Tiere als Nahrungsquellen; die Technologie mit ihren Effekten auf Be- und Entwässerung; die Entwicklung künstlicher Düngemittel, von Unkrautvernichtungsmitteln und Pestiziden; der Verbrennungsmotor mit seinen Folgen für den Gütertransport auf dem Seeweg, über Land und in der Luft sowie moderne Methoden der Lebensmittelkonservierung durch Trocknung, Eindosen oder Tiefgefrieren. Ich könnte viele weitere Beispiele für Änderungen nennen, die die Menschheit in die Lage versetzt haben, Nahrung in viel größeren Mengen zu produzieren und haltbar zu machen, als sie jemals anderen Spezies zur Verfügung standen.

Infolgedessen hat ein großer Teil der Bevölkerungen in den wohlhabenden Ländern eine sehr große Auswahl an Lebensmitteln, und das unabhängig von den Jahreszeiten oder von der geografischen Lage. Diese Menschen sind zunehmend in der Lage, Lebensmittel zu wählen, die ihren Gaumen erfreuen und nicht bloß solche, die ihre Mägen füllen. Die erste und offensichtlichste Folge davon war ein Anstieg des Verbrauchs schmackhafterer Lebensmittel wie Fleisch und Obst. Und aufgrund der Verbindung zwischen Schmackhaftigkeit und Nährwert kam es parallel zu einer Verbesserung der Ernährungsstandards in diesen Gruppen, so wie es seit jeher ein höheres Ernährungsniveau in der viel kleineren Gruppe der Wohlhabenden in einer Bevölkerung gibt.

Die Fortschritte in den landwirtschaftlichen Techniken und die allgemeine technologische Entwicklung hatten aber nicht nur Einfluss auf den Ertrag und die Verfügbarkeit von Lebensmitteln. Sie hatten auch eine enorme Auswirkung auf die Art und Weise, wie Lebensmittel durch Extraktionen und Zusätze verändert werden können, sodass ganz neue Lebensmittel entstehen, die in ihrer Form in der Natur nicht vorkommen. Einige dieser verarbeiteten Lebensmittel gibt es schon sehr lange; beispielsweise Brot, Mais- oder Weizenmehlfladen oder Kuchen und Kekse. Aber die meisten von ihnen wurden erst im letzten oder vorletzten Jahrhundert oder in den jüngsten Dekaden entwickelt oder erheblich verbessert. Ich denke hier an Eiscreme und an Erfrischungsgetränke, eine enorme Auswahl an Schokoladen und Süßwaren und neue Arten von Snacks in Form süßen und herzhaften Gebäcks. Und es gibt nun auch eine neue Reihe von »Fleisch«-Produkten, die aus texturiertem pflanzlichem oder mikrobiellem Eiweiß bestehen.

Wir können all diese Dinge tun, weil Nährwert und Schmackhaftigkeit zwei unterschiedliche Qualitäten darstellen. Wie bereits erwähnt, kann uns fast jede Art tierischen oder pflanzlichen Materials als Nahrung dienen, aber unsere Vorliebe gilt der besonderen Schmackhaftigkeit von Fleisch und Früchten, die gemeinsam alle Nährstoffe liefern, die wir benötigen. Wir sind gerade erst in den Anfängen, den Geschmack und die Konsistenz von Fleisch künstlich nachzubilden; und die Menschen werden relevante Mengen solcher pflanzlicher oder mikrobieller Eiweißprodukte nur dann verzehren, wenn die Hersteller ihnen Qualitäten verleihen können, die sie wesentlich attraktiver machen als dies bisher der Fall ist. Aber bereits seit Längerem ist die Industrie in der Lage, eine Form von Süße zu isolieren, die einer Vielzahl von Speisen und Getränken eine sehr begehrliche Schmackhaftigkeit verleiht. Die Menschen verlangen von süßen Lebensmitteln kein bestimmtes Aroma und keine spezielle Konsistenz, um sie als schmackhaft zu empfinden. Dies ganz im Gegensatz zu herzhaften Lebensmitteln, bei denen nur ein sehr begrenztes Spektrum begleitender Aromen und Texturen ein Gefühl von Schmackhaftigkeit auslöst.

Die menschliche Gier nach Süße konnte über lange Zeiträume fast ausschließlich durch den Verzehr von Obst befriedigt werden; selten, und dann meist in sehr kleinen Mengen, hatten unsere Vorfahren auch das Glück, etwas Honig von Wildbienen zu finden. Aber einige Zeit nach Beginn der neolithischen Revolution, vermutlich vor etwa 2.500 Jahren, entdeckten die Menschen, dass sie eine grobe Art von Zucker durch das Extrahieren und Trocknen des Safts des Zuckerrohrs produzieren konnten. Dieser wurde wahrscheinlich zunächst in Indien angebaut und breitete sich dann langsam nach China, nach Arabien und in den Mittelmeerraum aus und später nach Süd- und Westafrika, auf die Kanaren, nach Brasilien und in die Karibik.

Trotz dieser wachsenden Anbaugebiete waren die Kosten des Zuckers – roh, wie er war – extrem hoch, sodass er bis zur Mitte des 16. Jahrhunderts so teuer wie Kaviar war. Im Gegensatz zum Preis von Lebensmitteln wie Butter oder Eiern, fiel der Zuckerpreis seit dem 15. Jahrhundert auf ein Zweihundertstel des damaligen Wertes. Aber selbst im späten 18. Jahrhundert war Zucker ein Luxus, und Zuckerdosen wurden damals oft mit Schloss und Schlüssel ausgeliefert.

Es war vor allem der Aufbau von Zuckerrohrplantagen in der Karibik, welcher – auf Sklavenhandel basierend – die Grundlage für die Zuckerindustrie in der heute bekannten Form lieferte. Die Nachfrage nach Zucker war so groß und seine Produktion so lukrativ, dass etwa ab der Mitte des 18. Jahrhunderts enorme Fortschritte bei der Produktion ertragsstarker Zuckerrohr-Sorten (und später von Zuckerrüben) gemacht wurden, und ebenso in der Effizienz der Zuckerextraktion und der Herstellung von Rohzucker und schließlich auch bei der Zuckerraffinade. Dadurch fiel der Preis stetig, die Nachfrage wuchs und der Verbrauch stieg auf ein außerordentlich hohes Niveau.

Die Gesetzgeber vieler Länder führten Steuern auf Zucker ein, um Einnahmen zu generieren, so wie sie häufig Tabak und Alkohol besteuerten. Zudem entwickeln die Menschen rasch ein heftiges Verlangen nach Zucker, wie es auch bei Alkohol und Tabak der Fall ist, obwohl es für den Zuckerkonsum gleichwohl keinerlei physiologische Notwendigkeit gibt.

Ich sage also, dass Menschen eine natürliche Vorliebe für süße Sachen haben; die primitiven Völker konnten diesen Wunsch durch den Verzehr von Obst oder Honig befriedigen; und indem sie Obst aßen, weil sie es mochten, führten sie sich auch essenzielle Nährstoffe wie Vitamin C zu. Heute aber können wir unser Verlangen nach Süße durch den Verzehr von Lebensmitteln oder Getränken befriedigen, die außer Kalorien nur einen geringen oder gar keinen Nährwert liefern. Man bekommt heute Orangengetränke, die farblich attraktiver sind als echter Orangensaft, süßer und aromatischer im Geschmack und günstiger im Preis – und garantiert ohne jedes Vitamin C.

Da Menschen hauptsächlich Schmackhaftigkeit in Lebensmitteln und Getränken suchen, erhöht sich der Absatz dieser Getränke ständig. Eines Tages wird es ohne Zweifel möglich sein, aus einigen unverdaulichen Polymeren einen Hamburger herzustellen, der attraktiver aussieht als ein Hamburger aus echtem Fleisch, der auf dem Grill besser riecht und brutzelt und nur die Hälfte kostet. Er wird völlig »rein« sein, indem er weder Eiweiß noch Vitamine oder Mineralien enthält. Und wer wird behaupten, dass wir diese neue Super-Nahrung des Weltraumzeitalters nicht kaufen sollen, nur weil sie keinen Nährwert hat. Wir werden sie kaufen, weil sie uns gefällt, und *nur,* weil sie uns gefällt.

Die meisten Menschen glauben immer noch, dass wohlschmeckende Lebensmittel einen hohen Nährwert haben müssen, und viele glauben auch, was ebenso falsch ist: Dass nämlich Lebensmittel mit wenig Aroma keinen Nährwert haben. Ich bin sicher, dass in der Trennung von Schmackhaftigkeit und Nährwert die Hauptursache für die »Mangelernährung im Überfluss« liegt. Aus diesem Grund lassen Sie mich das eine oder andere zusätzliche Beispiel nennen, warum man nicht mehr zwingend erwarten kann, diese zwei Qualitäten gemeinsam zu finden.

Zum einen erinnern Sie sich vielleicht, dass Ärzte noch im vorigen Jahrhundert ihren rekonvaleszenten Patienten regelmäßig Bouillon als »Stärkungsmittel« verordneten. Und bis heute sind viele Mütter davon überzeugt, dass eine schmackhafte klare Suppe für ihre Kinder nahrhaft ist. Doch finden wir hier hohe Schmackhaftigkeit bei nahezu fehlendem Nährwert. Zum anderen hat die Geflügelwirtschaft ein Masthuhn gezüchtet, das, weil es jung geschlachtet und schnell ausgenommen wird, weniger aromatisch ist als ein Huhn aus Freilandhaltung. Dennoch hat es denselben Nährwert, obwohl die geringere Schmackhaftigkeit oft als Hinweis auf eine geringere Nahrhaftigkeit gedeutet wird.

Vor einiger Zeit las ich eine Kurzgeschichte, deren Titel und Autoren ich leider vergessen habe. Ein brillanter Chemiker wurde seiner Geliebten überdrüssig, und er beschloss, sich ihr unter Einsatz seiner fachlichen Qualifikation zu entledigen. Er widmete sich der Entwicklung eines neuen und köstlichen Aromas, welches er unter Schokolade mischte und diese Schachtel um Schachtel an seine Geliebte sandte. Diese Schokoladen waren für sie so unwiderstehlich, dass sie ungeheure Mengen davon konsumierte, bis sie an Überfressen starb. Der Chemiker wusste, dass allein ihr Verlangen ausreichen würde, sie umzubringen.

Ein weiteres Beispiel für die starke Kraft der Schmackhaftigkeit ist die Geschichte von der Schlange, die normalerweise nur Kröten frisst. Sie frisst beispielsweise keine Fleischstücke, etwa vom Rind. Aber man kann sie dazu bringen, indem man das Fleisch an der Haut einer Kröte reibt, sodass es nach Kröte riecht oder schmeckt.

Ein Argument, das von den Biokost-Anbietern genutzt wird, um den geringen Nährwert moderner verarbeiteter Lebensmittel zu veranschaulichen, ist die Behauptung, diese hätten wenig Geschmack. Ihre eigenen Produkte, so sagen sie, *müssen* ernährungsphysiologisch überlegen sein, weil sie besser schmecken. Viel von dem, was ich in diesem Buch zu sagen habe, basiert auf der Prämisse, dass das Befriedigen unserer Gaumennerven nicht mehr sicherstellt, zugleich auch unsere ernährungsphysiologischen Bedürfnisse zu decken.

3
Zucker und andere Kohlenhydrate

Die verschiedenen Arten von Zucker, etwa Saccharose und Glukose, gehören alle zur selben Gruppe von Substanzen, den sogenannten Kohlenhydraten. Da wir in der Folge häufig über diese Substanzen sprechen werden, schauen wir uns die gesamte Gruppe kurz an.

Die Kohlenhydrate in unserer Ernährung können aufgeteilt werden in diejenigen, die der Körper verdauen und aus dem Darm aufnehmen kann und in jene, die nicht absorbiert werden können; sie werden auch als »verdaulich und unverdaulich« oder als »verfügbar und nicht verfügbar« bezeichnet. Nicht verfügbare Kohlenhydrate, die den Körper nahezu unverändert passieren, machen den größten Teil dessen aus, was als *Fasern* oder *Ballaststoffe* bekannt ist. Sie bestehen überwiegend aus Zellulose, dem Hauptbestandteil von Baumwolle und Papier.

Die verfügbaren oder verdaulichen Kohlenhydrate bestehen fast ausschließlich aus Zucker und Stärke. Sie sind alle aus einzelnen Einheiten, den *Monosacchariden,* aufgebaut. Chemiker verwenden das Wort »Zucker« für eine Gruppe von Substanzen, die ähnliche Eigenschaften aufweisen, aber nicht identisch sein müssen. Einige der bekannteren Zucker sind Glukose (Traubenzucker), Fruktose (Fruchtzucker), Maltose (Malzzucker), Laktose (Milchzucker) und Saccharose (»Haushaltszucker«); diese sind entweder Mono- oder Disaccharide.

Die bekanntesten Monosaccharide – Zucker, die nur aus einer einzelnen Einheit bestehen – sind Glukose, Fruktose und Galaktose (Schleimzucker). Glukose ist das erste Produkt der Photosynthese in Pflanzen und die wichtigste Energiequelle für die belebte Natur. Fruktose, zusammen mit etwas Glukose und Saccharose, findet sich in Früchten. Galaktose existiert dagegen nur im Tierreich, als Teil des Milchzuckers, der Laktose.

Glukose ist, meist mit anderen Zuckern, in Früchten und Gemüse enthalten. Als Schlüsselmolekül im Stoffwechsel aller Pflanzen und Tiere ist sie für Biochemiker, Biologen und Ernährungswissenschaftler sehr wichtig. Viele unserer Hauptnahrungsmittel werden im Körper früher oder später in Glukose umgewandelt. Durch Oxidation bzw. »Verbrennung« in den Geweben ist sie eine der wichtigsten Substanzen zur Energiegewinnung für die Aktivitäten des Alltags. Es befindet sich ständig Glukose als »Blutzucker« im Blutkreislauf. Beim gesunden Menschen hält ein kompliziertes Zusammenspiel von Hormonen den Blutzuckerspiegel vergleichsweise konstant. Wenn man Haushaltszucker oder Stärke oder eine andere zuckerhaltige Substanz isst, dann wird bei der Verdauung die darin enthaltene Glukose freigesetzt und aus dem Verdauungstrakt ins Blut aufgenommen, und der Blutzuckerspiegel steigt. Zugleich werden umgehend aber auch Hormone in die Blutbahn ausgeschüttet, vor allem Insulin aus der Bauchspeicheldrüse, um den Blutzuckerspiegel auf sein normales Niveau zu senken. Dies geschieht vor allem durch Umwandlung der Glukose in ein Polysaccharid namens Glykogen (zusammengesetzt aus vielen Monosaccharid-Einheiten), welches in die Leber und in die Muskulatur geschleust wird, von wo aus es im Falle eines Blutzuckerabfalls wieder freigegeben werden kann.

Saccharose ist die chemische Bezeichnung des »Haushaltszuckers«, der das Thema dieses Buches ist. Sie ist eines der drei häufigen Disaccharide und besteht aus der Verbindung eines Moleküls Glukose mit einem Molekül Fruktose. Bei der Verdauung wird die Saccharose in eine Mischung aus gleichen Anteilen an Glukose und Fruktose getrennt, die »Invertzucker« genannt wird. Es gibt Grund zu der Annahme, dass es der Fruktoseanteil des Haushaltszuckers ist, der für viele der unerwünschten Wirkungen der Saccharose im Körper verantwortlich ist.

Es gibt noch zwei andere Disaccharide in der menschlichen Ernährung. Die Maltose besteht aus zwei Einheiten Glukose. Sie entsteht bei der Verdauung von Stärke, etwa wenn Getreide wie Gerste zu keimen beginnt oder wenn Stärke im Mund zerkaut wird oder sie den Darm erreicht. Maltose wird später zu Glukose verdaut. Das dritte Disaccharid ist die Laktose, eine Verbindung der zwei Monosaccharide Glukose und Galaktose. Sie ist nur in Milch oder daraus hergestellten Lebensmitteln wie Joghurt enthalten. Große Mengen an Laktose verursachen Durchfall. Menschen mit Laktoseintoleranz vertragen hingegen gar keine Milch oder nur sehr wenig, z. B. weniger als einen halben Liter pro Tag, sofern er in Intervallen eingenommen wird. Hartkäse wird aber meistens gut vertragen, da die Laktose bei der Käseherstellung größtenteils in der Molke verbleibt oder bakteriell abgebaut wird.

Stärke, die als Energiedepot in Pflanzen vorkommt, besteht aus vielen miteinander verbundenen Glukoseeinheiten und wird daher als Polysaccharid bezeichnet. Sie ist durch körpereigene oder durch Schimmelpilzenzyme leicht verdaulich oder kann unter Einwirkung von Hitze oder Zugabe von Säure in kleinere Einheiten aufgetrennt werden. So entstehen zunächst kürzerkettige Dextrine, dann das Disaccharid Maltose und schließlich Glukose. Glykogen ist – wie wir gesehen haben – ein weiteres Polysaccharid in der Leber und in den Muskeln der Tiere. Wie Stärke ist es ein Energiespeicher, kommt im menschlichen Körper aber nur in relativ geringen Mengen vor: Ein Erwachsener speichert kaum mehr als 350 Gramm Glykogen. Zellulose ist ebenfalls ein – wie gehört unverdauliches – Polysaccharid.

4
Die Herkunft des Zuckers

Der Zucker, um den es in diesem Buch geht, wird von den meisten Menschen schlicht »Zucker« (»Haushaltszucker«) genannt. Manchmal wird er als »Rohrzucker« bezeichnet, obwohl in Wirklichkeit etwa ein Drittel des konsumierten Zuckers aus Zuckerrüben stammt. Chemiker nennen ihn »Saccharose«. In diesem Kapitel besprechen wir, woher er kommt und wie er hergestellt wird, und anschließend sollten wir die Auswirkungen betrachten, die er auf den Körper haben kann.

Nahezu 99 Prozent des Zuckers, den wir verbrauchen, wird aus Zuckerrohr oder Zuckerrüben hergestellt. Das restliche Prozent stammt aus Quellen wie dem Saft des Ahornbaums in New England und Kanada, der Palme in Indien und der Hirse im Süden der Vereinigten Staaten; ganz geringe Mengen werden manchmal auch aus Trauben, aus der Johannisbrotfrucht oder aus Datteln gewonnen.

Im Gegensatz zur landläufigen Meinung gibt es keinen Unterschied im Geschmack oder in den gewöhnlich erkennbaren Eigenschaften zwischen raffiniertem Zucker aus Zuckerrohr oder aus der Zuckerrübe. Beide enthalten mehr als 99,9 Prozent reine Saccharose. Nur die empfindlichsten Analyseverfahren erkennen die unterschiedliche Herkunft des Zuckers an kleinsten Mengen spezifischer Inhaltsstoffe.

Rohrzucker

Wie Getreide gehört das Zuckerrohr *(Saccharum officinarum)* zur Familie der Gräser. Seine ursprüngliche Heimat lag offenbar in Asien, vermutlich in Indien. Es wird seit 2.500 Jahren kultiviert, und die Wildform ist nicht mehr bekannt. Es wächst heutzutage vor allem auf Plantagen in vielen Teilen der Welt. Der Anbau begann wahrscheinlich in China und Indien vor 500 v. Chr. Gegen 325 v. Chr. sprachen die Soldaten Alexanders des Großen in Indien vom »Schilf, das ohne Bienen Honig hervorbringt«. Der Anbau setzte sich in Richtung Westen fort, erreichte um 500 n. Chr. Persien, um 640 Ägypten, um 700 Sizilien und Zypern, um 755 Spanien und später Madeira, die Kanarischen Inseln, Nordamerika und Mexiko, und Anfang des 16. Jahrhunderts die Karibik. Zuckerrohr benötigt ein warmes Klima, mindestens 1.500 Millimeter Niederschlag pro Jahr oder eine ausreichende Bewässerung und reichlich Dünger. Die Länder mit der höchsten Rohrzuckerproduktion sind in der Tabelle auf Seite 32 dargestellt.

Welt-Zuckerproduktion (1982) in Mio. Tonnen

Insgesamt 101	**Rohrzucker 64,0**		**Rübenzucker 37,0**	
	Indien	9,1	EWG	13,4
	Brasilien	8,9	UdSSR	7,0
	Kuba	8,0	USA	2,9
	Australien	3,7	Polen	1,9
	China	3,0	Türkei	1,6
	Thailand	3,0	Spanien	1,1
	Mexiko	2,7		
	Philippinen	2,7		
	USA	2,5		
	Südafrika	2,4		

Die Geschichte des Anbaus von Zuckerrohr in der Karibik kann kaum als ein Quell des Stolzes für die Menschheit bezeichnet werden. Die Europäer – Portugiesen, Spanier, Holländer und Briten –, die das Zuckerrohr als Erste zu den Westindischen Inseln gebracht hatten, bezwangen rasch die eingeborene Bevölkerung und rotteten sie nahezu vollständig aus. Das Problem der Bereitstellung von Arbeitskräften für die Zuckerrohrplantagen lösten sie durch das Verschleppen von Sklaven aus Afrika. Zu diesem Zweck wurde der berüchtigte »Atlantische Dreieckshandel« begründet. Gewehre, Tücher und andere Güter wurden an die Westküste Afrikas verschifft, wo sie den Stammeshäuptlingen im Tausch gegen Sklaven übergeben wurden, die man im Landesinneren gefangen nahm. Diese wurden in den Laderäumen der Schiffe zusammengepfercht und auf die karibischen Inseln, wie Jamaika und St. Kitts, gebracht. Diejenigen, die die entsetzlichen Bedingungen der Überfahrt überlebten – oft waren dies weniger als die Hälfte der Menschen –, wurden dann zur Arbeit in den Plantagen gezwungen. Der Rohzucker wurde von den Inseln schließlich zur Raffination zurück nach Europa verschifft – vornehmlich nach England –, womit sich das Dreieck schloss. Die erbärmlichen Bedingungen auf den Sklavenschiffen und in den Plantagen verursachten so viele Todesfälle, dass der Nachschub an Sklaven durch frische Einfuhren aus Westafrika stetig aufrechterhalten werden musste.

In der Frühzeit war Rohrzucker schlicht der aus dem Zuckerrohr gepresste und getrocknete Saft; ein vergleichbares Produkt namens »Gur« oder »Jaggery« wird noch immer in Indien hergestellt. Der heute normalerweise verwendete Zucker ist jedoch weißer Zucker, der nach der Extraktion in einem zweiten Schritt noch raffiniert wird. Das Zuckerrohr wird zunächst von Hand geschlagen oder maschinell geerntet und von den Spitzen und Blättern befreit. In der Fabrik wird es geschnitten, geschreddert, gemahlen und in Walzenmühlen gepresst, welche etwa zwei Drittel des enthaltenen Zuckerrohrsaftes extrahieren. Die verbleibenden zerkleinerten Fasern, »Bagasse« genannt, werden mit Wasser besprüht und erneut ausgepresst. Die verbleibenden Faserreste können als Brennmaterial den Energiebedarf der Fabrik decken. Überschüsse werden an lokale Kraftwerke verkauft, für die Papierherstellung verwendet oder – mit Melasse vermengt – als Tierfutter genutzt.

Der Zuckerrohrsaft ist in diesem Stadium eine trübe gräuliche Flüssigkeit, die etwa 97,5 Prozent des ursprünglich vorhandenen Zuckers enthält. Rund 16 Prozent des Saftes bestehen aus gelöster fester Materie, die wiederum zu 85 bis 90 Prozent aus Saccharose besteht. Der Saft wird anschließend zum Sieden gebracht und zum Klären mit Kalziumoxid versetzt. Der entstehende Niederschlag, der sich am Boden der Siedebottiche absetzt, kann später als Düngemittel verwendet werden. Der geklärte Zuckersaft wird nun eingekocht, zunächst in offenen und danach in Vakuumkesseln. Hierbei beginnt der Zucker zu kristallisieren und es entsteht »Magma«, eine Mischung aus Kristallzucker und Dicksaft. Diese beiden Bestandteile werden schließlich in Zentrifugen mit bis zu 1.200 Umdrehungen pro Minute getrennt.

Das Ergebnis sind zwei Produkte – Rohzucker und Zuckerrohrmelasse oder Sirup. Die Melasse wird erneut gekocht, und der Prozess der Kristallisation und Zentrifugation noch zweimal wiederholt. Für die danach verbleibende geringe Zuckerkonzentration des Sirups lohnten sich keine weiteren Extraktionsdurchläufe mehr – er wird dann schließlich bei der Herstellung von Rum oder Hefe verwendet oder als Beimengung zum Viehfutter genutzt. Die Rohzucker aus den drei Kochdurchgängen sind zunehmend dunkler in der Farbe: der hellste wird als »Demerara-Zucker« bezeichnet, benannt nach der ehemaligen niederländischen Kolonie an der Nordküste Guyanas in Südamerika, in der dieser Zucker ursprünglich nahezu ausschließlich produziert wurde. Der Zucker der zweiten Kochung wird »heller« und jener der dritten Stufe »dunkler Muskovade« genannt.

Im nächsten Schritt werden die Rohzucker, entweder getrennt oder vermischt, in die Verbraucherländer transportiert, wo sie zu weißem Zucker raffiniert werden. Dazu werden die Zucker gewaschen und in Wasser aufgelöst. Die Lösung wird durch Aktivkohlefilter geleitet, um die braune Farbe zu entfernen und im Anschluss in Vakuumverdampfern gekocht, bis die Zuckerkonzentration ausreicht, um den Kristallisationsprozess einzuleiten. Dazu wird eine kleine Menge an Zuckerkristallen in den konzentrierten Sirup gegeben. Der genaue Zeitpunkt dieses Vorgangs bestimmt dabei die Größe der neu entstehenden Zuckerkristalle. Der Inhalt des Verdampfers, eine Mischung aus kristallinem Zucker und Sirup, wird nun in große Zentrifugen überführt, die mit einem perforierten Innenkorb ausgerüstet sind, in dem die Zuckerkristalle beim Schleudervorgang hängen bleiben, während der Sirup hindurch tritt. Wird Würfelzucker gewünscht, so gießt man die feuchte kristalline Zuckermasse in eine flache Form, deckt diese ab und leitet sie zum Austrocknen langsam durch eine Heizkammer. Die so entstandene Zuckerplatte wird im Anschluss in Würfel geschnitten. Der Zuckerrohrsaft kann auch direkt in der Plantagenfabrik zu Zucker verarbeitet werden, der dann »Plantation White«-Zucker genannt wird. Dabei wird dem mit Kalk versetzten Zuckerrohrsaft Schwefeldioxid zugesetzt, sodass Kalziumsulfit entsteht. Auch die Bildung von Kalziumphosphat ist möglich. Seltener wird der Zucker auch mit Kohlensäure versetzt; ein Prozess, der ansonsten routinemäßig bei der Verarbeitung von Zuckerrübensaft eingesetzt wird. Der aus dieser chemischen Behandlung resultierende farblose, praktisch klare Zuckersaft wird schließlich gefiltert und in Verdampfern zu besagtem »Plantation White«-Zucker getrocknet.

Rübenzucker

Die Zuckerrübe, *Beta vulgaris* (Untergattung *circla*), wächst als weiße Wurzel und ist mit der Roten Bete und dem Mangold verwandt. Sie gedeiht gut in gemäßigten Klimazonen und benötigt satte, kalkig-lehmige und gut entwässerte Böden. Ihre Entdeckung als möglicher Zuckerlieferant geht auf den deutschen Chemiker Andreas Sigismund Marggraf im Jahre 1747 zurück. Erst zur Zeit der Napoleonischen Kriege jedoch demonstrierte Franz Carl Archard, ein in Frankreich arbeitender Deutscher, dass die Zuckergewinnung aus Rüben in großtechnischem Maßstab möglich war. Der Hauptvorteil der Zuckerrübe bestand darin, dass sie in gemäßigtem Klima wuchs, und Frankreich begann mit der Zuckerrübenproduktion im Jahre 1811, um die Auswirkungen der alliierten Blockade zu umgehen, welche den Import von Rohrzucker verhinderte. Da die Melasse aus Zuckerrüben wegen ihrer Bitterkeit für den menschlichen Gaumen inakzeptabel ist, wurden keine Versuche unternommen, Rohzucker aus den Rüben zu extrahieren – vielmehr führt die Verarbeitung direkt zur Produktion raffinierten Zuckers. Zunächst werden die gewaschenen Rüben in Schnitzel geschnitten. Die Gewinnung des Saftes erfolgt dann durch Diffusion in einem gekammerten Extraktionsturm, in dem die Rübenstücke von einer Kammer in die nächste wandern, während Wasser in Gegenrichtung durch die Kammern gepumpt wird. Auf diese Weise werden an einem Ende des Turms frische Rübenschnitzel eingebracht und zuckerreicher Saft wird abgepumpt, während am anderen Ende frisches Wasser zugeführt und die ausgelaugten Rübenscheiben entnommen werden. Der Zuckersaft wird dann in derselben Weise wie der Rohrzucker raffiniert. Brauner Zucker kann durch das Mischen raffinierten weißen Rübenzuckers mit Rohrzuckermelasse oder Karamell hergestellt werden, wie es teilweise auch mit raffiniertem Rohrzucker geschieht.

Etwa die Hälfte des im Vereinigten Königreich verbrauchten Zuckers stammt aus Zuckerrüben, die andere Hälfte aus Zuckerrohr.

5

Ist brauner Zucker besser als weißer?

Der bei Weitem größte Teil des Zuckers aus dem Zuckerrohr endet als raffinierter weißer Zucker; nur eine kleine Menge wird als brauner Zucker verkauft. Aber nicht bei jedem angebotenen braunen Zucker handelt es sich um unraffinierten Roh-Rohrzucker. Einige Sorten werden, wie wir gesehen haben, aus raffiniertem Weißzucker aus Zuckerrohr oder Rüben hergestellt und mit Melasse oder Karamell versetzt. Leider ist es rechtlich zulässig, solchen hellen braunen Zucker »Demerara« zu nennen, obwohl er nur eine oberflächliche Ähnlichkeit mit dem Rohzucker aus der ersten Kochung aufweist.

Der Charakter unraffinierten Zuckers hängt von mehreren Faktoren ab. Einerseits wird vom ersten bis zum dritten Kristallisationsdurchgang ein zunehmender Anteil an Melasse in den Zuckerkristallen eingeschlossen, was zum ersten »Demerara-Zucker« und anschließend zu den hellen und dunklen »Muscovado«-Sorten führt. So ist jeder Folgezucker von dunklerer brauner Färbung – hervorgerufen durch die jeweils verstärkte Karamellisierung im Zuge der wiederholten Koch- und Kristallisationsprozesse – und besitzt ein intensiveres Karamellaroma.

Aber es kommen auch andere Faktoren ins Spiel. Einige Zuckerrohrsorten erzeugen Säfte mit unerwünschten Begleitstoffen, die sich während des Kristallisationsprozesses an den Zucker anlagern. Durch die Auswahl geeigneter Sorten und Sorgfalt bei der Ernte und Zerkleinerung, die auch Fremdstoffe aus dem Rohmaterial heraushält, lässt sich jedoch brauner Zucker mit sauberen, hellen und gleichmäßigen Kristallen von ansprechender Farbe und mit angenehmem Duft und Geschmack erzeugen. Ohne diese Standards bei der Herstellung kann derselbe Prozess jedoch auch ein schmutzig wirkendes Produkt mit ungleichmäßigen, trüb-braunen Zuckerkristallen hervorbringen, das mit sichtbaren Fremdpartikeln durchsetzt ist und ein unangenehmes Aroma aufweist. Dies fällt insbesondere beim dunklen Muscovado auf, kann aber auch schon beim Demerara bemerkbar sein. Das alles spielt natürlich keine Rolle, wenn der Rohzucker als Zwischenprodukt vor der Raffinierung anfällt. Jedoch wird ein Teil dieses unreinen Zuckers, der nicht wirklich für den Verzehr angemessen ist, am Markt neben solchem sauberen Rohzucker angeboten, der von vornherein zum Verbrauch im unraffinierten Zustand gedacht ist.

Sie sehen den Qualitätsunterschied, wenn Sie einen Teelöffel des Zuckers auf eine weiße Untertasse geben, ihn durch Schütteln zu einer dünnen Lage ausbreiten und ihn dann genau inspizieren.

Die sorgfältige Prüfung zeigt auch den Unterschied zwischen diesen unraffinierten Zuckern und jenem braunen Zucker, der durch das Hinzufügen von Melasse zu Weißzucker hergestellt wird. Bei letzterem werden Sie feststellen, dass sich die Farbe nur auf der Oberfläche befindet – ein kurzes Spülen mit ein wenig Wasser wird dann die weißen Kristalle der Saccharose freilegen. In Großbritannien sollten solche Tests allerdings unnötig sein, da roher Zucker als »unraffiniert« oder »roh« ausgezeichnet wird und das Herkunftsland angegeben ist. Gefärbter Weißzucker muss entsprechend gekennzeichnet sein und die Zutaten angegeben werden, beispielsweise »Rohrzucker, Melasse«.

Es gab eine Zeit, in der brauner Zucker – ebenso wie Schwarzbrot – als unreiner und weniger begehrenswert galt und deshalb auch preiswerter war. Infolgedessen aßen die wohlhabenderen Menschen Weißbrot und Weißzucker, und es war das Bestreben der weniger Betuchten, es ihnen nachtun zu können. Gelegentlich vertrat eine Minderheit jedoch die Auffassung, dass die braune Farbe des Zuckers nicht etwa dessen Verunreinigung anzeigte, sondern seine Überlegenheit, da ihm wichtige nahrhafte Bestandteile nicht entzogen worden wären.

Nach klassischer Sichtweise der Ernährungsberatung enthalten weder gefärbter noch Rohzucker irgendwelche Bestandteile, die ihnen einen höheren ernährungsphysiologischen Wert verleihen als er raffiniertem Weißzucker innewohnt. Dies war bis zur ersten Ausgabe dieses Buches auch meine Auffassung. Seither haben meine Kollegen und ich jedoch einige Untersuchungen durchgeführt, die zeigen, dass zumindest einige Rohzuckervarianten einen zusätzlichen Beitrag zum Nährwert einer Kost liefern können.

Wir entschlossen uns zu diesen Experimenten als Reaktion auf Veröffentlichungen der Forschungsergebnisse mehrerer Labore in der UdSSR im Jahre 1981. Diese hatten die Auswirkungen der Fütterung von Ratten und Mäusen mit Futtervarianten verglichen, die entweder raffinierten weißen Zucker oder braunen unraffinierten Muscovado-Zucker enthielten. Jene Tiere, die den braunen Zucker gefressen hatten, zeigten ein schnelleres Wachstum, gebaren mehr Nachkommen, lebten länger, wiesen niedrigere Cholesterinspiegel im Blut auf und zeigten ein günstigeres metabolisches Profil, insbesondere hinsichtlich des Kohlenhydratstoffwechsels. Die sowjetischen Forscher schrieben diese Effekte einer Reihe komplexer organischer Substanzen im braunen Zucker zu, die sie »biologisch aktive Stoffe« (BAS) nannten.

Die Ergebnisse waren für uns bemerkenswert genug, um sie in unserem eigenen Labor nachzuprüfen. Wir stellten dazu unser übliches Laborfutter her, das Eiweiß, Fett, Vitamine und Mineralien enthält, vermischt entweder mit raffiniertem Zucker, mit braunem Muscovado-Zucker oder mit reiner Stärke. Wir fütterten unsere Versuchsratten ab der dritten Lebenswoche mit jeweils einer dieser drei Varianten. Unsere Ergebnisse konnten die Behauptungen der sowjetischen Forscher nicht bestätigen: Die beiden unterschiedlichen Zuckerdiäten führten zu denselben Wachstumsraten und Wurfgrößen bei den Versuchstieren, und auch der Kohlenhydratstoffwechsel war identisch. Unterschiede sahen wir lediglich zwischen den Ratten, die mit Zucker und jenen, die mit Stärke gefüttert worden waren.

Nach etwa zwei Jahren wollten wir unsere Forschungen einstellen, entschieden uns aber, noch eine letzte Untersuchung vorzunehmen. Wir hielten es für interessant, herauszufinden, welche Auswirkungen die Fütterung nicht auf die Ratten selbst, sondern auf ihren Nachwuchs haben würde. Dazu beließen wir die Jungen bei ihren Müttern, bis sie nach etwa drei Wochen abgestillt werden konnten. Zu unserer Überraschung starb etwa die Hälfte der Jungen derjenigen Mütter, deren Futter Stärke oder weißen Zucker enthalten hatte, im Alter zwischen 10 und 15 Tagen, während die meisten Nachkommen der mit braunem Zucker gefütterten Ratten überlebten, bis sie nach 22 oder 23 Tagen abgestillt wurden. Wir wiederholten diese Experimente viele Male, bis in jeder der drei Fütterungsgruppen etwa 300 Jungen geboren worden waren. Von den insgesamt 909 Nachkommen überlebten 37 Prozent der mit Stärke, 53 Prozent der mit weißem und fast 90 Prozent der mit braunem Zucker gefütterten Mütter. Hinzu kam, dass sämtliche »Stärke-« und »Weißzucker-Jungen«, auch jene, die überlebt hatten, eindeutige Krankheitszeichen aufwiesen, mit aufgetriebenem Abdomen und schwachen Hinterläufen, während kein einziges der »Braunzucker-Jungen« solche Anomalien aufwies.

Wir konnten nicht herausfinden, was immer im braunen Zucker enthalten ist, das die Jungen am Leben und gesund hielt. Jedoch wiesen wir nach, dass es sich nicht um eine »biologisch aktive Substanz« handeln konnte, da der positive Effekt auch dann eintrat, wenn wir den braunen Zucker veraschten. Dies verbrannte jegliches organisches Material wie auch den Zucker selbst und hinterließ lediglich Mineralsalze. Mischten wir diese Asche dann unter das Futter der mit weißem Zucker gefütterten Mütter, so überlebten die meisten ihrer Jungen – wie es mit dem Futter mit braunem Zucker der Fall gewesen war.

Typische vergleichende Einzelhandelspreise für Zucker (Preis von Kristallzucker als 100 gesetzt)

Weißer Zucker aus raffiniertem weißem Rohr- oder Rübenzucker

Kristallzucker	100
Streuzucker	130
Würfelzucker	170
Gelierzucker	200

Rohzucker aus unraffiniertem Rohrzucker

»Golden granulated«	115
Demerara	140
Dunkler Muscovado	200

Brauner Zucker aus raffiniertem weißem Rohr- oder Rübenzucker, mit Melasse versetzt

Heller brauner Zucker	150
Dunkler brauner Zucker	150

Welche Schlussfolgerungen können wir also über den vergleichenden Wert weißen und braunen Zuckers ziehen? Erstens können wir sicher sein, dass gefärbter brauner Zucker keinen messbaren ernährungsphysiologischen Mehrwert gegenüber weißem Zucker aufweist, auch wenn der einzige Zusatzstoff Melasse ist. Deren Anteil ist viel zu gering, um irgendetwas Nutzbringendes beizutragen. Zweitens haben wir bisher nicht nachweisen können, dass Rohzucker die unerwünschten Wirkungen von Weißzucker verändert. Aber drittens muss ich feststellen, dass der dunkle Muscovado-Zucker, der einen beträchtlichen Anteil der Melasse enthält, aus der er kristallisiert, Stoffe enthält, die unter bestimmten Umständen zum Nährwert der Nahrung beitragen können.

Wir haben unsere Experimente nicht vorrangig durchgeführt, weil wir glaubten, dass sie uns unmittelbar etwas über die Auswirkungen des Rohzuckerkonsums auf die Gesundheit von Rattenbabys aussagen könnten, sondern weil der gesamte Reproduktionsprozess – Schwangerschaft, Geburt und Stillzeit – eine Phase des physiologischen Stresses darstellt. Eine Kost, die unter normalen Bedingungen gerade ausreichend ist, wird in Phasen zusätzlicher körperlicher Belastungen mit einer höheren Wahrscheinlichkeit ernährungsphysiologische Unzulänglichkeiten zeigen.

Sollte man mich also fragen, ob man braunen oder weißen Zucker essen sollte, hätte meine Antwort zwei Teile. Einerseits – und ich werde die Gründe hierfür im weiteren Verlauf dieses Buches erläutern – bin ich der festen Überzeugung, dass es besser ist, überhaupt keinen Zucker zu essen. Wenn Sie jedoch der Auffassung sind, Zucker essen zu müssen, scheint es andererseits sinnvoll zu sein, braunen Rohzucker von guter Qualität zu konsumieren.

Es sollte sich also um sauberen, dunklen Muscovado-Zucker handeln, der den größten Anteil an Melasse und damit der noch nicht identifizierten Nährstoffe enthält. Sie sollten sich auch darüber bewusst sein, dass es raffinierter weißer Zucker ist, der von den Herstellern all der gängigen Softdrinks, Eiscremes, Süßwaren, Schokoladen und süßer Kuchen und Kekse verwendet wird.

6
Raffiniert und unraffiniert

Es ist heutzutage populär, von »verfeinerten« und »nicht verfeinerten« Lebensmitteln zu sprechen, insbesondere von »raffinierten« und »nicht raffinierten« Kohlenhydraten. Diese Begriffe werden am häufigsten verwendet, wenn von weißem Zucker und von Brot aus Weißmehl die Rede ist. Ich bedaure diese Gewohnheit aus zwei Gründen.

Der erste ist, dass die Raffinierung von Zucker und Mehl nicht wirklich vergleichbar sind. Weißes Mehl wird hergestellt, indem die Kleie und der Keim entfernt werden und eventuell einige Schichten des Endosperms, des innersten Teils des Weizenkorns. Alles was entfernt wurde, ist in der Tat essbar und würde auch gegessen, wenn das volle Korn gemahlen worden wäre. Dieses Mehl würde 100 Prozent der Weizenkorn-Bestandteile enthalten; das übliche Vollkornmehl besteht aus rund 92 Prozent des Weizenkorns und Weißmehl üblicherweise aus etwa 72 Prozent. Auf der anderen Seite ist der erste Schritt in der Zuckerproduktion aus Zuckerrohr die Extraktion des Zuckerrohrsaftes, welche den größten Teil der Pflanze verwirft – in Gestalt ungenießbarer Fasern, den mit ihnen verbundenen Gummiharzen und unlöslichen Stoffen.

Die nachfolgenden Stufen von Klärung, Ausfällung, Konzentrierung und Kristallisation entfernen weitere unerwünschte Bestandteile, sodass der resultierende »unraffinierte« Rohzucker nur einen geringen Anteil des ursprünglichen Zuckerrohrs repräsentiert, aus dem er hergestellt wurde. Dieses Produkt ist vom originären Zuckerrohr weit entfernt; die faserreiche Bagasse, aus der der Saft extrahiert wird, sowie die Stoffe, die dem Saft zusätzlich entzogen werden, machen gut 80 Prozent der Masse des Zuckerrohrs aus – und was entfernt wurde, ist entweder ungenießbar oder unerwünscht. Roher Rohrzucker besteht somit aus etwa 20 Prozent der Inhaltsstoffe des ursprünglichen Zuckerrohrs, weißer Rohrzucker aus vielleicht 15 oder 16 Prozent.

Es ist daher nicht sinnvoll zu schlussfolgern, roher Zucker wäre so etwas wie das »vollwertige« oder »natürliche« Produkt des Zuckerrohrs, während raffinierter Zucker in irgendeiner Weise »unnatürlich« oder »denaturiert« sei. Obwohl die Verwendung dieser Begriffe – so wenig ich sie leiden kann – im Hinblick auf Vollkornmehl und Vollkornbrot bis zu einem gewissen Grad gerechtfertigt ist, ist sie falsch, wenn es um Zucker geht.

Es gibt noch einen weiteren Grund dafür zu plädieren, nicht von raffinierten und unraffinierten Kohlenhydraten zu sprechen. Es ist zwar korrekt, dass raffinierter Zucker das reine Kohlenhydrat Saccharose darstellt, während Rohzucker zusätzlich noch geringe Mengen anderer Substanzen enthält. Auf der anderen Seite besteht Weißmehl keineswegs – wie manche Menschen annehmen – aus fast nichts anderem als dem Kohlenhydrat *Stärke*. So enthält Weißmehl beispielsweise nur unwesentlich weniger Eiweiß als Vollkornmehl – etwa 13 Prozent statt rund 13,5 Prozent. Und in einigen Ländern wie den USA und Großbritannien werden die Vitamine, die während des Mahlvorganges entfernt werden, dem Mehl wieder zugesetzt. Auch andere Nährstoffe können dem Mehl in weit höheren Dosen beigemischt werden, als sie ursprünglich im Weizen vorhanden waren – beispielsweise Kalzium in Großbritannien. Insgesamt ist es daher falsch, Weißmehl oder Weißbrot als »raffinierte Kohlenhydrate« zu bezeichnen. Und vor allem ist es nicht sinnvoll, Rohzucker und Vollkornbrot bzw. weißen Zucker und Weißbrot jeweils auf dieselbe Nährwertstufe zu stellen.

Ballaststoffe

Viele Menschen sind der Auffassung, dass in den westlichen Ländern die wichtigste diätetische Veränderung mit Auswirkungen auf unsere Gesundheit in der Umstellung von einer Kost mit vielen unraffinierten Nahrungsmitteln zu einer Ernährung mit vielen raffinierten Speisen besteht. Der Beleg für diese Behauptung ist insbesondere die Tatsache, dass die Ernährung der Menschen in den ländlichen Gebieten Afrikas weitgehend aus faserreichen, nicht raffinierten Getreiden besteht und in diesen Gebieten Herzinfarkte und andere Wohlstandskrankheiten selten sind. Im Westen, wo diese Erkrankungen eine weite Verbreitung haben, essen wir kein Schwarzbrot mehr, sondern helles Brot, weshalb unsere Kost jetzt wesentlich weniger Ballaststoffe liefert.

Diese Idee beruht auf der Annahme, dass Getreide einen erheblichen und »natürlichen« Teil der menschlichen Ernährung darstellt. Dies ist im wahrsten Wortsinne eine kurzsichtige Betrachtungsweise: Getreide hielt in nennenswertem Umfang erst vor weniger als 10.000 Jahren Einzug in unsere Ernährung, das ist etwa ein halbes Prozent des Zeitraums, in dem sich die Menschen als eine eigene Spezies entwickelt haben. In der Zeit davor, über mindestens zwei Millionen Jahre hinweg, waren unsere Vorfahren Jäger und Sammler von Nahrung. Die kurze Periode seit dem Aufkommen der Landwirtschaft, die in eine Ernährung mit großen Mengen an stärke- und ballaststoffreichen Nahrungsmitteln wie Getreide mündete, ist für eine vollständige Anpassung des Menschen an diese Ernährungsweise viel zu kurz. Mit anderen Worten hatten wir aus evolutionärer Sicht viel zu wenig Zeit zur genetischen Anpassung an eine solche Essweise, und wenn unsere heutige Ernährung ballaststoffärmer ist als etwa vor hundert Jahren, so bewegt sie sich im Trend doch in Richtung der getreidefreien Ernährungsweise unserer präneolithischen Vorfahren.

Dies ist einer der Gründe, warum ich nicht die Ansicht vertrete, dass ein Ballaststoffmangel für die Wohlstandskrankheiten verantwortlich sein kann. Ein zweiter Grund besteht darin, dass – wie wir sehen werden – die wissenschaftlichen Beweisführungen über den Vergleich von Populationen (»Bevölkerungsepidemiologie«) sehr irreführend sein können. Die Lebensweise der Menschen in den ländlichen Gegenden Afrikas oder in anderen Teilen der »Dritten Welt« unterscheidet sich erheblich von derjenigen in industrialisierten und urbanisierten Regionen. Wir nehmen nicht nur weniger Ballaststoffe zu uns, sondern wir essen auch mehr Fleisch, Fett, Milch, Zucker und eine Reihe anderer Lebensmittel; unsere Nahrungsaufnahme ist insgesamt höher, wir sind weniger körperlich aktiv, rauchen mehr Zigaretten und sind stärker der industriellen Umweltverschmutzung ausgesetzt.

Und schließlich haben wissenschaftliche Untersuchungen erhebliche Veränderungen im Metabolismus des Körpers nachgewiesen, die durch den Konsum von Zucker verursacht werden können. Hierbei wurden Diäten, die reine Stärke (oder »raffiniertes« Mehl) enthielten, mit solchen mit reiner Saccharose verglichen. Die vielen Unterschiede in den Auswirkungen dieser beiden Kostformen können daher nicht mit dem Vorhandensein von Ballaststoffen erklärt werden, sondern müssen sich schlicht aus der An- oder Abwesenheit von Zucker in der Nahrung ergeben haben.

7
Nicht nur Zucker ist süß

Neben seiner Süße hat Zucker noch andere Eigenschaften: Er unterstützt das Haltbarmachen, liefert Masse in Süßwaren, fördert durch Karamellisieren unter Hitzeeinwirkung den Geschmack und das Aussehen von Lebensmitteln, verleiht Softdrinks ein »Mundgefühl«, fördert das Gelieren von Konfitüre und liefert Kalorien. Alternative Süßungsmittel teilen sich in zwei Gruppen: Die eine bietet Süße, aber praktisch keine der sonstigen Eigenschaften, die andere liefert Süße, Kalorien und mehrere, wenn nicht sogar alle weiteren Funktionen von Zucker.

Einige Eigenschaften von Zucker mit Nutzungsbeispielen

Süße (Getränke)
Geschmacksverstärkung (Gemüsekonserven)
Mundgefühl oder »Körper« (alkoholfreie Getränke)
Konservierung (kandierte Früchte, Konfitüre)
Fördert das Gelieren von Pektin (Konfitüre)
Erzeugt unterschiedliche Texturen (Konditorei)
Senkt den Gefrierpunkt (Eis)
Karamellisiert (Süßwaren, Brotkruste)
Dekoration (Zuckerguss)
Gärung (Wein)

Die kalorienhaltigen Süßungsmittel sind entweder Zucker oder sie sind chemisch mit ihm verwandt. Glukose und Fruktose sind die beiden am häufigsten verwendeten Zucker. Glukose, auch Dextrose genannt, lässt sich sehr leicht aus Stärke herstellen, die, wie wir gesehen haben, ein großes Molekül aus miteinander verbundenen Glukoseeinheiten darstellt. Wenn Stärke mit Säure oder Lauge oder mit geeigneten Enzymen behandelt wird, zerlegt sie sich in ihre Glukoseeinheiten. Ein Großteil der Glukose in der Süßwarenproduktion wird in Form von Sirup eingesetzt, z. B. Maissirup aus Maisstärke. Sie ist nicht so süß wie gewöhnlicher Zucker.

Saccharose, Sie werden sich erinnern, ist eine Verbindung aus Glukose mit derselben Menge an Fruktose. Die Fruktose scheint für die meisten der schädlichen Wirkungen der Saccharose verantwortlich zu sein. Dennoch wird sie häufig anstelle von Saccharose in Diabetikerprodukten verwendet, da sie ohne Insulin verstoffwechselt werden kann, was bei der Glukose nicht der Fall ist. Ein weiterer möglicher Vorteil der Fruktose ist ihre doppelt so hohe Süßkraft, sodass derselbe Süßungsgrad mit weniger Fruktose und damit auch mit weniger Kalorien erzielt werden kann.

In den letzten 20 Jahren ist es immer praktikabler geworden, aus Stärke eine Glukose-Fruktose-Mischung zu gewinnen, während früher lediglich die Produktion von Glukose möglich war. Das in Japan entwickelte Verfahren verwendet ein Enzym namens »Glukose-Isomerase«, welches Glukose in Fruktose umwandelt. Durch Beeinflussung der Reaktionsbedingungen lässt sich der in Fruktose umgewandelte Glukoseanteil steuern, sodass eine Mischung mit gleichen Anteilen (wie in Invertzucker) oder mit bis zu 90 Prozent Fruktose erzeugt werden kann. Das Endprodukt wird normalerweise nicht kristallisiert, sondern als »Glukose-Fruktose-Sirup« (GFS) eingesetzt. Er wird mittlerweile im großen Stil als Alternative zu normalem Zucker verwendet, vor allem in den USA und in Japan. Fabrikanten können auf die Schwankungen der Zucker- und Stärkepreise reagieren und zwischen Saccharose und GFS hin und her wechseln. Aus diesem Grunde haben die europäischen Landwirte, die Zuckerrüben anbauen, die EU-Gremien dazu veranlasst, Abgaben auf die GFS-Produktion zu erheben und Importquoten für dessen Einfuhr festzulegen.

Die übrigen kalorienhaltigen Süßungsmittel werden aus Zucker hergestellt und »Polyole« genannt. Durch chemische Reduktion wird beispielsweise Sorbitol erzeugt, indem weitere Wasserstoffatome zur Fruktose hinzugefügt werden, sodass zusätzlich zu den im Molekül bereits vorhandenen fünf Alkoholgruppen eine weitere formiert wird. Andere nutzbare Polyole sind beispielsweise Maltitol und Xylitol. Die Zuckeralkohole [weisen gegenüber Saccharose einen um etwa 40 Prozent niedrigeren Energiegehalt auf (korrigiert bei fehlerhaftem Original, *d. Übers.*)], wobei dieser Einspareffekt insbesondere beim Sorbitol durch dessen geringere Süßkraft kompensiert wird, sodass es beim Abnehmen keine Hilfe darstellt. Jedoch wird Sorbitol gelegentlich als Zuckeralternative für Diabetiker empfohlen, während Xylitol in Süßigkeiten und Kaugummi eingesetzt wird, weil es den Zähnen nicht schadet. Ein Nachteil der Polyole besteht in ihrer bei mittleren bis größeren Verzehrsmengen abführenden Wirkung.

Die kalorienfreien Süßungsmittel weisen keine chemische Verwandtschaft mit Zucker auf und sind sehr viel süßer, sodass nur geringe Mengen verwendet werden. Sie wurden zumeist zufällig in Forschungslaboren bei der Synthese neuer chemischer Substanzen für gänzlich andere Anwendungsgebiete entdeckt. Sie können durch reduzierte Kalorienzufuhr die Gewichtsreduktion unterstützen; den von Krankheiten wie Diabetes Betroffenen helfen, deren Zuckerstoffwechsel beeinträchtigt ist; als Ersatz für Zucker in Phasen des Mangels dienen, etwa in Kriegszeiten, oder in zunehmendem Maße – ich bin froh, dies sagen zu können –, um die in diesem Buch beschriebenen, durch Zuckerkonsum geförderten Erkrankungen zu verhindern. Das bekannteste kalorienfreie Süßungsmittel ist das Saccharin, welches 1879 entdeckt wurde. Seine Verwendung erhöhte sich wegen Zuckermangels erheblich im ersten Weltkrieg. Ein anderes weit verbreitetes nichtkalorisches Süßungsmittel ist Cyclamat; entdeckt im Jahr 1937. [Es ist jedoch in den USA verboten und unterliegt in Europa einigen Anwendungsbeschränkungen.] Ein neuer, immer beliebterer Süßstoff ist das Aspartam. Da die kalorienfreien Süßungsmittel nicht wie Saccharose in der Lage sind, Masse zu liefern und keine konservierenden Eigenschaften aufweisen, werden sie fast ausschließlich als Süßungsmittel bei Tisch verwendet, um Tee oder Kaffee zu süßen oder bei der Herstellung kalorienarmer kalter Getränke oder Obstsalaten und Ähnlichem. Ihr Mangel an Masse macht sie als Zuckerersatz in den meisten Desserts, Süßwaren und Eis ungeeignet.

Von Zeit zu Zeit kommt der Verdacht auf, dass die alternativen Süßungsmittel schädlich sein könnten. Dies bezieht sich zumeist auf die kalorienfreien Süßstoffe, vermutlich weil die meisten von ihnen eine chemische Zusammensetzung aufweisen, die sich von derjenigen der natürlichen Zucker bzw. von jeder anderen natürlich vorkommenden Substanz erheblich unterscheidet. Der Verdacht entsteht in der Regel auf der Basis oberflächlicher oder unvollständiger Forschungen, die nur mehr Hinweise auf eine mögliche schädliche Wirkung liefern, beispielsweise bei Laborratten, die mit Süßstoff gefüttert wurden. In der Folge entstehen in der Regel große Auseinandersetzungen unter den Fachleuten und die Aufnahme weit umfangreicherer Untersuchungen. Die Prüfungen werden häufig mit phänomenal hohen Süßstoffdosen durchgeführt; eine kürzliche Untersuchung mit Saccharin verwendete beispielsweise Mengen, die zu erreichen einem Menschen den Konsum mehrerer Hundert Getränkedosen mit ausschließlich mit Saccharin gesüßten Softdrinks abverlangen würde. Diese Saccharinmenge hätte die Süßkraft von rund fünf Kilogramm Zucker pro Tag.

Es ist lohnenswert, einen Moment auf die Frage nach der Toxizität von Substanzen zu verwenden, die versehentlich oder willentlich ihren Weg in unsere Nahrung finden können. Das Wichtigste ist, sich zu vergegenwärtigen, dass es in Wirklichkeit so etwas wie eine Substanz, die aus sich heraus ausschließlich giftig oder ausschließlich ungiftig ist, nicht gibt. Was zählt, sind nicht nur die Eigenschaften des Stoffes, sondern auch seine Dosis. Keine Substanz ist an sich harmlos – Sie können sich gesundheitlich erheblich gefährden, indem Sie sehr große Mengen an Wasser trinken. Und keine Substanz ist an sich gefährlich – so war es in der ersten Hälfte des [vorigen] Jahrhunderts in Mode, arsenhaltige Medikamente als Stärkungsmittel zu verabreichen, obschon natürlich in sehr geringen Mengen.

Gleichermaßen wäre es nicht sinnvoll, einen Stoff wie beispielsweise Cyclamat oder Saccharin automatisch zu verbieten, wenn sich herausstellt, dass er einige unerwünschte Wirkungen hervorruft, bei täglichen Dosierungen, die dem 50- oder 100-Fachen dessen entsprechen, was ein Mensch überhaupt zu sich nehmen kann. Und das auch nur, wenn diese Mengen über einen Zeitraum von zehn Jahren oder länger eingenommen würden.

In den USA wurde die Situation durch den »Delaney-Paragrafen« kompliziert, dem der US-Senat im Jahre 1958 zustimmte. Dieser besagt, dass »kein Zusatzstoff als sicher gilt, der nach der Aufnahme durch Mensch oder Tier krebsauslösend ist«. Dies wurde als Verbot der Verwendung jeglicher Substanzen als Lebensmittelzusatzstoffe interpretiert, die in jeder beliebigen Dosierung und über einen beliebig langen Zufuhrszeitraum bei irgendeiner Tierart krebsauslösend wirkt. Es war diese Bestimmung, die zum Verbot von Cyclamat in den USA im Jahre 1970 führte. Die Entscheidung beruhte auf dem Ergebnis eines Experiments, in dem ein kleiner Prozentsatz an Ratten, die über einen langen Zeitraum mit sehr hohen Dosen einer Mischung aus Cyclamat und Saccharin gefüttert worden waren, Blasenkrebs entwickelte. Zwei Wochen später schloss sich das Vereinigte Königreich der US-amerikanischen Entscheidung an, sodass Cyclamat in der Lebensmittelindustrie beider Länder nicht verwendet werden durfte, [hob das Verbot später jedoch wieder auf]. 16 von 17 westeuropäischen Ländern erlaubten hingegen die Verwendung von Cyclamat.

Diejenigen, die dennoch über die möglichen Gefahren der Einnahme künstlicher Süßstoffe besorgt sind, könnten ihren Grund zur Besorgnis mithilfe gemischter Süßungsmittel verringern oder beseitigen. Eine Mischung reduziert die Wahrscheinlichkeit, von einem der Inhaltsstoffe geschädigt zu werden, da jeder Inhaltsstoff in einer geringeren Konzentration auftritt als in einem Ein-Stoff-Süßungsmittel.

Relative Süße von Süßungsmitteln (Süße von Saccharose = 1,0)

Kalorienhaltige Süßungsmittel		**Kalorienfreie Süßstoffe**	
Glukose	0,5	Cyclamat	30
Sorbitol	0,5	Acesulfam-K	150
Mannitol	0,7	Aspartam	200
Xylitol	1,0	Saccharin	300
Fruktose	1,7	Thaumatin	3.000

[Zum Zeitpunkt des Erscheinens der englischen Originalausgabe dieses Buches] waren folgende bekanntere kalorienfreie Süßungsmittel in einem oder mehreren Ländern, welche Lebensmittelzusatzstoffe überwachten, zugelassen: Saccharin, Cyclamat, Aspartam, Acesulfam K und Thaumatin. Ihre relative Süße im Vergleich zu Saccharose ist aus der Tabelle ersichtlich. Aus einer Reihe von Gründen sind diese Angaben jedoch nur annähernd.

Zum einen variiert die individuelle Einschätzung von Süße von Mensch zu Mensch, zum anderen erhöht oder verringert sich die Süßkraft einiger Süßungsmittel durch den Säuregehalt der Nahrungsmittel, denen sie beigemengt werden, sowie durch den Verdünnungsgrad oder die Temperatur der Speisen.

Die kalorienfreien Süßungsmittel sind nicht beliebig austauschbar. So sind beispielsweise Saccharin und – in geringerem Umfang – Aspartam nur wenig hitzestabil und können deshalb nicht zur Zubereitung von Speisen verwendet werden, die längere Kochzeiten benötigen.

Darüber hinaus kann Aspartam – eine Verbindung aus den zwei Aminosäuren Asparaginsäure und Phenylalanin – Störungen bei Kindern verursachen, die an der vererblichen Stoffwechselstörung *Phenylketonurie* leiden. Diese Kinder können nur sehr geringe Mengen an Phenylalanin aus der Nahrung verwerten. Bei zu hoher Zufuhr dieser Aminosäure, die in den meisten Eiweißen enthalten ist, reichert sich diese bei den Betroffenen im Körper an, und es entstehen Stoffwechselprodukte, die zu schweren mentalen Entwicklungsstörungen führen. Die Erkrankung kann durch eine [lebenslängliche] Diät unter Kontrolle gehalten werden, welche auf Eiweißquellen mit Phenylalaninanteil verzichtet. Deshalb müssen die Patienten auch vor Getränken gewarnt werden, die mit Aspartam gesüßt sind.

8
Wer isst Zucker und wie viel?

Viele Leute schauen mich ganz ungläubig an, wenn ich ihnen sage, dass in vielen Teilen der Welt eine durchschnittliche Person – Männer, Frauen und Kinder – mittlerweile mehr als 100 Pfund Zucker pro Jahr isst, also jede Woche zwei Pfund oder mehr. Obwohl dies erst seit kurzer Zeit so ist und es auch noch nicht für alle Länder gilt. In diesem Kapitel möchte ich Ihnen berichten, wie sich der Zuckerkonsum verändert hat, wie viel davon in den verschiedenen Ländern und von Menschen verschiedenen Alters gegessen wird, und welche Anteile verarbeitete Speisen und Getränke daran haben, zusammen mit dem Zucker, von dem sich die Leute aus der Dose am Kaffeetisch bedienen.

Bevor wir fortfahren, sollte ich betonen, dass ich in diesem Buch über Zucker (Saccharose) aus dem Zuckerrohr und der Zuckerrübe spreche. Technisch wird dieser als »zentrifugierter Zucker« bezeichnet. Ich klammere Saccharose aus anderen Quellen wie dem Ahorn oder der Zuckerpalme aus, da man deren Mengen vernachlässigen kann und sie nur etwa ein Prozent des gesamten Zuckers ausmachen. Auch nehme ich Milchzucker (Laktose) von der Betrachtung aus sowie diejenigen Zucker, die man sich über den Konsum von Früchten und Gemüse zuführt. Auch hier sind die Mengen vergleichsweise gering. In einer unserer Studien konnten wir ermitteln, dass Erwachsene etwa die Hälfte ihrer täglichen Kohlenhydratzufuhr über Stärke erhalten, 35 Prozent in Form »zentrifugierten Zuckers«, 7 Prozent als Laktose und die verbleibenden rund 8 Prozent über verschiedene Zuckerformen aus Früchten und Gemüse – überwiegend Glukose, Fruktose und Saccharose.

Im Jahr 1850 lag die Weltproduktion von Zucker bei etwa 1,5 Millionen Tonnen. 40 Jahre später waren es mehr als 5 Millionen und zur Jahrhundertwende mehr als 11 Millionen Tonnen. Von Rückgängen während der beiden Weltkriege abgesehen, ist die Produktion weiter stark gestiegen, sodass sie 35 Millionen Tonnen im Jahr 1950 und mehr als 100 Millionen Tonnen Anfang der 1980er-Jahre erreichte. Über die letzten 100 Jahre hinweg hat sich die Zuckerproduktion also um den Faktor 25 erhöht – berücksichtigt man die parallele Zunahme der Weltbevölkerung, so entspricht dies einer Steigerung des durchschnittlichen Konsums von jährlich 7 auf 45 Pfund. Die umfangreichsten Statistiken zur Produktion und zum Verbrauch von Zucker wurden in einem Bericht für die Ernährungs- und Landwirtschaftsorganisation der Vereinten Nationen Mitte der 1980er-Jahre gesammelt.

Obwohl diese jetzt recht veraltet sind, zitiere ich einige ihrer Ergebnisse, weil sie noch immer viele interessante Fakten aufzeigen, die in jüngeren Statistiken nicht leicht zu erkennen sind.

Welt-Zucker-Produktion in Mio. Tonnen

1800	0,25
1850	1,5
1880	3,8
1890	5,2
1900	11
1950	35
1970	70
1982	101

In den 20 Jahren von 1938 bis 1958 gab es einen Anstieg der Weltproduktion vieler Rohstoffe. Bei den Lebensmitteln stieg die Kakaoproduktion beispielsweise um 20 Prozent, die von Milch um etwa 30 Prozent, von Fleisch und Getreide um bis zu 50 Prozent, aber die Zuckerproduktion übertraf all dies mit ihrem enormen Anstieg um 100 Prozent. Zwischen 1900 und 1957 stieg der Zuckerkonsum von durchschnittlich 11 auf 34 Pfund pro Jahr, und Mitte der 1980er-Jahre waren es, wie gesagt, ungefähr 45 Pfund. Wobei der Anstieg länderspezifisch ist und dort besonders stark, wo die Zuckeraufnahme bis vor Kurzem noch niedrig war.

Vor dem letzten Krieg lag Italiens Durchschnittskonsum bei weniger als 20 Pfund pro Jahr – 1970 waren es mehr als 60 Pfund. Länder mit bereits traditionell hohem Verbrauch zeigten hingegen einen geringeren oder gar keinen Anstieg. In Großbritannien verzeichnete man lediglich einen Anstieg von etwa 100 auf 120 Pfund, während die Menge in den USA bei rund 102 Pfund konstant blieb. Es scheint, als stoppe der Konsum in allen Ländern bei gut 100 Pfund pro Kopf und Jahr. Die wohlhabenderen Länder erreichten dieses hohe Niveau durch einen langsamen und relativ stetigen Anstieg über etwa 200 Jahre, während einige der ärmeren Länder es jetzt sehr viel schneller nachholen.

Die besten Langzeitstatistiken liegen für Großbritannien vor. Vor etwas mehr als 200 Jahren konsumierten wir 4 bis 5 Pfund (rund 2 Kilogramm) pro Jahr; Mitte des 19. Jahrhunderts hatte sich die Menge auf 25 Pfund verfünffacht, und heutzutage sind es 100 Pfund – über die gesamten 200 Jahre stieg der Konsum also um das 25-Fache. Anders ausgedrückt verzehrten wir vor etwa 200 Jahren in einem Jahr in etwa die Menge an Zucker, die wir heute in zwei Wochen zu uns nehmen.

Durchschnittlicher Zuckerverbrauch in Großbritannien

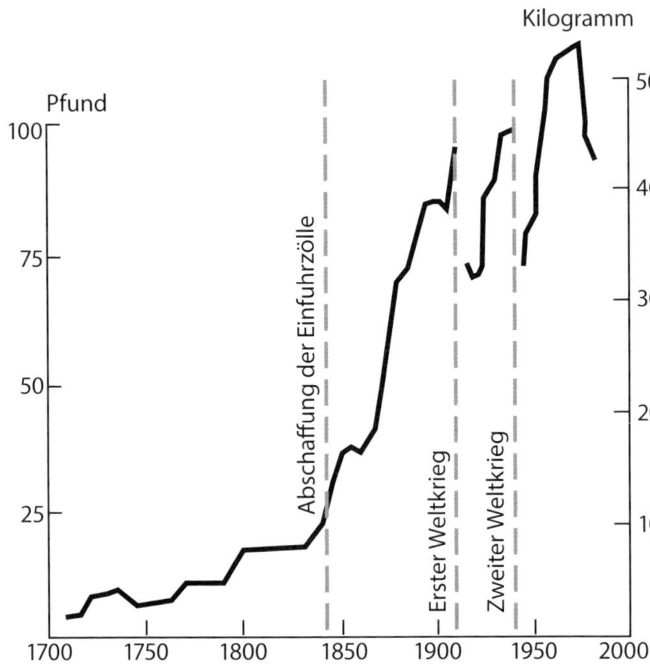

Der offensichtliche Rückgang des Verbrauchs »zentrifugierten Zuckers« in Großbritannien nach 1970 entspricht fast exakt dem erhöhten Konsum von Glukose und geringer Mengen des später eingeführten Glukose-Fruktose-Sirups, vorrangig über industriell verarbeitete Produkte.

Es existieren auch einige Zahlen für andere Länder und Bevölkerungsgruppen. In der Schweiz stieg die durchschnittliche Aufnahme in den letzten 100 Jahren um das 10-Fache. Bei kanadischen Eskimos erhöhte sich der Verbrauch viel schneller; in einer Region stieg er zwischen 1959 und 1967 von 26 auf 104 Pfund pro Jahr. Die Landbevölkerung der Zulu in Südafrika konsumierte innerhalb von 11 Jahren das 10-Fache der Ausgangsmenge – 6 Pfund im Jahr 1953 und 60 Pfund im Jahr 1964.

Zuckerverbrauch in Deutschland pro Kopf (nur BRD ab 1950)

kg/Jahr

1825	2
1850	3
1880	8
1914	18
1939	26
1960	30
1970	34
1980	36

Wir haben den Anstieg des Zuckerverbrauchs in den letzten 200 Jahren und die regionalen Unterschiede betrachtet – generell hoch in wohlhabenden und niedrig in armen Ländern. Ich möchte nun ein wenig mehr über die allgemeine Ernährung in armen und reichen Ländern sagen, da diese ebenfalls eine Wirkung auf den Zuckerkonsum hat und uns auch einen Eindruck vom Einfluss des verfügbaren Einkommens auf die Ernährung vermittelt. Lassen Sie uns vor dem Hintergrund des nationalen Durchschnittseinkommens auf die Ernährungsweise in verschiedenen Ländern schauen und ausrechnen, wie viele Kalorien diese Kostformen liefern, wie viel Eiweiß, Fett und Kohlenhydrate sie enthalten und wie viele der Kohlenhydrate aus Zucker oder aus anderen Komponenten – vornehmlich aus Stärke – bestehen.

Von der Gruppe der ärmsten zur Gruppe der wohlhabendsten Länder findet man einen Anstieg des durchschnittlichen Energiegehalts der Ernährung um etwa 50 Prozent, von rund 2.000 auf etwa 3.000 Kilokalorien pro Tag. Die Eiweißzufuhr steigt um rund 80 Prozent von 50 auf 90 Gramm und das Nahrungsfett erhöht sich um das 4-Fache von 35 auf 140 Gramm pro Tag. Die Gesamtmenge an verzehrten Kohlenhydraten ist unabhängig vom Wohlstand weitgehend konstant – nur in den allerärmsten und -reichsten Ländern liegt sie etwas niedriger. In den besonders armen Ländern haben die Menschen von allem zu wenig, während in den besonders reichen Ländern ein erhöhter Eiweiß- und Fettkonsum die Kohlenhydratmenge etwas reduziert.

Länder mit dem niedrigsten und dem höchsten Zuckerverbrauch (pro Kopf, 1982)

Niedrigster Verbrauch (kg/Jahr)

Kambodscha	0,7
Ruanda	0,8
Ghana	1,2
Nepal	1,2
Uganda	1,4
Laos	1,5
Birma	1,7

Höchster Verbrauch (kg/Jahr)

Größte Rohrzuckerproduzenten		***Andere Länder***	
Kuba	66,6	Island	52,2
Costa Rica	62,9	Israel	52,2
Fidschi	60,3	Ungarn	52,1
Barbados	60,2	Neuseeland	50,9
Guyana	51,9	Singapur	50,6
Australien	51,6	Österreich	50,5

Interessanter als die generell recht ähnliche insgesamt verzehrte Kohlenhydratmenge ist der erhebliche Unterschied bei den verzehrten Kohlenhydrat*arten*, vergleicht man die armen mit den reichen Ländern. Es ist eine erhebliche Zunahme beim Zuckerkonsum festzustellen und ein entsprechender Rückgang bei den restlichen Kohlenhydraten; vornehmlich in Form von Stärke. Dies ist vergleichbar mit der Situation, wenn ein bestimmtes Land zunehmend wohlhabender wird: Es wird mehr Zucker gegessen und dafür weniger Brot, Reis, Mais, Kartoffeln oder andere stärkehaltige Lebensmittel.

Die Zahlen, die ich bisher genannt habe, sind Durchschnittswerte für die jeweilige Gesamtbevölkerung. Wenn ich einem Publikum in London vortrage, dass es pro Kopf 150 Gramm Zucker am Tag isst, bekundet es erstaunten Unglauben. Alle bestehen darauf, dass sie viel weniger als diese Menge essen, daher erkläre ich für gewöhnlich, dass diese 150 Gramm dem täglichen Durchschnittskonsum entsprechen, es also andere Menschen geben muss, die deutlich mehr essen.

Konsum von Softdrinks in Großbritannien (pro Kopf)

Liter/Jahr	
1939	12,3
1950	18,3
1960	35,9
1970	48,6
1980	82,7

Eine häufige Kritik an den in unserer Abteilung für Ernährung am Queen Elisabeth College durchgeführten Untersuchungen besteht in der Behauptung, wir setzten übermäßig hohe Zuckermengen ein, und die offensichtlich krank machenden Effekte würden durch die von normalen Menschen konsumierten Verzehrsmengen nicht hervorgerufen. Schließlich, so wird argumentiert, können übermäßige Mengen jeglichen Lebensmittels gefährlich sein. Als wir erstmals darüber berichteten, dass der Zucker in der Nahrung die Menge der fettigen Substanzen im Blut erhöht (insbesondere die Triglyzeride und das Cholesterin), antwortete ein US-amerikanischer Wissenschaftler, dass Zucker keine Erhöhung des Triglyzeridspiegels bewirke, wenn die eingenommenen Mengen »in derselben Größenordnung liegen wie der durchschnittliche Zuckerkonsum der amerikanischen Bevölkerung«.

Ein anderer Forscher behauptete, es gebe »unter gewöhnlichen Bedingungen kaum einen Zusammenhang zwischen dem Zucker in der Nahrung und dem Plasma-Cholesterinspiegel«. Diese Verweise auf »durchschnittliche« und »gewöhnliche Bedingungen« unterstellen, dass praktisch jeder eine Zuckermenge konsumiert, die kaum vom Durchschnitt abweicht – in den USA und in Großbritannien also etwa 125 Gramm am Tag. Dies ist in etwa so sinnvoll wie die Aussage, dass jeder eine durchschnittliche Menge an Alkohol trinkt und Alkohol daher keine Ursache der Leberzirrhose sein kann.

US-Konsum von Softdrinks (pro Kopf)

Flaschen/Jahr	
1950	40
1960	190
1980	300

Zwar existieren nur wenige veröffentlichte Daten zum individuellen Zuckerkonsum, doch sagt uns die allgemeine Erfahrung, dass dieser sehr stark variiert. Es gibt Menschen, die ihren Tee oder Kaffee ohne Zucker trinken, so gut wie nie andere gesüßte Getränke zu sich nehmen, wenig Süßwaren konsumieren und meist auf Nachtisch verzichten.

Andere wiederum starten den Tag mit gesüßten Frühstücksflocken und extra Zucker, nehmen Zucker in alle ihre Heißgetränke, essen zwischendurch beträchtliche Mengen an Süßigkeiten, Kuchen und Keksen und stets einen stark gesüßten Nachtisch nach den Hauptmahlzeiten. Die dürftigen veröffentlichten Zahlen zum individuellen Zuckerkonsum bestätigen, dass eine beträchtliche Bandbreite existiert. In unseren Studien am Queen Elizabeth College untersuchten wir den Zuckerverzehr verschiedener Gruppen älterer Kinder und von Männern und Frauen unterschiedlichen Alters. Die Ergebnisse sind nicht unbedingt repräsentativ, aber wir geben sie in der folgenden Tabelle an, da sie einige allgemeine Merkmale verdeutlichen.

Lassen Sie mich hinzufügen, dass wir den genauen Verzehr vermutlich unterschätzen, weil die Menschen dazu neigen, ein gelegentliches zuckerhaltiges Getränk oder ein Stückchen Schokolade zu vergessen. Dennoch erhält man einige interessante Informationen, auch wenn sie ein wenig überschlägig sind.

Tägliche Zuckeraufnahme (pro Kopf, in Gramm)

Alter	**Männer**	**Frauen**
15–19	156	96
20–29	112	101
30–39	126	100
40–49	96	83
50–59	90	83
60–69	92	63

Das auffälligste Merkmal ist der sehr hohe Konsum durch männliche Teenager; er liegt mehr als 50 Prozent über dem der Mädchen. Der geschlechtsabhängige Unterschied besteht im gesamten späteren Leben fort, obwohl nicht so deutlich. Ab dem 20. Lebensjahr nehmen Männer etwa 15 bis 20 Prozent mehr Zucker zu sich als Frauen. Möglicherweise sind Frauen gewichtsbewusster und schränken – klugerweise – deshalb ihren Zuckerverbrauch stärker ein. Mit zunehmendem Alter setzt ein Rückgang der Zuckeraufnahme ein, sodass Frauen im siebten Lebensjahrzehnt gut ein Drittel weniger Zucker essen als in ihren Zwanzigern.

Diese Zahlen stammen aus unseren eigenen Studien in London, aber ich habe auch versucht, fremde Statistiken zu finden. Diese decken jedoch meistens nur ein paar Zuckeraspekte ab.

Eine Untersuchung von mehr als 1.000 amerikanischen Jugendlichen im Alter zwischen 14 und 18 Jahren im US-Bundesstaat Iowa zeigte einen durchschnittlichen täglichen Zuckerverbrauch von 389 Gramm durch die Jungen und von 276 Gramm bei den Mädchen.

Das entspricht mehr als 40 Prozent ihrer täglichen Gesamtkalorien; der Durchschnitt in der Gesamtbevölkerung der USA lag bei rund 18 Prozent. In einer Studie mit 17-jährigen weißen Kindern in Südafrika lag der Zuckerverbrauch nicht so hoch, aber ein Drittel der Jungen aß 241 Gramm und ein Drittel der Mädchen 171 Gramm.

Schokoladenkonsum nach Ländern (pro Kopf, 1980)

kg/Jahr	
Schweiz	7,2
Westdeutschland	6,6
Niederlande	5,0
USA	3,9
Italien	1,0

Zahnärzte in Schottland untersuchten 13-jährige Kinder. Sie schätzten lediglich die Menge an Süßwaren, welche die Kinder aßen und fügten hinzu, dass sie sicher zu niedrig lagen. Der durchschnittliche wöchentliche Konsum lag demnach bei 500 Gramm, Jungen aßen etwas mehr als Mädchen. Acht Prozent der Kinder konsumierte jedoch mehr als 900 Gramm pro Woche.

Eiscremekonsum nach Ländern (pro Kopf, 1982)

Liter/Jahr	
USA	25
Schweden	12,5
Schweiz	7,9
Großbritannien	5,2
Italien	5,1

Diese Zahlen entsprechen einer täglichen Aufnahme von rund 55 Gramm Zucker aus Süßwaren durch alle Kinder und von mehr als 100 Gramm durch acht Prozent der Kinder. Die gesamte britische Bevölkerung nimmt im Durchschnitt etwa 225 Gramm Süßigkeiten pro Woche zu sich; dies wird ansonsten nur noch von den Schweizern erreicht. Nach Zahlen der britischen Süßwarenindustrie liegt der Verbrauch bei Kindern unter 16 Jahren bei etwa 480 Gramm pro Woche und ist damit mit den Schätzungen der schottischen Zahnärzte vergleichbar.

Ebenso wie Süßwaren essen Jugendliche zweifelsohne mehr Kuchen, Kekse, Eiscreme und Desserts als Erwachsene. Dadurch dürften sie selbst bei konservativer Schätzung 50 Prozent mehr Zucker zu sich nehmen als der US-amerikanische Durchschnitt. So würde ein 13-Jähriger rund 210 Gramm Zucker pro Tag essen, das entspricht 840 Kilokalorien bei einer Gesamtenergiezufuhr von 3.000 Kilokalorien. Nun denken

Sie an die Kinder, die mehr als 900 Gramm Zucker essen, und es ist ziemlich sicher, dass viele Kinder mindestens die Hälfte ihrer Kalorien in Form von Zucker zu sich nehmen.

Sie könnten vielleicht denken, dass diese Kinder wegen des vielen Zuckers zwischen den Mahlzeiten diesen bei Tisch dann in geringerem Umfang zu sich nehmen. Keineswegs! Einer unserer Kollegen fand heraus, dass die in vielen englischen Schulen ausgegebenen Mittagessen rund 25 Prozent der Kalorien als Zucker liefern, und dass die Schüler im Großen und Ganzen dort dasselbe Essen bekommen wie zu Hause. So erhalten die Kinder mehr – manchmal *erheblich* mehr – als durchschnittliche Mengen an Zucker nicht nur durch Snacks und Getränke, sondern auch über die Hauptmahlzeiten selbst. Dies geschieht teilweise, da bin ich mir sicher, weil die Eltern ihren Kindern Freude bereiten und deren Zuneigung gewinnen wollen und weil sie glauben, den Kindern die Energie zu geben, die sie fürs Wachstum, fürs Arbeiten und Spielen benötigen.

Die Londoner Times berichtete von dem Fall eines jungen Burschen, der mehr als 6,5 Pfund Zucker pro Woche aß, was einem Jahreskonsum von fast 350 Pfund entspricht. Dessen Zahnarzt beklagte, dass sechs Monate nachdem er den Mund des Jungen einigermaßen frei von Karies bekommen hatte, dieser nun wieder voller verrottender Zähne war. Unser eigener Rekord stammt von einem 15-Jährigen, der ebenfalls knapp ein Pfund Zucker pro Tag zu sich nahm, was rund 1.700 Kilokalorien allein durch Zucker entspricht.

So, wie es Menschen gibt, die sehr viel mehr Zucker essen als der Durchschnitt, muss es auch solche geben, die weniger zu sich nehmen. Unsere eigenen Zahlen deuten darauf hin, dass die Schwankungsbreite der Zuckeraufnahme weit größer ist als die der meisten anderen Lebensmittel. Wir haben Menschen gefunden, die weniger als 15 Gramm pro Tag essen, aber auch solche mit einem Konsum von 400 Gramm. Letztere essen an einem Tag fast so viel Zucker wie die Ersteren in einem Monat.

In der Gesamtbetrachtung ergibt sich die Schlussfolgerung, dass der landesweite durchschnittliche Zuckerkonsum in den USA und in Großbritannien, der 17 bis 18 Prozent der durchschnittlichen Kalorienzufuhr ausmacht, bei Kindern einen Wert von etwa 25 Prozent erreicht oder sogar etwas mehr. Und lassen Sie mich erneut festhalten, dass es einige geben muss, die 50 Prozent ihrer Kalorien aus Zucker beziehen. In absoluten Zahlen muss der Zuckerkonsum vieler Kinder näher an 300 Gramm pro Tag liegen als am nationalen Durchschnitt von 140 Gramm.

Falls Sie denken, dass ich die von Kindern konsumierte Zuckermenge übertreibe, zitiere ich aus einer Anzeige der »Sugar Information«, der PR-Organisation der amerikanischen Zuckerindustrie. Blenden wir im Moment den Bezug zur Adipositas aus – ich werde zu dieser Seite des Zuckers später noch mehr ausführen. Hier ein Ausschnitt aus dem Werbetext:

> »Es gibt wahrscheinlich Leute, die Ihnen erzählt haben, dass sie auf dieses oder jenes verzichten, weil es Zucker enthält. Wenn Sie sehen wollen, wie sinnvoll diese Einstellung ist, sehen Sie gut hin, wenn Sie das nächste Mal an einem Pulk von Kindern vorbeikommen. Kinder essen und trinken mehr Dinge, die mit Zucker gemacht sind, als jeder andere. Aber wie viele dicke Kinder sehen Sie?
>
> Gute Ernährung geht von einer ausgewogenen Kost aus. Von einer, die die richtigen Mengen und die richtigen Arten von Eiweißen, Vitaminen, Mineralien, Fetten und Kohlenhydraten liefert. Zucker ist ein wichtiges Kohlenhydrat. In Maßen hat Zucker einen Platz in einer ausgewogenen Ernährung.«

Der Begriff, der mir in dieser Anzeige am besten gefällt, ist »in Maßen«. Würden Sie den aktuellen durchschnittlichen Zuckerverbrauch von Kindern, der wahrscheinlich 25 oder mehr Prozent ihrer Kalorienaufnahme ausmacht und bis zu 200 Gramm am Tag erreicht, als »maßvoll« gelten lassen?

Lassen Sie mich dem Begriff der Mäßigung, von dem wir so oft hören, etwas weiter nachgehen. Nehmen wir an, wir hätten vor ein paar Hundert Jahren gelebt. Die Menschen in Amerika und Großbritannien aßen zu dieser Zeit im Durchschnitt vielleicht 50 bis 100 Gramm Zucker pro Woche. Wenn Ihnen damals jemand gesagt hätte, Sie sollten Zucker in Maßen essen, hätten Sie vermutlich an eine Menge von nicht mehr als 80 bis 90 Gramm in der Woche gedacht. Sie hätten mit Sicherheit reklamiert, dass 200 Gramm pro Woche – fast 30 Gramm am Tag – eine deutlich überhöhte Menge darstellen. Die Menschen heutzutage akzeptieren hingegen *140 Gramm pro Tag* als »gemäßigt«; nur wenn jemand deutlich mehr zu sich nimmt, wird es allgemein als unmäßig angesehen.

Betrachten Sie nun Säuglinge, die immer häufiger Flaschennahrung erhalten, auch wenn es in bürgerlichen Häusern eine gewisse Rückbesinnung auf das Stillen gibt. Eine gängige Flaschennahrung enthält Trockenmilch, möglicherweise in irgendeiner Weise modifiziert, mit zugesetztem Zucker. Außer in einigen vernünftigen Zubereitungen ist der zugesetzte Zucker Saccharose (»Haushaltszucker«), nicht Laktose (Milchzucker). Ich werde später belegen, dass dieser deutlich andere Auswirkungen auf den Säugling hat. An dieser Stelle verweise ich hingegen lediglich auf den Nachteil des erheblich süßeren Geschmacks der Saccharose gegenüber des Milchzuckers, sodass der Säugling in sein späteres zuckerreiches Leben eingeführt wird, indem man ihm eine Vorliebe für maximale Süße mitgibt.

Sobald ein Baby eine gemischte Kost bekommt, und das ist oft mit zwei oder drei Monaten oder sogar früher der Fall, wird Getreide zu der Nahrung hinzugefügt, danach Lebensmittel wie Eigelb und Hackfleisch, passiertes Gemüse und Obst. Viele Mütter geben Zucker zum Getreide und zu den Früchten, und es ist keineswegs ungewöhnlich, dass er auch Eiern, Fleisch und Fisch beigemengt wird. Und ich habe noch nicht die schädliche Gewohnheit erwähnt, den Säuglingen Schnuller zu geben, die ein Reservoir für Sirup besitzen oder die von Zeit zu Zeit in eine Zuckerdose getaucht werden.

Ich weiß von einer vierköpfigen Familie – Vater, Mutter, ein vierjähriges Mädchen und ein Baby von sechs Monaten. Sie verbrauchen elf Pfund Zucker pro Woche, und das hindert sie nicht am Kauf der noch üblichen Auswahl an Keksen und Eiscreme und anderen zuckerhaltigen Speisen und Getränken. Das Baby bekommt sicherlich weniger als ein Viertel davon, aber es wird ihm kaum etwas vorenthalten, da sein Schnuller in die Zuckerdose der Familie getaucht wird.

Industrielle Verwendung von Zucker in Großbritannien (überschlägig, 1980–81)

Tausend Tonnen	
Schokolade und Süßwaren	320
Kekse und Kuchen	250
Alkoholfreie Getränke	250
Eiscreme und Milchgetränke	85
Konservierte und tiefgefrorene Lebensmittel	65
Konfitüren und Eingemachtes	60
Brauereien	45
Medikamente	25
Verschiedenes	25

Manche Menschen können sich nur schwer vorstellen, dass Amerikaner und Briten im Durchschnitt etwa zwei Pfund Zucker in der Woche essen, weil sie nur an den Zucker denken, der direkt sichtbar ins Haus gebracht wird. Ein zunehmender Teil des heutzutage erworbenen Zuckers ist aber bereits in den Lebensmitteln verarbeitet. Wenn Sie Ihren eigenen Zuckerverbrauch betrachten, dann stehen die Chancen gut, dass im Laufe der Jahre ein immer kleinerer Teil davon Haushaltszucker und ein immer größerer Anteil Industriezucker sein wird. Haushaltszucker wird direkt im Laden gekauft oder in Cafés und Restaurants verwendet. Industriezucker hingegen geht in die Fabriken und kommt zu uns in Form von Süßwaren, Eiscreme, Softdrinks, Kuchen, Keksen und heutzutage auch in einem breiten Spektrum anderer Waren, vor allem in fantasievoll verpackten Fertiggerichten.

Die ärmeren Länder verbrauchen, wie vielleicht erwartet, weniger Zucker in industrieller Form – verarbeitete Lebensmittel sind ein Luxus, der zunehmend in den reicheren Ländern konsumiert wird. Dem bereits zitierten Bericht der Ernährungs- und Landwirtschaftsorganisation der Vereinten Nationen zufolge nahmen in den späten 1950er-Jahren die Südafrikaner lediglich 20 Prozent ihres Zuckers über verarbeitete Lebensmittel zu sich, während es in Frankreich 40 und in Australien 55 Prozent waren. In den USA stieg der Anteil des Industriezuckers von weniger als 30 Prozent im Jahre 1927 auf rund 50 Prozent im Jahre 1957 – heute liegt er bei mehr als 70 Prozent. Die Zunahme des Industriezuckeranteils in den USA ist besonders interessant, weil sich der Zuckerverbrauch im genannten Zeitraum dort insgesamt kaum verändert hat.

Anteil der häuslichen und industriellen Verwendung von Zucker

	Haushalt (%)	**Industrie (%)**
Westdeutschland		
1957–58	45	55
1981–82	30	70
USA		
1934	70	30
1944	57	43
1954	44	56
1964	38	62
1974	34	66
1983*	39	61

* Zwischen 1974 und 1983 stieg die Verwendung von Glukose-Fruktose-Sirup von 3 auf 43 Kilo pro Kopf; wobei fast die gesamte Menge von der Lebensmittelindustrie als Alternative zu Kristallzucker eingesetzt wurde. Berücksichtigt man dies, so lagen die industrielle Nutzung von Zucker im Jahr 1983 bei 74 und der häusliche Verbrauch bei 26 Prozent.

Der Anteil an Industriezucker beläuft sich in Großbritannien auf etwa 65 Prozent. Die Einsatzbereiche und die verwendeten Mengen sind in der Tabelle auf Seite 58 wiedergegeben. Ich möchte diese Zahlen aber weiter ausführen. Zunächst denke ich, dass es mehrere Gründe dafür gibt, weshalb die Menschen ihren Konsum zuckerhaltiger verarbeiteter Lebensmittel immer weiter erhöhen.

Einer liegt darin, dass geschäftstüchtige Hersteller fortwährend immer attraktivere Lebensmittel auf den Markt bringen. Aus Wettbewerbsgründen versuchen sie, ständig neue Produkte oder neue Varianten ihrer bestehenden Artikel herzustellen, die für die Käufer noch verführerischer sind. Immer weniger Menschen können diesen leckeren Speisen und Getränken dann widerstehen. Im Jahr 1981 wurden fast 100 Millionen britische Pfund für Werbung für zuckerreiche Lebensmittel ausgegeben; 53 Millionen Pfund davon für Schokoladen- und Süßwarenwerbung.

Zum Zweiten besitzt Zucker, wie wir gesehen haben, weit mehr Eigenschaften als lediglich Süße. Seine Verwendung in verschiedenen Arten von Süßwaren begründet sich auch durch seine Masse, durch seine Fähigkeit, sowohl in kristallisierter als auch in nichtkristallisierter Form vorzuliegen, durch seine Wasserlöslichkeit und die Änderung seiner Farbe und seines Geschmacks, wenn er erhitzt wird. Er wird bei der Konfitürenherstellung verwendet, weil er in Gegenwart von Pektin geliert und weil sein hoher osmotischer Druck das Wachstum von Schimmel und Bakterien hemmt. In niedrigen Dosierungen scheint Zucker den Geschmack anderer Lebensmittel aufzuwerten, ohne dabei notwendigerweise Süße hinzuzufügen. Diese und viele andere Eigenschaften des Zuckers verleihen ihm seine außergewöhnliche Vielseitigkeit und sind verantwortlich für seine Verwendung in einer so großen Vielzahl von Speisen und Getränken.

Die Folgen sind deutlich zu erkennen, wenn Sie durch einen Supermarkt gehen und eine Liste von Lebensmitteln anfertigen, denen Zucker zugesetzt ist. Von offensichtlichen Artikeln wie Kuchen, Keksen, Desserts und Softdrinks abgesehen, werden Sie Zucker auch in fast allen Dosensuppen, Baked Beans, Dosenpasta, vielen Arten von Fleischkonserven, in praktisch allen Frühstückscerealien, vielen Tiefkühlgemüsen und Fertiggerichten und in nahezu allen Dosengemüsen finden. In einigen dieser Zubereitungen, insbesondere in Fleischwaren oder vegetarischem Fleischersatz, sind die Zuckermengen ziemlich gering. Aber in vielen anderen Produkten sind sie wirklich überraschend hoch. Sie bekommen einen Eindruck hiervon, indem Sie nachschauen, an welcher Stelle der Zutatenliste der Zucker aufgeführt wird. Führt er die Liste an, so enthält das Lebensmittel mehr Zucker als jede weitere Zutat. Als ich diese Übung selbst durchführte, traf dies auf die eine oder andere Dosensuppe, manche Frühstücksflocken und auf zahlreiche Saucen und eingelegte Gemüse zu.

Ein dritter Grund für die Menschen, zunehmend auf industriell hergestellte zuckerhaltige Lebensmittel zurückzugreifen, ist die Bequemlichkeit, diese Produkte nicht mehr selbst zubereiten zu müssen. Und meiner Stichprobe zufolge enthalten diese Nahrungsmittel mehr Zucker als die selbst gemachten Varianten. Die Hersteller scheinen sich davon überzeugt zu haben, dass die Menschen Zucker in allem mögen, und auch immer mehr davon. Seit zwei oder drei Jahren habe ich Schwierigkeiten, in einer Bar Tomatensaft – meinen Lieblingsdrink – ohne Zuckerzusatz zu bekommen. Ich mag auch Erdnussbutter ziemlich gern, aber die Hersteller der beiden beliebtesten Marken in England haben nun beschlossen, dass ich sie mit Zucker zu essen habe. An dieser Stelle gebe ich den Reformkost-Anbietern eine gute Note: Zumindest einige von ihnen mischen keinen Zucker in die Erdnussbutter – jedenfalls noch nicht.

Wenn Sie meine Aussagen überprüfen wollen, dann versuchen Sie doch beim nächsten Mal, wenn Sie außer Haus sind, irgendetwas Nichtalkoholisches zu trinken, was keinen Zucker enthält und nicht speziell als »Diätgetränk« beworben wird.

Anscheinend verlangen die meisten Menschen bei fortgesetztem Konsum nach immer mehr Zucker, bis eine gewisse Grenze erreicht ist. Sicherlich trifft auch das Gegenteil zu. Viele Menschen haben ihren Zuckerkonsum eine Zeit lang eingeschränkt, sei es, weil sie über ihr Gewicht besorgt sind oder aus noch gravierenderen Gründen. Wenn sie dann aus gesellschaftlichen Gründen gezuckerte Speisen und Getränke zu sich nehmen müssen, empfinden sie sie oft als unerträglich süß. An seinem dritten Geburtstag nahm mein wohlerzogener Enkelsohn Benjamin einen Bissen von seinem glasierten Geburtstagskuchen und aß dann nicht weiter, mit der Begründung: »Er ist zu süß!«

Was mich überrascht, das ist der hohe Zuckergehalt vieler sogenannter »Reformkost«-Produkte, abgesehen von der Erdnussbutter, die ich erwähnte. Zucker scheint einen bedeutende Rolle in Produkten zu spielen, die angeblich »gesund« sein sollen. Eier und Speck oder der Räucherfisch als alte englische Spezialität dürften besser für Sie sein als viele der speziellen »Gesundheits-Frühstücks-Produkte« wie etwa zahlreiche Müslisorten.

Ein weiterer Grund, weshalb Westler so viel Zucker essen, liegt in der mit zunehmendem Wohlstand verbundenen vermehrten Freizeit, die jene Situationen – das Sitzen vor dem Fernseher oder das Unternehmen von Ausflügen im Auto – fördern, in denen gerne Snacks und Softdrinks konsumiert werden, zumal diese leicht verfügbar sind und als preiswert angesehen werden. Und Snacks sind meistens, und Softdrinks praktisch immer, ergiebige Zuckerquellen.

Ein weiterer Aspekt in Sachen Softdrinks: Als ich jung war, trank ich ein Glas Wasser, wenn ich Durst verspürte. Wenn Kinder heutzutage Durst haben, scheint es fast obligatorisch, dass sie ihn mit einer zuckerbeladenen Cola oder einem ähnlichen Getränk löschen.

Und das trifft oft auch auf Erwachsene zu, obwohl es bei ihnen genauso gut ein alkoholisches Getränk wie Bier sein kann. Auf diese Weise wird der Zucker beinahe unbeabsichtigt konsumiert. Der moderne Trend, Tonic Water oder Bitter Lemon als Basis für alkoholische Mixgetränke zu nehmen, ist für viele Menschen eine weitere Zuckerquelle, derer sie sich kaum bewusst sind. Zwei kleine Flaschen davon mit Ihrem Gin oder Wodka und Sie haben 30 Gramm Zucker oder mehr geschluckt.

Das Leben ist beschwerlich für die Menschen, die – wie ich selbst – Zucker vermeiden wollen, und vor allem für diejenigen, die durch Zuckerkonsum krank werden, etwa Personen mit erblicher Fruktoseintoleranz. Aber ich bin auch froh, zu sehen, dass eine zunehmende Zahl von Herstellern einige ihrer Produkte ohne Zuckerzusatz herstellt und dass man immer mehr Marken mit dem Hinweis »zuckerfrei« oder »ohne Zuckerzusatz« findet. Es ist insbesondere auch ermutigend, immer mehr Säuglingsnahrung in dieser Weise gekennzeichnet zu sehen.

9
Worte bedeuten, was sie bedeuten sollen

Es ist sehr verwirrend, wenn Menschen verschiedene Begriffe für dieselbe Sache verwenden. In England heißt der Aufzug »Lift« und bei den Amerikanern »Elevator«, Immobilien werden »Property« bzw. »Real Estate« genannt, und für Benzin verwenden sie »Petrol« respektive »Gas«. Noch größere Missverständnisse entstehen jedoch, wenn Menschen denselben Begriff für unterschiedliche Dinge benutzen. Die Amerikanerin trägt eine Handtasche, »Handbag«, welche sie manchmal »Purse« nennt, während eine Engländerin ein »Handbag« trägt, in dem sie ihre viel kleinere »Purse«, ihre Geldbörse, mitführt.

Wie wir in Kapitel 3 gesehen haben, beschreibt »Zucker« manchmal das schöne weiße Pulver oder die Klumpen, um die es in diesem Buch geht – Saccharose –, aber manchmal ist auch eine andere Substanz gemeint, die im Blut zirkuliert – die Glukose. Ein anderes Beispiel ist das Wort »Energie«, welches – wie wir sehen werden – für einen Laien eine ganz andere Bedeutung hat als für einen Ernährungswissenschaftler.

Glukose (Traubenzucker) ist ein Zucker, der zumeist gemeinsam mit anderen Zuckern in Früchten und Gemüse gefunden wird. Sie ist sehr wichtig für Physiologen, Biochemiker und Ernährungswissenschaftler, da sie ein Schlüsselelement im Stoffwechsel aller Pflanzen und Tiere darstellt. Viele unserer wichtigsten Lebensmittel werden früher oder später in Glukose umgewandelt, und Glukose ist einer der wichtigsten Stoffe, der in den Geweben metabolisiert (oder oxidiert oder verbrannt) wird, um Energie für unsere Alltagsaktivitäten bereitzustellen.

Wo die Energie herkommt

Fast jedes Buch, das von Vertretern der Zuckerindustrie geschrieben wurde, enthält einen Abschnitt, der uns sagt, wie wichtig Zucker sei, da er einen essenziellen Bestandteil des menschlichen Körpers darstellt. Sie sagen, dass er oxidiert wird, um Energie zu liefern, dass er ein Schlüsselmaterial in allen möglichen Stoffwechselprozessen ist und so weiter. Und sie deuten an oder sagen sogar explizit, dass all dies mit »Zucker« (Saccharose, Kristallzucker) geschieht, während sie in Wirklichkeit vom »Blutzucker« (Glukose, Traubenzucker) sprechen. Tatsächlich besitzen Saccharose und Glukose eine unterschiedliche chemische Struktur, und ihre Wirkungen im menschlichen Körper unterscheiden sich in wichtigen Punkten. Wenn der Begriff »Zucker« in einem Moment benutzt wird, um die Saccharose in unserer Nahrung zu beschreiben, und danach die Glukose in unserem Blut, werden diese Unterschiede verschleiert. Wenn wir uns an diese unscharfe Trennung der Definitionen gewöhnen, fällt es uns schließlich schwer, die wichtigen Unterschiede zwischen der Saccharose die wir essen und der Glukose in unserem Blut zu erkennen.

Es gibt noch eine Möglichkeit, Sie glauben zu machen, dass Zucker ein wichtiger, wenn nicht essenzieller Bestandteil Ihrer Ernährung sei. Hier ein Zitat aus einer Broschüre der Zuckerindustrie: »Zucker arbeitet für Sie mit jedem Bissen, den Sie essen – denn Ihr Körper ist eine Energiefabrik mit Zucker als Treibstoff.« Erstens ist nicht »Zucker« (Saccharose), sondern »Traubenzucker« (Glukose) der Treibstoff des Körpers und zweitens – was bedeutet »Energie« eigentlich? Wenn Sie sagen »Ich habe keine Energie!« oder »Der kleine Johnny ist voller Energie.«, dann benutzen Sie das Wort entweder um körperliche Aktivität oder die Neigung dazu zu beschreiben. Wenn Sie sagen, dass der kleine Johnny voller Energie ist, dann stellen Sie ihn sich vor, wie er herumtobt, Treppen hinauf und herunter springt, auf Bäume klettert oder mit seinem Fahrrad an Ihnen vorbeiprescht. Wenn Sie auf der anderen Seite sagen, Sie haben keine Energie, dann drücken Sie damit aus, dass Sie nicht viel mehr tun möchten, als herumzusitzen oder sich besser noch hinzulegen.

Wenn Ihnen also jemand sagt »Zucker gibt Ihnen Energie«, dann stellen Sie sich vor, dass dies genau das ist, was Sie brauchen, um aus ihrem Sessel aufzuspringen und herumzuflitzen wie der kleine Johnny. Physiologen und Ernährungswissenschaftler meinen jedoch etwas anderes, wenn sie von Zucker und Energie sprechen. Sie meinen, dass Zucker (wie jede andere Nahrung, die verdaut und aufgenommen wurde) vom Körper zur Freisetzung von Energie genutzt werden kann, die für alle seine Funktionen benötigt wird. Das umfasst solche unwillkürlichen Funktionen wie die Atmung, den Herzschlag oder die Verdauung und all die chemischen Reaktionen des Körpers, die in ihrer Gesamtheit das ausmachen, was wir »Stoffwechsel« nennen. Es umfasst aber auch so beabsichtigte Aktivitäten wie das Ankleiden, das Gehen oder Laufen.

Was die Leute wirklich meinen, wenn sie sagen, Zucker liefere ihnen Energie, dann ist es der Zucker als Energiequelle für die Lebensprozesse. Sie ist da, wenn man sie braucht; in der gleichen Art und Weise wie Benzin (»Petrol« oder »Gas«!), das Sie in den Tank des Autos füllen, zur Verbrennung bereitsteht, wenn Sie den Motor anwerfen. Ein paar weitere Liter in den Tank zu kippen macht das Fahrzeug an sich weder schneller noch irgendwie energiegeladener. Und einen zusätzlichen Löffel Zucker zu essen, lässt Sie nicht aus Ihrem Sessel aufspringen und nach draußen eilen, um den Rasen zu mähen.

Alle Lebensmittel enthalten »Energie«, indem einige ihrer Bestandteile den Treibstoff für die Abläufe im Körper liefern können. Normalerweise besitzen Sie einen durchaus beträchtlichen Vorrat dieses Treibstoffes in Ihren Geweben; gespeichert aus der Nahrung, die Sie bei früheren Gelegenheiten gegessen haben. Würden Sie hungern und hätten deshalb geringe oder gar keine Reserven, und wäre es zugleich zwingend, dass Sie zusätzlich zum Blutzucker innerhalb weniger Minuten einigen Treibstoff in Ihren Geweben zur Verfügung hätten, dann könnte es tatsächlich eine gute Idee sein, vor allen anderen Nahrungsmitteln lieber Zucker zu essen, weil er sehr schnell verdaut und aufgenommen und zu den Geweben transportiert wird. Eine Scheibe Brot mit Butter würde dazu einige Minuten mehr benötigen. Diesen unbedeutenden Zeitunterschied meinen die Zucker-Propagandisten, wenn sie von der »schnellen Energie« des Zuckers sprechen. Aber ist es nicht äußerst selten, dass Sie wirklich darauf angewiesen sind, aus dieser schnelleren Verfügbarkeit von »Energie« aus Zucker einen Vorteil zu ziehen? Zumal, wie wir später sehen werden, es sehr gut sein kann, dass die Schnelligkeit, mit der der Zucker ins Blut fließt, eher schädlich als nützlich ist.

Ich frage mich manchmal, ob der Nachdruck, mit dem der Energiegehalt des Zuckers betont wird, aus dem Umstand herrührt, dass der Zucker auch nichts anderes enthält. Alle anderen Lebensmittel enthalten neben der Energie zumindest *einige* Nährstoffe wie Eiweiß, Mineralien oder Vitamine oder eine Mischung davon. Zucker enthält Energie, und das ist alles.

Rein ist gut

Wie ich gezeigt habe, enthält die Kombination aller Lebensmittel die ganze Bandbreite an essenziellen Stoffen, die der Körper für sein Überleben und Wohlbefinden benötigt. Jeder davon leitet sich von lebenden Pflanzen oder Tieren ab.

Wenn sie nicht in irgendeiner Weise verarbeitet werden, enthalten sie eine Mischung aus etwa 50 lebenswichtigen Substanzen. Ein Kohlkopf bringt Ihnen neben anderen relevanten Stoffen etwas Vitamin A, Vitamin C und Kalzium. Ein Stück Fleisch liefert Eiweiß, Fett, verschiedene Vitamine der B-Gruppe, Eisen und viele andere Nährstoffe. Stellen Sie sich nun vor, Sie müssten Kiefernbäume anstelle des Kohls anpflanzen, daraus das Vitamin C extrahieren und dieses anstelle des Kohls konsumieren. Es wäre dann möglich, zu behaupten, man hätte absolut reines Vitamin C gegessen, aber es hätte keinerlei Vorteile. Tatsächlich hätten Sie bei dieser Vorgehensweise Einbußen, weil Ihnen der Kohl neben dem Vitamin C noch andere Nährstoffe geliefert hätte.

Doch ist dies tatsächlich das, was die Menschen tun, wenn sie Zucker herstellen. Sie bepflanzen riesige Ackerflächen mit Zuckerrohr oder Zuckerrüben anstatt mit Kulturpflanzen, die sie mehr oder weniger komplett verzehren könnten.

Dann nehmen sie das Zuckerrohr oder die Rübe, extrahieren, reinigen, filtern, raffinieren und verfeinern sie, bis sie etwas haben, was praktisch zu 100 Prozent Zucker ist. An diesem Punkt sagen die Produzenten völlig zurecht, dass dieser Zucker eines der reinsten bekannten Lebensmittel überhaupt ist.

Einmal mehr wird hier ein Wort in zwei verschiedenen Bedeutungen verwendet. Wenn Sie sagen, Wasser ist rein, oder Brot oder Butter, dann meinen Sie, dass es nicht mit etwas Minderwertigem verunreinigt ist, und vor allem nicht mit etwas Schädlichem. Dann aber bringt man Sie dazu, diesen Ausdruck von Natürlichkeit in die Begriffswelt der Chemiker zu übertragen: ein Material, dem nichts beigemischt ist, unabhängig davon, ob dieses Etwas schädlich, unschädlich oder sogar förderlich gewesen wäre.

Es gibt keinen besonderen Grund, den Zucker dafür zu rühmen, dass er im Zuge seiner aufwendigen Gewinnung von allen anderen Stoffen befreit wird und chemisch schließlich so »rein« ist, wie die meisten anderen Reagenzien, die ein Chemiker in seinen Laborregalen verwahrt. Ebenso würde ich keinen Grund dafür erkennen, weshalb ich erfreut sein sollte, reines Eiweiß für meinen Verbrauch präsentiert zu bekommen oder reines Vitamin B_{12} oder jeden anderen diätetischen Bestandteil in seinem isolierten Zustand. Welchen Vorteil sollte das haben?

10

Kalorien aus Zucker machen dich schlank – sagen sie

Das Einbeziehen großer Mengen von Zucker kann unsere Ernährung auf zwei Arten beeinflussen. Sie können *zusätzlich* zu der normalen Ernährung oder *anstelle* einer vergleichbaren Energiemenge aus einer anderen Speise eingenommen werden. Wahrscheinlich wird beides gleichzeitig der Fall sein, also das Hinzufügen von Zuckerkalorien und der Austausch von Nahrungsmitteln. Da der Zucker, wie ich gezeigt habe, beinahe ein Fünftel der durchschnittlich zugeführten Energiemenge liefert, darf man keinen Aspekt des Zuckerverbrauchs außer Acht lassen. Seine Auswirkungen werden besonders bei denjenigen deutlich, deren Zuckeraufnahme deutlich höher ist als beim Durchschnitt.

Der Konsum von Zucker *zusätzlich* zu einer normalen Ernährung erhöht das Risiko von Fettleibigkeit, während der Zuckerkonsum *anstelle* einer angemessenen Ernährung das Risiko eines Nährstoffmangels verstärkt. In diesem Kapitel möchte ich mich mit dem Zuckerkonsum als Mittel zur Erhöhung der Kalorienzufuhr beschäftigen.

Ich habe bereits darauf hingewiesen, dass die durchschnittliche tägliche Zuckeraufnahme in den USA oder in Großbritannien etwa 500 bis 550 Kilokalorien liefert. Aber das ist nur die halbe Wahrheit. Viele Menschen nehmen mindestens doppelt so viel wie den Durchschnitt von 125 bis 140 Gramm Zucker pro Tag zu sich; sie werden also mindestens 1.000 Zuckerkalorien pro Tag aufnehmen, und 1.500 oder noch mehr sind ebenfalls beschrieben. Das klingt nach einer enormen Menge, aber ich berücksichtige nicht nur den sichtbaren Zucker. Diese Menschen verbrauchen nur einen Teil in Form von Haushaltszucker.

Darüber hinaus wird eine große Menge in Kombination mit anderen Lebensmitteln aufgenommen, die ihrerseits viele Kalorien liefern: der Kakao in der Schokolade, Fett in der Eiscreme oder Fett und Mehl in Keksen und Kuchen. Daraus ergeben sich noch viel höhere Kalorienwerte als die Zahlen, die ich gerade genannt habe.

Dieses Buch handelt nicht von der Adipositas und deren Ursachen und Behandlungsmöglichkeiten, sodass ich lediglich zwei Aspekte nennen will, die für die Zuckerfrage besonders relevant sind – einer davon offensichtlich, der andere aber weniger und auch erst kürzlich erforscht. Offensichtlich ist, dass die Leute süße Speisen und Getränke zu sich nehmen, weil sie sie mögen. Und so, wie man weniger isst, als man benötigt, wenn die Nahrung nicht schmeckt oder unappetitlich ist, so isst man mehr als nötig, wenn sie besonders appetitanregend daherkommt.

Ich erinnere Sie an einige Aussagen, die ich in Kapitel 2 gemacht habe. Meistens essen die Menschen Schokolade oder Kuchen, weil sie durch deren Aussehen und Geschmack in Versuchung geführt werden, und nicht, weil sie die zusätzlichen Kalorien wirklich benötigen.

Und Menschen nehmen in der Regel zuckerhaltige Erfrischungsgetränke zu sich, weil sie durstig und nicht, weil sie hungrig sind – obwohl die Getränke eine Menge (wahrscheinlich nicht benötigter) Kalorien liefern, zusammen mit dem Wasser, welches benötigt wird. Damit essen und trinken die Leute häufig, um ihren Appetit zu befriedigen – zum Vergnügen, nicht um Hunger zu stillen. Es lohnt sich, einen Moment auf die Unterscheidung zwischen Appetit und Hunger zu verwenden. Welches sind die Lebensmittel, die Übergewichtige zum Überessen verleiten? Die meisten Menschen werden nicht übergewichtig, weil sie zu viel Fleisch oder Fisch essen oder zu viele Eier oder zu viele Früchte oder Gemüse. Sie essen fast immer zu viel Brot oder Süßigkeiten und Schokolade oder Kekse und Kuchen, oder sie trinken zu viele Tassen gesüßten Tee oder Softdrinks. Oder es kann natürlich sein, dass sie zu viel Bier oder andere alkoholische Getränke zu sich nehmen.

Nun überlegen Sie einmal: Wenn Menschen Zucker in ihren Tee oder Kaffee geben, tun sie dies dann, weil sie hungrig sind und die zusätzlichen Kalorien benötigen? Oder weil sie das Getränk lieber süß mögen? Wenn es wirklich eine Frage des Energiebedarfs wäre, dann würden sie den Zucker nur dann hinzufügen, wenn sie hungrig sind.

Oder nehmen Sie jemanden, der nach dem Abendessen in die Kneipe geht und mit seinen Freunden drei oder vier Bier trinkt. Tut er das, weil er einen Kalorienmangel hat? Geht er nur dann in die Kneipe, wenn er hungrig ist? Oder trinkt er nur ein halbes Glas Bier am Abend, wenn er zu Hause vorher eine besonders üppige Mahlzeit hatte?

Und was ist mit der Frau, die nach dem Essen mit einer Schachtel Pralinen auf ihrem Schoß vor dem Fernseher sitzt: Isst sie nur eine Praline, weil sie an diesem Tag ein großes Abendessen hatte, im Vergleich zu einer halben Schachtel Pralinen, wenn sie wirklich hungrig ist? In Wahrheit nascht sie von ihren Pralinen, weil sie sie mag; und das hat absolut nichts mit ihrem Hunger zu tun.

Im Allgemeinen nehmen Menschen Zucker, zuckerhaltige Lebensmittel oder Getränke sowie Alkohol zum Vergnügen zu sich. Die Kalorien, die sie dabei unweigerlich und ganz beiläufig mit aufnehmen, haben hingegen nichts mit der Befriedigung zu tun, die sie aus dem Konsum dieser Dinge ziehen.

Wenn Sie darüber nachdenken, werden Sie feststellen, dass nahezu alle verlockenden Lebensmittel, die wir mehr zur Befriedigung unseres Appetits als zum Stillen von Hunger essen, Kohlenhydrate in Form von Zucker oder Stärke enthalten. Oder sie enthalten Alkohol. Dies bestätigte sich auch in einer Umfrage, die meine Kollegin Diane Adie und ich bei 1.400 Frauen durchführten, die Mitglieder des »Abspeck-Clubs« der Zeitschrift »Slimming Magazine« waren. Wir fragten sie, welchen Lebensmitteln aus einer langen Liste sie während ihrer Zeit als Übergewichtige nur schwer widerstehen konnten. 25 Prozent der Frauen setzten Kuchen und Kekse auf den ersten Listenplatz und insgesamt 72 Prozent nannten kohlenhydratreiche Nahrungsmittel als ihre größte Versuchung. 64 Prozent der aufgeführten Nahrungsmittel enthielten beigemengten raffinierten Zucker, während von den übrigen 16 Nahrungsmitteln keines mehr als 4 Prozent der Nennungen erreichte.

Die gelisteten kohlenhydratreichen Nahrungsmittel haben übrigens eine weitere Eigenart; sie sind alle »künstlich«, kommen also in der Natur nicht in der Form vor, wie wir sie essen. Wie ich bereits an anderer Stelle sagte, ist es unwahrscheinlich, dass Menschen dick werden, wenn sie ihre Ernährung überwiegend mit solchen Lebensmitteln bestreiten, die unseren prähistorischen Vorfahren zur Verfügung standen, wie Fleisch, Fisch, Eier, Früchte und Gemüse, und wenn sie dabei so weit wie möglich auf hergestellte Lebensmittel verzichten, von denen die meisten kohlenhydratreich sind.

Wenn die Menschen die freie Wahl haben, essen sie die Lebensmittel, die sie mögen, und je mehr sie sie mögen, desto mehr essen sie davon. Sie denken nun vielleicht, dies sei so offensichtlich, dass man es nicht extra erwähnen muss, aber diese simple Tatsache ist für einen großen Teil der Fettleibigkeit verantwortlich. Wenn Sie dies wiederum nicht annehmen können, weil dafür die Beweise fehlen, dann lassen Sie mich aus einer Geschichte von George Bernard Shaw zitieren, den »Abenteuer[n] des schwarzen Mädchens auf der Suche nach Gott«: Auf ihrer Wanderung stößt das Mädchen auf einen Wissenschaftler – offensichtlich ist Pawlow gemeint –, der mit einem Hund experimentiert. Als sie ihn fragt, was er da mache, antwortet er ihr, er habe entdeckt, dass der Hund zu geifern beginne, wenn er ihm ein Stück Fleisch zeige. »Aber das weiß doch jeder?!«, sagt das schwarze Mädchen. »Das mag sein«, antwortet der Wissenschaftler, »aber bevor ich das Experiment durchgeführt habe, war es nicht wissenschaftlich nachgewiesen.«

Wie steht es also um die wissenschaftliche Bestätigung, dass die Verfügbarkeit sehr attraktiver Nahrungsmittel zu Fettleibigkeit führt? In den letzten Jahren haben Forscher entdeckt, dass man Ratten am einfachsten mästen kann, indem man ihnen neben ihren üblichen, sehr nahrhaften Futterpellets auch Kuchen, Kekse und Schokolade usw.

anbietet. Ratten fressen diese Nahrungsmittel mit Leidenschaft, und diese Kost erweist sich als sehr effektive Diät zum Verfetten von Ratten. Damit ist nun wissenschaftlich untermauert, dass solch hoch attraktive Lebensmittel das Überessen und die Fettleibigkeit fördern.

Die Tatsache, dass eine kohlenhydratarme Diät einen effektiven Weg zum Abbau von Übergewicht darstellt, legt ebenfalls nahe, dass die Fettleibigkeit durch den Konsum der unwiderstehlichen kohlenhydratreichen Nahrungsmittel verursacht wird. Die kohlenhydratarme Diät beschränkt massiv genau diejenigen Lebensmittel, die – wie wir gesehen haben – für die Menschen am verlockendsten sind, während sie den unbeschränkten Verzehr von Lebensmitteln wie Fleisch, Fisch oder Gemüse gestattet. Sie verlieren an Gewicht, weil die letztgenannten Nahrungsmittel diejenigen sind, die der Körper benötigt, um seinen Hunger zu stillen und nicht lediglich den Appetit, sodass man das Essen einstellt, wenn man genug hat. Das soll nicht bedeuten, dass diese Nahrungsmittel auch nur im Geringsten unappetitlich wären – sie sind es nicht –, aber sie verleiten nicht zum Überessen. Man sollte außerdem daran denken, dass kohlenhydratarme Lebensmittel zufällig auch diejenigen mit einer hohen Dichte an Nährstoffen sind, die der Körper braucht.

Lassen Sie mich nun zu erklären versuchen, warum es einige Menschen gibt, die ziemlich viel Zucker essen, aber nicht übergewichtig sind. Dafür gibt es drei Gründe. Der erste trifft auf Menschen zu, deren Zuckerkonsum durch eine verminderte Aufnahme anderer Nahrungsmittel ausgeglichen wird, sodass per Saldo kein Kalorienüberschuss entsteht. Allerdings laufen diese Gefahr, Nährstoffmängel zu entwickeln, wie ich noch zeigen werde. Der zweite Grund besteht darin, dass es sich um besonders aktive Menschen handelt, die mehr Kalorien zu sich nehmen, diese aber auch verbrauchen. Der dritte mögliche Grund ist umstritten. Es gibt mittlerweile Hinweise darauf, dass die Körper einiger Glücklicher in der Lage sind, ein Zuviel an Kalorien einfach zu verbrennen; dann entspricht die Anhebung der Stoffwechselaktivität genau der überschüssig zugeführten Energie, und die Betroffenen nehmen nicht zu. Diese Sichtweise wird in den Lehrbüchern der Physiologie und der Ernährungslehre nicht allgemein angenommen, aber auf mich wirken die hierfür vorliegenden Belege ziemlich überzeugend. Aber selbst für diese Menschen gibt es natürlich eine Grenze des Kalorienüberschusses, den sie auf diese Weise beseitigen können; auch sie werden an Gewicht zulegen, wenn die Kalorienzufuhr ihre Entsorgungskapazität übersteigt.

Wenn Sie zu den Glücklichen gehören, die sich überzähliger Zuckerkalorien entledigen können, dann werden Sie vielleicht nicht dick, aber Sie werden keineswegs den sonstigen Schadwirkungen des Zuckers entkommen. Zahnfäule, Verdauungsstörungen, Diabetes, Koronarthrombosen und all die anderen Zustände, die ich noch beschreiben werde, werden nicht zwangsläufig von den Menschen umgangen, die viel Zucker essen können, ohne dick zu werden.

Daher ist es nicht sinnvoll, sich den Kopf darüber zu zerbrechen, ob über das Konzept der Stoffwechselanhebung als Antwort auf eine erhöhte Nahrungsaufnahme Einigkeit besteht oder nicht. Lassen Sie uns lediglich sagen, dass man das Dickwerden nicht verhindern kann, wenn man mehr Kalorien aufnimmt als man verbraucht. Und eine sehr naheliegende und mächtige Quelle für überzählige Kalorien ist der Konsum von Speisen und Getränken, die Zucker enthalten, vor allem, weil die Menschen sie so lecker finden.

Vielleicht gehören Sie zu denen, die nur schwer einsehen wollen, dass Zucker ein wichtiger Faktor für die Entstehung von Fettleibigkeit sein kann. Insbesondere in den USA wurde über viele Jahre eine intensive Werbe- und PR-Kampagne gefahren, um die Öffentlichkeit davon zu überzeugen, dass Zucker nichts mit dem Dickwerden zu tun hat. Zunächst wurde Ihnen mitgeteilt, dass ein Löffel Zucker nur 18 Kilokalorien enthält. Die Werbung sagte: »Zucker hat das, was man braucht. Nur 18 Kalorien pro Teelöffel. Und es ist alles ENERGIE.« Das ist durchaus richtig, vorausgesetzt, man nimmt einen eher kleinen Löffel und stellt sicher, dass es sich um ein gestrichenes Maß handelt und nicht um den üblichen gehäuften Teelöffel. Unsere Forschungsergebnisse zeigen, dass die meisten Menschen jene Art von Teelöffelmenge nehmen, die ihnen eher 30 statt 18 Kilokalorien liefert.

Vielleicht sollten wir einmal ausrechnen, wie viel Zucker Sie allein mit Ihrem Kaffee und Ihrem Tee zu sich nehmen. Angenommen, Sie trinken eine durchschnittliche Menge an Tassen, etwa sechs am Tag. Und nehmen wir an, dass Sie die keineswegs irrwitzige Menge von zwei Teelöffeln Zucker pro Tasse verwenden, von dem jeder »nur« 25 Kilokalorien liefert. Das sind 50 Kilokalorien pro Tasse und 300 Kilokalorien am Ende des Tages. So sieht die Wirklichkeit aus, anstelle der unvollständigen und irreführenden »Wahrheit« über die 18 Kalorien pro Löffel.

Da ist noch ein weiterer Punkt. Die Zuckerleute sagen Ihnen nicht nur, dass Zucker Sie nicht dick macht; sie sagen sogar, er helfe Ihnen beim Abnehmen! Die Argumentation geht so: Menschen bekommen Hunger, weil sie einen niedrigen Blutzuckerspiegel haben. Wenn Sie Zucker essen, werden Sie nicht mehr hungrig sein, weil der Zucker sehr schnell verdaut und aufgenommen wird und der Blutzuckerspiegel wieder ansteigt. Von Zeit zu Zeit ein wenig Zucker und am Ende essen Sie weniger und reduzieren auf diese Weise Ihr Gewicht.

Hier kommt ein Zitat aus einer Anzeige der Zuckerindustrie:

Freunde der Willenskraft, die Suche ist vorüber!

Und ratet, wo sie drin steckt? Im Zucker!

Zucker fährt Euren Appetit schneller runter und dreht die Energie schneller auf als jedes andere Lebensmittel.

Bekämpft Euren Appetit mit Zucker, dann könnt Ihr Willensstärke aufbauen.

Zucker – nur 18 Kalorien pro Teelöffel, und es ist alles Energie.

Bedauerlicherweise finden sich drei Schwachstellen in diesen Behauptungen. Die erste ist die Vorstellung, unser Essverhalten werde vom Blutzuckerspiegel kontrolliert. Diese Theorie wurde mittlerweile weitgehend verworfen. Es gibt zahlreiche Belege dafür, dass sie falsch ist und sie natürlich auch keine vollständige Erklärung der Hungerregulation liefert. Zweitens gibt es keinen Grund zu der Annahme, dass der Zucker nur aufgrund seiner schnellen Absorption den Appetit stärker beeinflusst als jede andere Nahrung. Und drittens gibt es absolut keinen Nachweis dafür, dass Zucker den Hunger stärker reduziert als es seinem Kaloriengehalt entspricht.

Angenommen, Sie haben gerade je zwei Teelöffel Zucker in zwei Tassen Kaffee getrunken und damit 100 Kilokalorien aufgenommen. Dadurch haben Sie jetzt weniger Hunger und essen weniger. Aber wie viel weniger? Den Gegenwert von 100 Kilokalorien? 50 Kilokalorien? 300 Kilokalorien? Der einzige mir bekannte diesbezügliche wissenschaftliche Beleg legt nahe, dass Ihr Appetit weniger reduziert wird, als es den zugeführten Zuckerkalorien entspricht. Das habe ich in einer Untersuchung herausgefunden, zu einem Zeitpunkt, als dieselbe »Iss mehr und nimm dadurch ab«-Geschichte verbreitet wurde, obschon nicht im Hinblick auf normalen Zucker (Saccharose), sondern auf Traubenzucker (Glukose). Die Vorstellung bestand darin, durch die Einnahme von zehn Gramm Traubenzucker dreimal täglich kurz vor den Mahlzeiten eine kalorienreduzierte Diät besser durchhalten zu können, weil der Traubenzucker den Hunger reduziere.

Ich bildete zwei Gruppen aus übergewichtigen Menschen und setzte sie auf dieselbe kalorienreduzierte Diät – welche übrigens von den Herstellern der Traubenzuckertäfelchen selbst entwickelt worden war –, entweder mit oder ohne die zusätzliche Gabe von Traubenzucker. Nach sechs Wochen hatten die Teilnehmer der Traubenzuckergruppe tatsächlich an Gewicht verloren, im Durchschnitt 6 3/4 Pfund. Die Gruppe mit derselben Diät, aber ohne Glukosezugabe, hatte hingegen durchschnittlich 11 1/2 Pfund abgenommen – fast fünf Pfund mehr, beziehungsweise fast das Doppelte. Nun mögen Sie denken, die Glukose habe also gar nichts bewirkt; dass also die Teilnehmer der Traubenzuckergruppe dieselbe Menge an Nahrung zu sich genommen und aufgrund der zusätzlichen Kalorien des Traubenzuckers weniger abgenommen hätten. Dies wäre jedoch nur für etwa ein Pfund Gewichtsdifferenz verantwortlich gewesen, nicht für die rund fünf Pfund, die wir ermittelt hatten. Die einzige Erklärung scheint zu sein, dass die Traubenzuckertäfelchen die Essmenge der Teilnehmer sogar *erhöht* hatten – genau das Gegenteil von dem, was erreicht werden sollte.

Ich nehme an, dass die großen und mächtigen Interessensverbände der Zuckerproduzenten sich zu schützen versuchen, da der Zucker in den wohlhabenderen Ländern einen – in Kalorien gemessen – größeren Beitrag zu unserer Ernährung leistet als Fleisch oder Brot oder jedes andere Erzeugnis. Aber es ist immer traurig, zu sehen, wenn sich Wissenschaftler überreden lassen, die von mir gerade beschriebenen Behauptungen zu unterstützen. Liegt es daran, dass sie den Zucker selbst so gerne mögen wie andere Menschen? Oder haben zumindest einige von ihnen noch nicht die Vorstellung akzeptiert, dass sich nicht alle Kohlenhydrate im menschlichen Körper gleich verhalten? Oder sind sie davon überzeugt, dass die moderne Geißel das Zuviel an Fett in der Ernährung ist und es ihnen daher schwerfällt einzuräumen, dass sie falsch liegen könnten?

Es ist ebenso schwer nachzuvollziehen, weshalb irgendein Ernährungswissenschaftler den Zuckerkonsum auf dem aktuellen Niveau gutheißen sollte. Vor dem Hintergrund der starken Verbreitung von Übergewicht gibt es keinen akzeptablen Grund für die Empfehlung, den Zuckerkonsum *nicht* zu reduzieren oder dies nur im Zuge einer allgemeinen Beschränkung der Nahrungszufuhr zu tun. Schließlich ist Zucker das einzige Lebensmittel, das absolut keine Mikronährstoffe liefert; er ist – erinnern Sie sich an die Aussage der Zuckerindustrie selbst – praktisch 100 Prozent rein. Er liefert nichts außer Kalorien; und die Kalorien sind es, die bei der Gewichtsreduktion zählen.

Die Reduktion jedes anderen Lebensmittels – *jedes* anderen Lebensmittels – vermindert gemeinsam mit den Kalorien auch die Zufuhr von Mikronährstoffen. Es gibt keinen Beleg dafür, dass übergewichtige Menschen einen Überschuss an Mikronährstoffen aufnehmen; aber es gibt eine ganze Reihe von Anzeichen dafür, dass einige von ihnen eine ernährungsphysiologisch ausgewogenere Kost vertragen könnten. Ich werde das Thema der Kalorien und der Nährstoffe im nächsten Kapitel ausführlicher behandeln.

Probieren geht über Studieren. Oder in diesem Fall das Nichtprobieren. Viele Menschen verlieren sehr erfolgreich überschüssiges Gewicht durch den Verzicht auf Zucker oder indem sie ihn stark einschränken. Wenn Sie in jede Tasse Kaffee oder Tee nur einen Teelöffel

Zucker nehmen und Sie täglich fünf Tassen trinken, könnten Sie in einem Jahr zehn Pfund Gewicht verlieren, nur durch den Verzicht auf diesen Zucker.

Manchmal müssen die Menschen, wenn sie ihr Gewicht auf ein akzeptables Maß reduzieren wollen, auch stärkereiche Nahrungsmittel reduzieren und damit eine strikt kohlenhydratarme Diät einhalten. Natürlich verlangt der Verzicht auf zucker- und stärkehaltige Speisen und süße Getränke einige Selbstdisziplin, so wie dies bei jeder Änderung der Ernährungsgewohnheiten der Fall ist. Aber aus verschiedenen Gründen, die ich detailliert in meinem früheren Buch *This Slimming Business* beschrieben habe, ist die kohlenhydratarme Diät der sinnvollste und effektivste Weg, das Körpergewicht unter Kontrolle zu bringen. Und meine Kollegen und ich haben experimentell bestätigt und nicht einfach nur am grünen Tisch ausgerechnet, dass diese Ernährungsweise eine erheblich bessere Nährstoffversorgung bietet als das klassische Diätregime, dieselben Dinge wie zuvor zu essen, aber weniger davon.

Ich habe nie wirklich verstanden, warum so viele US-amerikanische Ärzte in medizinischen und ernährungskundlichen Einrichtungen eine Diätform missbilligen, die vorsieht, hauptsächlich nur solche Nahrungsmittel zu reduzieren, welche Kalorien liefern, die man *nicht* braucht, während sie zugleich kaum Nährstoffe enthalten, *die* der Mensch benötigt.

Obwohl ich hinsichtlich der Gesetzmäßigkeiten der Adipositas nicht ins Detail gehen wollte, muss ich doch einen wichtigen Punkt zu Säuglingen anbringen. Ich hatte bereits die unter Eltern immer häufigere Gewohnheit erwähnt, Säuglingsnahrung sowie Cerealien und andere Lebensmittel, mit denen Babys entwöhnt werden, mit Zucker zu versetzen und ihnen auch zuckrige Getränke zu geben. Das Ergebnis ist die Anzahl dicker Babys, die man überall in einem Ausmaß sieht, das bereits pädiatrische Einrichtungen in den USA und in Großbritannien dazu veranlasst, regelmäßig auf das Problem aufmerksam zu machen.

Vor ein paar Jahren wurde angedeutet, dass die Überfütterung von Babys diese nicht nur dick werden lasse, sondern auch die Entwicklung und das Fortbestehen von Adipositas im Erwachsenenalter begünstige. Der Hintergrund war, dass die Fettzellen im Fettgewebe der Babys durch Überernährung zur Teilung angeregt würden, sodass nicht nur die existierenden Fettzellen sich mit Fett füllten, sondern der Körper mehr Fettzellen produziere, um darin immer mehr Fett unterbringen zu können. Diese Vorstellung basierte auf der Entdeckung, dass die Anzahl der Zellen im Fettgewebe dicker Babys höher war als bei dünnen.

Diese zusätzlichen Fettzellen blieben bis ins Erwachsenenalter erhalten, sodass das dicke Baby zu einem Erwachsenen mit einer höheren Fettzellenzahl heranwachse und dadurch mit einer stärkeren Neigung zur Fettspeicherung. Eine solche Person, so schloss man, hätte eindeutig ein größeres Problem bei der Übergewichtskontrolle als eine mit einer normalen Zahl an Fettzellen.

Dieses Konzept wurde vor Kurzem mit dem Verweis auf die Probleme bei der korrekten Zählung der Zahl der Fettzellen im Gewebe angefochten. Die Kritiker wenden ein, dass einige der Fettzellen in den Geweben schlanker Babys leer seien und daher bei der Zählung leicht übersehen würden, während die Fettzellen dicker Babys allesamt mit Fett befüllt und daher leichter zu erkennen und zu zählen seien. Den Kritikern zufolge führt dies zu der falschen Annahme einer niedrigeren Fettzellzahl bei schlanken Babys als bei dicken Säuglingen.

Was immer die Wahrheit bezüglich der Fettzellen ist – fest steht, dass Säuglinge, ebenso wie ältere Kinder und Erwachsene, dick werden, wenn sie mehr Kalorien aufnehmen, als sie verbrauchen. Und Sie brauchen sich nur umzusehen, um zu bemerken, wie leicht es für ein Baby ist, diese überzähligen Kalorien zu erhalten. Obwohl einige Hersteller von Babynahrung ihren Produkten keinen Zucker mehr beimengen, werden Mütter es ohne zu zögern weiterhin tun. Genauso wenig zögern sie, ihren Babys zuckerhaltige Getränke in die Trinkflaschen zu füllen, wann immer sie glauben, dass ihre Kleinen durstig sind.

11
Wie man mehr Kalorien zu sich nimmt, ohne echte Nahrungsmittel zu essen

Es wird häufig kritisiert, dass raffinierter Zucker »leere Kalorien« liefere. Das stimmt. Die Kritiker meinen dann häufig, die Raffinierung beseitige essenzielle Nährstoffe, die im Rohzucker in signifikanten Mengen enthalten seien. Das ist, wie wir gesehen haben, größtenteils *nicht* richtig.

Nachdem wir betrachtet hatten, was geschieht, wenn man Zucker *zusätzlich* zu anderen Nahrungsmitteln aufnimmt, lassen Sie uns jetzt nachschauen, wie es sich mit *ersatzweise* gegessenem Zucker verhält. Denn wenn Menschen 500 Kilokalorien pro Tag in Form von Zucker aufnehmen, und manchmal noch viel mehr, dann ist es wahrscheinlich, dass weniger von anderen Lebensmitteln gegessen wird; schließlich muss es eine Essmenge geben, die selbst der gefräßigste Mensch nicht überschreiten kann.

Stellen wir uns die Situation einer 2.500-Kilokalorien-Diät vor, die überwiegend aus guten, nährstoffreichen Nahrungsmitteln wie Fleisch, Käse, Milch und Fisch sowie aus Gemüse und Früchten besteht, mit ein paar Kartoffeln, etwas Brot und Frühstücksflocken. Nun halten wir die Energiemenge konstant, aber ersetzen 500 bis 550 Kilokalorien durch Zucker – der täglich im Durchschnitt konsumierten Menge. Ich hatte ja gezeigt, dass man dies ganz einfach durch moderate Mengen von Zucker im täglichen Kaffee oder Tee erreichen kann und mit einem gelegentlichen gezuckerten Erfrischungsgetränk. Der Ersatz von 20 Prozent der Energiezufuhr durch Zucker würde eindeutig zu einer Verminderung der Nährstoffzufuhr – also etwa von Eiweiß und sämtlichen Vitaminen und Mineralstoffen – um ebenfalls 20 Prozent führen.

Wenn Ihre bisherige Ernährung einen Nährstoffüberschuss von mindestens 20 Prozent geliefert hat, dann wird dadurch kein Nährstoffmangel eintreten. Aber stellen Sie sich vor, es gibt keinen Überschuss. Und stellen Sie sich weiterhin vor, Sie gehörten zu jenen, die noch mehr Zucker essen als der Durchschnitt. Dann wird die Vorstellung schwieriger, dass eine 2.500-Kilokalorien-Diät, die bisher gerade den Nährstoffbedarf decken konnte, dies weiterhin tun wird, wenn 30 bis 40 Prozent der enthaltenen Lebensmittel durch einen Stoff ersetzt werden, der nur Kohlenhydrate und sonst keine Nährstoffe enthält.

Dies bedeutet nicht, dass Sie durch den Verzehr eines Viertel oder gar eines halben Pfundes Zucker pro Tag in kurzer Zeit Mangelerkrankungen wie Pellagra, Beriberi oder Skorbut entwickeln. Unter extremen Bedingungen, mit sehr viel Zucker und einer ansonsten schlecht zusammengesetzten Nahrung, treten solche Erkrankungen gelegentlich auf – ich werde später auf die Rolle des Zuckers bei der Entstehung stark ausgeprägter Eiweißmangelzustände in armen Ländern zurückkommen. Es kann jedoch sehr gut sein, dass Ihre Kost mit Blick auf den Mikronährstoffgehalt geringfügig unzureichend ist und Sie sich deshalb in einer Grauzone zwischen bester Gesundheit und manifesten Mangelerkrankungen befinden: nicht wirklich wohlauf, müde und schnell erschöpft, anfällig für Schmerzen und gelegentliche Infekte. Wir alle erleben von Zeit zu Zeit solche unklaren, aber sehr realen Symptome. Sich nicht wohl zu fühlen ist zwar kein Beweis dafür, dass die eigene Ernährung defizitär ist, aber dies muss als mögliche Ursache bei jenen in Betracht gezogen werden, deren Ernährung durch einen hohen Zuckerkonsum unausgewogen ist.

Gibt es eine Möglichkeit aufzuzeigen, dass der Zucker tatsächlich, und nicht nur hypothetisch, wünschenswertere Nahrungsmittel aus der Ernährung verdrängen kann? Ein Weg, dies herauszufinden, lag meiner Meinung nach in der Überprüfung des Verzehrs von Lebensmitteln, die allgemein als sehr nahrhaft angesehen werden – Fleisch, Fisch, Milch, Obst und Gemüse. Ich entschied mich, insbesondere den Fleischverzehr zu betrachten, da Fleisch von den meisten Menschen auch als sehr schmackhaft empfunden wird. Ich vertrat die Auffassung, dass der vermehrte Verzehr zuckerhaltiger Nahrungsmittel, die ebenfalls als sehr schmackhaft gelten, von einer Verringerung des Fleischkonsums begleitet sein könnte.

Bei der Betrachtung der einschlägigen Statistiken muss man sich zweier wichtiger Gesichtspunkte bewusst sein. Der Erste besteht darin, dass der Zuckerkonsum in den USA in den letzten 30 bis 40 Jahren und in Großbritannien in den letzten 12 bis 15 Jahren zwar nicht weiter angestiegen ist, gleichzeitig aber der direkte heimische Verbrauch sank, während die Aufnahme über industriell gefertigte Lebensmittel zugenommen hat. Grob gesagt geben die Menschen zu Hause weniger Zucker in ihre Getränke, nehmen aber mehr Zucker über Eiscreme, Kuchen und Kekse auf, die nebenbei noch viele zusätzliche Kalorien enthalten, aber keine besonders hohen Anteile an Mikronährstoffen. Daher kann man erwarten, dass sich die Effekte des Zuckerkonsums beim Verdrängen anderer Nahrungsmittel verstärkt haben, auch wenn sich die absolute aufgenommene Zuckermenge nicht erhöht hat.

Als zweiter Punkt ist zu berücksichtigen, dass die von mir erwähnten und von den Ernährungsfachleuten bevorzugten Lebensmittel zugleich relativ kostspielig sind und daher bevorzugt von reicheren denn von ärmeren Menschen verzehrt werden. Das zugrunde liegende gesellschaftliche Gefälle ist in der westlichen Welt mit steigendem Wohlstand flacher geworden; die ärmeren Teile der Bevölkerung sind nicht mehr so arm wie früher. Ernährungs- und Wirtschaftswissenschaftler haben daher vorausgesagt, dass ein allgemein ansteigender Wohlstand zu einem vermehrten Konsum von Fleisch, Fisch, Milch, Eiern und Obst führe. Dabei erwartet man nur geringe Veränderungen im Verzehrsverhalten der reicheren Bevölkerungsgruppen, die mutmaßlich schon immer in der Lage waren, so viel von diesen begehrenswerten Nahrungsmitteln zu essen wie sie wollten. Auf der anderen Seite geht man von einem erheblichen Anstieg des Konsums in den ärmeren Schichten aus, wenn sich deren wirtschaftliche Lage verbessert.

Wie steht es also um meine Vermutung, dass Zucker und zuckerreiche Produkte diese besseren Nahrungsmittel aus unserer Ernährung verdrängen? Wir konnten belegen, dass die schrittweise Verbesserung des Lebensstandards in den USA von einem Anstieg des Obstkonsums im ärmsten Teil der Bevölkerung begleitet war, während dieser bei den Wohlhabendsten gleichzeitig deutlich zurück ging. In Großbritannien betrachteten wir die Veränderungen des Verzehrs der ernährungsphysiologisch wünschenswerteren Nahrungsmittel zwischen 1936 und 1983 sowohl bei den ärmsten als auch bei den reichsten zehn Prozent der Bevölkerung. Die unbestrittene Verbesserung des Lebensstandards in diesem halben Jahrhundert spiegelt sich in einer wesentlich verbesserten Ernährung der Ärmsten wider. In den 1980er-Jahren tranken diese mehr als dreimal so viel Milch und aßen die doppelte Menge an Eiern, nahezu zweimal mehr Fisch und 50 Prozent mehr Fleisch. Das wohlhabendste Zehntel der Bevölkerung zeigte im selben Zeitraum hingegen einen signifikant reduzierten Verzehr an allen diesen Produkten. Der Konsum von Milch, Fleisch und Eiern ging um 30 Prozent zurück, derjenige von Fisch um mehr als die Hälfte.

Was das Fleisch betrifft, weiß jeder, der das Land vor dem Zweiten Weltkrieg gekannt hat, dass die ärmeren Menschen wenig davon aßen (siehe beispielsweise die berühmten Studien von John Boyd Orr). Doch trotz einer beträchtlichen Steigerung bei den Ärmeren, hat sich der durchschnittliche Fleischkonsum im Vergleich zur Vorkriegszeit kaum verändert. Dies kann nur mit einem *Rückgang* des Verzehrs durch die Wohlhabenderen erklärt werden.

Jüngere Belege stammen aus den USA, wo es wegen des Vorliegens von Mangelernährung in der Bevölkerung in den letzten Jahren einen beträchtlichen Aufschrei der Experten gegeben hat. Der Grad des Mangels ist unklar, *sicher* ist hingegen die Tatsache, dass er viel größer ist, als die meisten gedacht hatten.

Es ist unwahrscheinlich, dass der Verfall der ernährungsphysiologischen Qualität der durchschnittlichen US-amerikanischen Ernährung in verstärkter wirtschaftlicher Not zu suchen ist. Die wahrscheinlichere Erklärung liegt einmal mehr in der Verdrängung ernährungsphysiologisch günstiger Lebensmittel durch minderwertige zuckerbasierte Varianten. Das ist auch die Überzeugung von Dr. Joan Courtless, Mitglied des US Department of Agriculture, die sagt: »Die Umfragen zeigen, dass [die Verschlechterung der Ernährung] selbst gewählt ist – mit einem höheren Konsum von Softdrinks und einem geringeren Verzehr von Milch; mehr Snacks und weniger Obst und Gemüse.« Und »Snacks« enthalten große Mengen an Zucker.

12
Kannst du es beweisen?

Wenn das Lesen dieses Buches Sie davon überzeugt, dass Zucker in der Tat rein, weiß und tödlich ist, dann werden Sie mit Sicherheit in allerlei Auseinandersetzungen geraten, wenn Sie versuchen, andere Menschen auch davon zu überzeugen. Es wird Ihnen helfen und vermeiden, dass man Sie aus dem Gleichgewicht bringt, wenn Sie nicht nur sorgfältig jene Fakten beachten, die ich Ihnen mitgeben werde, sondern auch das übergeordnete Thema der wissenschaftlichen Erkenntnisse zur Entstehung von Krankheiten, und wie Sie daraus Ihre endgültigen Urteile formen. Bevor ich über Diabetes, Herzkrankheiten, Zwölffingerdarmgeschwüre und viele andere Leiden spreche, werde ich dieses Problem in allgemeinen Worten besprechen.

Wie Sie sehen werden, wird eine Reihe der von mir in diesem Buch gezogenen Schlussfolgerungen auf sachlichen Beweisen beruhen, aber zum Teil auch auf persönlichen Urteilen. Diejenigen von Ihnen, die versucht haben, der bestehenden und sich stetig erweiternden enormen Fülle an Forschungsergebnissen zum Thema Herzerkrankungen zu folgen, werden nicht überrascht sein, wenn ich sage, dass man sowohl objektive Fakten als auch subjektive Einschätzungen verbinden muss. Manchmal ist es nicht möglich, absolute Gewissheit über die Ursachen einer Erkrankung zu erlangen.

Um *absolute* Gewissheit darüber zu erlangen, dass das Zigarettenrauchen Lungenkrebs verursacht, müssten Sie beispielsweise 1.000 junge Menschen im Alter von 15 Jahren rekrutieren, diese so sorgfältig wie möglich in zwei weitestgehend identische Gruppen von je 500 Personen aufteilen und die eine Gruppe dann zum Rauchen von Zigaretten veranlassen, während Sie bei der anderen Gruppe das Rauchen strikt zu verhindern versuchen. Nach etwa 30 bis 40 Jahren könnten Sie anfangen zu beobachten, ob in der Rauchergruppe eine signifikant höhere Anzahl der Teilnehmer Lungenkrebs entwickelt hat.

Da derlei Experimente natürlich aus ethischen und aus Gründen mangelnder Praktikabilität nicht in Betracht kommen, wird es notwendig, Beweisführungen heranzuziehen, die großenteils auf Indizien beruhen, um diese vor dem Hintergrund rationaler und plausibler genereller biologischer Prinzipien zu bewerten. Ich habe versucht, dies hier zu tun. Ich habe versucht, die Begrenztheit der verfügbaren Evidenz zu erkennen, sie mit der gebotenen Distanz zu interpretieren und die Aussagen danach zu beurteilen, ob sie sinnvoll sind und in das Konzept dessen passen, was wir von der Regulation der Lebensprozesse der Organismen verstehen.

Es ist daher folgerichtig, diese beiden Aspekte kurz zu beleuchten: die Art der Evidenz zu ermitteln, die man mit Blick auf die Krankheitsursachen zu finden hofft, als auch deren Einschränkungen; und gleichzeitig zu schauen, ob sich grundlegende Gesetzmäßigkeiten erkennen lassen, die im Hinblick auf die Erhaltung der Gesundheit Sinn ergeben. Da ich in diesem Buch hauptsächlich über Zucker spreche und die Herzkrankheiten die wichtigsten Erkrankungen sind, auf die ich mich beziehe, werde ich diese beiden Aspekte kurz berühren. Dieselben Prinzipien lassen sich jedoch auf jede Ursache und jede Erkrankung anwenden.

Ich sollte auch etwas zu dem Begriff *Ursache* sagen, da ich in der Folge viel über den Zucker als *Ursache* einer Reihe von Erkrankungen sprechen werde. Zunächst einmal ist es ziemlich sicher, dass keine der von mir zu besprechenden Erkrankungen vom Zuckerkonsum *verursacht* wird, in dem Sinne, in dem beispielsweise Hitze das Schmelzen von Eis *verursacht*. Die Menschen unterscheiden sich in ihrer Anfälligkeit für Erkrankungen, sodass selbst unter identischen Bedingungen – vorausgesetzt, man kann diese herstellen – eine Person einen Herzinfarkt erleiden könnte und eine andere nicht. Diese Empfänglichkeit scheint zu einem großen Teil erblich zu sein, daher kann man sagen, dass Ihr Risiko, einen Herzinfarkt zu erleiden geringer ist, wenn Ihre Eltern, Großeltern, Onkel und Tanten bis ins hohe Alter hinein erkrankungsfrei gelebt haben; ihr Risiko ist hingegen höher, wenn viele Familienmitglieder davon betroffen waren.

Neben diesem genetischen Aspekt spielt bei der Entstehung der koronaren Herzkrankheit auch das Lebensumfeld eine Rolle. Die meisten Menschen bejahen die Auffassung, dass zahlreiche Umfeldeinflüsse wirksam werden, wie beispielsweise Bewegungsarmut oder das Zigarettenrauchen. Ich möchte zeigen, dass ein hoher Zuckerkonsum einen weiteren Umwelteinfluss (oder eine *Ursache*) für die Entstehung der koronaren Herzkrankheit darstellt. Ich beabsichtige *nicht* aufzuzeigen, dass Zucker der einzige Faktor ist, der an der Entstehung dieser Erkrankung – bzw. an jeglicher Erkrankung – beteiligt ist.

Noch ein Wort zum Thema *Ursachen*. Wenn ein Ereignis A ein anderes Ereignis B hervorruft und ohne das Vorhandensein des Ereignisses A das Ereignis B nicht auftreten würde, dann bezeichnet man A als die *Ursache* von B. Aber angenommen, ich werfe ein brennendes Streichholz in meinen Papierkorb und mein Arbeitszimmer brennt ab und anschließend das gesamte Haus. War das brennende Streichholz dann die *Ursache?* Oder das Papier in meinem Papierkorb? Oder der Umstand, dass es in meinem Haus sehr viele Bücher gab und eine große Menge an Holz?

Wäre nur *einer* dieser Faktoren abgewichen, wäre das Haus möglicherweise überhaupt nicht niedergebrannt. Auch hätte ein Kurzschluss in meiner Schreibtischlampe auftreten können und das Haus wäre aus einem Grund abgebrannt, der gar nichts mit einem brennenden Streichholz zu tun hat.

Ich könnte sagen, dass, wenn ich zuckerhaltige Lebensmittel esse, ich Löcher in den Zähnen bekomme. Dann wären diese zuckerhaltigen Lebensmittel die Ursache der Karies. Aber ich könnte trotz dieser Nahrungsmittel auch keine Karies bekommen, weil ich eine hohe genetische Resistenz gegen diese Erkrankung habe oder weil ich meine Zähne sofort nach dem Essen putze oder weil ich weiß, wie ich meinen Mund von den Bakterien frei halte, die die Zähne angreifen, nachdem sie durch den Zucker in der Nahrung aktiviert und zur Teilung angeregt wurden. Ist der Zucker dann die *Ursache* der Zahnfäule? Oder sind es die Bakterien? Oder die zu geringe Widerstandskraft meiner Zähne?

Daher werde ich Ihnen im Folgenden nicht zu zeigen versuchen, dass eine hohe Zuckeraufnahme die alleinige Ursache der von mir angesprochenen Erkrankungen ist. Allerdings hoffe ich, Sie davon überzeugen zu können, dass Sie Ihr Risiko für diese Erkrankungen durch eine Verringerung des Zuckerkonsums signifikant senken können. Und zwar unabhängig von Ihren Erbanlagen und davon, inwieweit Sie andere Gewohnheiten beibehalten, die an der Krankheitsentstehung mit beteiligt sind.

Wie steht es nun um die Beweisführung dafür, dass eine bestimmte Ursache zu einer bestimmten Erkrankung führt? Im Großen und Ganzen gibt es zwei Hauptarten von Evidenz, *epidemiologische* und *experimentelle*. Die epidemiologische Evidenz beschreibt eine Assoziation, also einen Zusammenhang zwischen der Stärke der vermeintlichen Ursache und dem Vorhandensein der Erkrankung. Dazu werden Fragen gestellt, wie:

Treten Herzerkrankungen häufiger in Populationen auf, die mehr Zucker essen?

Wenn es eine Zunahme der Zahl erkrankter Menschen gegeben hat, gab es bei ihnen auch einen Anstieg des Zuckerkonsums?

Haben die Menschen irgendeiner Population, die die Krankheit aufweisen, mehr Zucker gegessen als diejenigen, die nicht erkrankt sind?

»Experimentelle« Evidenz wird hingegen erzeugt, wenn man Antworten auf Fragen wie diese findet:

Führt das Verfüttern von Zucker an Labortiere bei diesen zu Herzerkrankungen?

Reduziert das Entfernen von Zucker aus der Nahrung das Risiko für Tiere oder Menschen, eine Herzerkrankung zu entwickeln?

Sie können auch indirektere Fragen stellen, etwa: Auch wenn sie nicht die Erkrankung selbst auslöst – führt die Fütterung von Zucker zu denselben Veränderungen, die normalerweise mit der Erkrankung in Verbindung stehen?

Hinsichtlich allgemeiner Gesetzmäßigkeiten sollte man in unseren Zeiten sehr rascher Veränderungen der Umweltbedingungen das eine oder andere biologische Grundprinzip besonders in Erinnerung behalten. Zum einen können sich lebende Organismen häufig an Veränderungen anpassen, wenn diese nicht zu schnell eintreten und nicht zu tiefgreifend sind. Treten die Veränderungen hingegen zu schnell und zu stark auf, können die Organismen absterben. Allerdings ist es möglich, dass einige Individuen der Population widerstandsfähiger sind und die Veränderungen überleben, obwohl die Mehrheit abstirbt. Wenn die Veränderungen andauern, kann aus den Überlebenden schließlich eine neue Population hervorgehen, deren Individuen allesamt mit der höheren Widerstandskraft ausgestattet sind. Für das Auftreten solch profunder Änderungen in einer Population sind vermutlich zwischen 1.000 und 10.000 Generationen erforderlich. Auf die Verhältnisse beim Menschen bezogen, würde dies einen Zeitraum von 30.000 bis 300.000 Jahren ergeben.

Das zweite Prinzip ist weniger offensichtlich, aber ich denke, dass es die logische Konsequenz des ersten darstellt. Nämlich, dass nach großen Veränderungen in der Umwelt des Menschen, die innerhalb von deutlich weniger als 30.000 Jahren aufgetreten sind, Anzeichen für eine unvollständige Anpassung vorliegen müssten. Und diese würden sich wahrscheinlich durch das Auftreten von Erkrankungen der einen oder anderen Art bemerkbar machen.

Mir ist bewusst, dass die Menschen dazu neigen, sich an diesem Gedanken zu stoßen, aber ich bin überzeugt davon, dass Sie keine Ausnahme zu dieser Regel finden werden. Denken Sie noch einmal an das Zigarettenrauchen, das in Großbritannien von durchschnittlich 1.100 Zigaretten pro Kopf und Jahr im Jahre 1920 auf mehr als 2.500 Zigaretten im Jahr 1980 angestiegen ist. Denken Sie an die rasche Abnahme an körperlicher Arbeit; die Benutzung arbeitserleichternder Maschinen, die umfangreiche Benutzung des Automobils und von Fernsehen und Radio; all diese haben den wohlhabenden Menschen in den letzten 30 bis 40 Jahren in ein außerordentlich bewegungsarmes Tier verwandelt. Wenige Menschen würden heutzutage bestreiten, dass das Zigarettenrauchen eine wichtige Ursache für die Entstehung von Lungenkrebs darstellt, und dass sowohl das Rauchen als auch Bewegungsarmut wichtige Ursachen für Herzerkrankungen darstellen.

Ich könnte fortfahren und auf die unbestreitbare Tatsache verweisen, dass jedes neu eingeführte Medikament neben den erwünschten Wirkungen früher oder später auch unerwünschte gezeigt hat – wobei ich umgehend betonen muss, dass dies von geringer Bedeutung ist, wenn die gewünschten Effekte wichtig und die negativen Effekte unwichtig sind.

Wenn es dann einen Grund zur Beunruhigung über eine mögliche ernährungsbedingte Ursache einer weit verbreiteten Erkrankung gibt, sollte man nach Bestandteilen in der Ernährung suchen, die kürzlich eingeführt wurden oder deren Verwendung deutlich zugenommen hat. Mit »kürzlich« meine ich eine kurze Periode in evolutionären Maßstäben – sagen wir 10.000 Jahre. Umgekehrt dürfte ein Nahrungsbestandteil, welcher über einen langen Zeitraum zur Ernährung des Menschen gehörte – etwa über eine Million Jahre oder länger –, nur mit geringer Wahrscheinlichkeit die Ursache einer verbreiteten Erkrankung sein. Wenn man eine Nahrungskomponente identifizieren kann, die neu eingeführt wurde oder neuerdings erheblich intensiver verwendet wird als früher, sollte man ebenfalls fragen, was dies mit sich gebracht haben könnte.

Es sind diese Überlegungen, die man im Hinterkopf behalten sollte, wenn man sich mit der verfügbaren Evidenz zum Zuckerkonsum als möglichem Auslöser von Erkrankungen des Menschen beschäftigt. Diese Abwägungen sind von solcher Wichtigkeit, dass man sie unbedingt einzeln genauer betrachten muss, um ihre Bedeutung und ihre Limitierungen zu verstehen. Das ist es, was ich nun zu tun beabsichtige. Nicht in großem Detailreichtum, aber ausreichend, um Ihnen einen Eindruck zu vermitteln, weshalb vieles von dem, über das ich in diesem Buch schreibe, zum Gegenstand von Streit und Uneinigkeit geworden ist. Und weshalb ich dennoch überzeugt bin, dass das Gesamtbild ziemlich überzeugend ausfällt.

Zunächst also zur *Epidemiologie*. Die Fragestellungen erscheinen einigermaßen unkompliziert. Welche Erkrankungshäufigkeit gibt es in verschiedenen Populationen? Wie verhält sich diese zum Zuckerkonsum? Und so weiter. Aber in Wirklichkeit gibt es keine einfachen Antworten. Nehmen Sie die Frage nach der Verbreitung einer Erkrankung. Zunächst einmal gibt es nirgendwo Aufzeichnungen darüber, wie viele Menschen zu einem bestimmten Zeitpunkt an einer bestimmten Krankheit leiden.

So weiß beispielsweise niemand genau, wie viele Menschen in den USA oder in Großbritannien ein Zwölffingerdarmgeschwür aufweisen oder wenigstens, wie weit die Karies in diesen Ländern verbreitet ist. Die Diagnostik von Zwölffingerdarmgeschwüren oder die genaue Bestimmung des Kariesbefalls sind nicht einfach oder nicht genau genug, als dass alle Mediziner in ihrer Bewertung übereinstimmen würden. Und selbst wenn Sie eine Vermutung bezüglich der Geschwürs- oder Karieshäufigkeit durch Zählung abgeben sollten, etwa auf der Basis der in Krankenhäusern behandelten Fälle, würden Sie keine Daten für Länder finden, denen es an einem gut organisierten Gesundheitssystem mangelt – und das trifft auf mehr als zwei Drittel der Länder der Erde zu.

Nun könnten Sie sich vorstellen, dass die Lage bei solchen Krankheiten einfacher ist, die oft tödlich verlaufen. Denn hier könnte man die Todesfallstatistiken auswerten. Aber auch hier herrscht unter den Ärzten nicht immer Einigkeit über die Diagnose von Koronarthrombosen oder bestimmten Krebsarten. Die in vergleichbaren Fällen von verschiedenen Ärzten diagnostizierten Todesursachen können daher voneinander abweichen. Auch existieren unterschiedliche Standards bei den Ärzten in verschiedenen Ländern, und die Statistiken aus weniger entwickelten Staaten sind auch hier häufig recht unzuverlässig.

Epidemiologische Studien erfordern auch eine Kenntnis vom Verzehr von Lebensmitteln – in diesem speziellen Fall vom Zuckerverbrauch. Es ist zwar einfacher, den Zuckerverbrauch eines Landes festzustellen als den Verzehr der meisten anderen Lebensmittel, denn in fast allen Ländern der Welt wird Zucker in Fabriken hergestellt und die Produktion sowie Im- und Exporte werden aufgezeichnet. Dennoch können diese Informationen für Studienzwecke unzureichend sein, denn sie sagen nichts darüber aus, wie sich der Zucker in der Bevölkerung verteilt. Und dies zu wissen, ist von größter Wichtigkeit.

Stellen Sie sich zwei Länder mit genau demselben durchschnittlichen Zuckerverbrauch vor – angenommen 60 Gramm pro Tag. Stellen Sie sich weiterhin vor, dass die meisten Menschen in dem einen Land etwa 40 Gramm pro Tag essen, und relativ wenige nehmen mehr als 100 Gramm zu sich. In dem zweiten Land isst eine Reihe von Menschen sehr wenig Zucker, aber ein Großteil isst mehr als 100 Gramm am Tag. Wenn mindestens 100 Gramm Zucker pro Tag nötig sind, um eine koronare Herzkrankheit auszulösen, dann wären in dem zweiten Land eindeutig mehr Personen betroffen, obwohl der Durchschnittsverbrauch in beiden Ländern gleich ist. Ich werde diesen Aspekt später noch genauer ausführen.

Es ist auch die Frage, über welchen Zeitraum sich eine Erkrankung entwickelt. Die koronare Herzkrankheit und auch der Diabetes zeigen sich anscheinend erst viele Jahre nach ihrem eigentlichen Beginn. Dann würde man idealerweise gern den Zuckerkonsum der Patienten in den letzten 20, 30 oder 40 Jahren erfahren, was natürlich nicht möglich ist. Man kann lediglich hoffen, dass eine genaue Bestimmung des aktuellen Zuckerkonsums eine Aussage darüber erlaubt, ob die Menschen viel oder wenig oder eine moderate Menge zu sich nehmen und ob sie diese Gewohnheit die meiste Zeit ihres Lebens beibehalten haben.

Dies sind also einige der Einschränkungen epidemiologischer Beweise. Man darf diese natürlich nicht ignorieren, dafür sind die Fragestellungen zu wichtig, als dass man jeglichen möglichen neuen Hinweis etwa auf die Ursachen der koronaren Herzkrankheit verwerfen könnte. Aber man sollte sich stets der Einschränkungen der Aussagekraft solcher Studien bewusst sein. Vor allem darf man sich nicht wundern, wenn die Ergebnisse wenig schlüssig erscheinen; man muss sich dann damit zufriedengeben, dass sie lediglich Hinweise auf mögliche Ursachen liefern, denen dann mit weiteren Forschungen nachgegangen werden kann.

Unter der Rubrik *Epidemiologie* reihe ich auch entwicklungsgeschichtliche Erkenntnisse ein. Die wichtigsten Einschränkungen betreffen hier die Unsicherheit mancher Aufzeichnungen. Während die meisten anthropologischen Sachverständigen die Auffassung vertreten, dass der Mensch über viele Millionen Jahre ein Fleischfresser gewesen ist, haben sie kein genaues Bild davon, was er aß und insbesondere wie viel von welcher Nahrung. Das Vorhandensein zahlreicher Tierknochen in der Nähe menschlicher Überreste macht es wahrscheinlich, dass er Fleisch aß, aber man könnte argumentieren, dass Fleisch nur einen kleinen Teil seiner Nahrung ausgemacht und er hauptsächlich Pflanzen gegessen hat, die sich im Gegensatz zu Tierknochen später kaum nachweisen ließen. Ich möchte diese Fragen an dieser Stelle nicht tiefergehend diskutieren, stimme aber mit der Mehrheit der Wissenschaftler überein, die davon ausgehen, dass der primitive Mensch überwiegend ein Fleischfresser war.

Alles in allem liefert die epidemiologische Forschung selten schlüssige Beweise für die Beziehungen zwischen Ernährung und Krankheit. Sie trägt jedoch für meine Zwecke wichtige Informationen bei, und die gesamte Beweisführung wird, wie ich hoffe, ausreichend sein, um Sie »zweifelsfrei« zu überzeugen.

Bisher habe ich über die epidemiologische Evidenz gesprochen, die man aus Bevölkerungsstudien ziehen kann. Es lassen sich aber auch Belege über die Relation zwischen einer Erkrankung und ihren möglichen Ursachen bei Individuen einer bestimmten Population herleiten. Dies ist *vor* dem Auftreten der Erkrankung möglich oder *nachdem* sie ausgebrochen ist. Zum Beispiel können Sie ermitteln, ob Menschen, die an Lungenkrebs erkrankt sind, in der Vergangenheit Zigarettenraucher waren oder nicht – dies wäre eine *restrospektive* Studie. Oder Sie können mit Menschen in Kontakt bleiben, von denen einige Raucher sind und andere nicht und dann später ermitteln, wie viele dieser Personen Lungenkrebs entwickelt haben – das ist eine *prospektive* Studie. Welchen Studientyp auch immer Sie wählen – Sie müssen dafür sorgen, dass sich die Teilnehmer der beiden Untergruppen möglichst nur in ihrem Rauchverhalten unterscheiden, aber ansonsten möglichst identische Merkmale aufweisen. Sie erkennen schnell, dass dies leichter mit Individuen als mit

Populationen zu realisieren ist. Wenn beispielsweise eine Landbevölkerung in Afrika ein erheblich geringeres Risiko aufweist Blinddarmentzündungen zu entwickeln als britische Stadtbewohner, dann könnte man sagen, dass dies am höheren Konsum von Ballaststoffen der Afrikaner liegt oder an deren geringerem Konsum von Fett oder von Zucker oder an einer insgesamt geringeren Nahrungsaufnahme. Oder man könnte sagen, dass es nicht an der Ernährung liegt, sondern daran, dass sie nicht in Automobilen herumfahren oder Fernsehen schauen, sondern körperlich aktiver sind. Wenn Sie hingegen in derselben Stadt Männer finden, die gerade einen Herzinfarkt erlitten und in der Vergangenheit mehr Zucker gegessen haben als Männer gleichen Alters und gleicher sozialer Verhältnisse, die *keinen* Herzinfarkt hatten, haben Sie einen epidemiologischen Beleg dafür gefunden, dass Zucker eine Ursache für Herzinfarkte sein könnte.

Ich wende mich nun der *experimentellen* Evidenz von Krankheitsursachen zu, ihren Erhebungsmethoden und der seriösen Interpretation der Ergebnisse.

Eine der besten Möglichkeiten, Erkrankungen des Menschen nachzuvollziehen, besteht darin, den Zustand bei Ratten oder Meerschweinchen oder anderen Labortieren zu reproduzieren. Auf diese Weise hat die Medizin ein gutes, wenn auch bei Weitem nicht vollständiges Verständnis beispielsweise von hormonellen Schilddrüsenerkrankungen, von den Hormonen der Hypophyse oder der Nebenschilddrüsen erlangt. Auch sind die modernen Erkenntnisse zur Ernährung – über Kalorien, Eiweiß, Vitamine und Mineralstoffe – Resultate der Arbeit mit Labortieren.

Wir sind hingegen enorm gehandicapt, wenn es uns nicht gelingt, Krankheiten bei Versuchstieren hervorzurufen. Es gab eine lange Verzögerung, bis die Medizin erkannte, wie man die perniziöse Anämie behandeln kann. Das lag an der Notwendigkeit, jede sich andeutende Therapie an Patienten zu testen, die an dieser Krankheit litten. Nach vielen Jahren harter Forschung stellte sich heraus, dass die Einnahme roher oder leicht gekochter Leber wirksam war. Danach musste jeder neu entwickelte Leberextrakt an Patienten mit einer unbehandelten perniziösen Anämie getestet werden.

Erst nach weiteren 23 Jahren führte diese Arbeit schließlich zu der Entdeckung, dass die therapeutisch wirksame Substanz in der Leber das Vitamin B_{12} war. Zweifelsohne hätte dieses lange Intervall erheblich verkürzt werden können, wenn die Forscher dieselben Untersuchungen an Ratten, Kaninchen oder anderen Versuchstieren hätten durchführen können.

Die beim Menschen auftretende koronare Herzkrankheit konnte bisher bei keiner der gängigen Versuchstierarten provoziert werden. Es gab Hinweise darauf, dass sie bei einigen Primaten hervorgerufen werden konnte, aber bis heute weiß niemand, ob dies regelmäßig und gezielt gelingt. Auf jeden Fall wäre es extrem schwierig und kostspielig, ein Labor mit Hunderten von Affen einzurichten, das für all die notwendigen Experimente benötigt würde, um auch nur in die Nähe einer Lösung für das Problem der koronaren Herzkrankheit zu kommen.

Es ist leichter, bei Versuchstieren möglichst viele Charakteristika der beim Menschen gesehenen Erkrankung zu reproduzieren. Über Jahre hinweg wurde als Hauptmerkmal eine Erhöhung des Blutcholesterinspiegels diskutiert. Es wird weithin angenommen, dass die Risiken für einen Herzinfarkt höher sind, wenn der Cholesterinspiegel erhöht ist. Man könnte dann davon ausgehen, dass eine experimentelle Manipulation der Nahrung oder anderer Bedingungen, die bei den Versuchstieren den Blutcholesterinspiegel ansteigen lassen, mit der Entstehung der koronaren Herzkrankheit beim Menschen in Verbindung steht. Wie vielfach bekannt ist, hat es Tausende solcher Experimente gegeben. Menschen mit koronarer Herzkrankheit weisen neben der Cholesterinerhöhung jedoch häufig auch andere Anomalien auf, und diese experimentell auszulösen, kann ebenfalls helfen, die Ursachen der Erkrankung zu identifizieren.

Ein wichtiges Merkmal der koronaren Herzkrankheit ist das Auftreten von atherosklerotischen Gefäßveränderungen, die ich im folgenden Kapitel näher beschreiben werde. Nicht alle Tiere sind für diesen Zustand gleichermaßen empfänglich. Es ist relativ leicht, sie in den Arterien von Kaninchen zu erzeugen, aber sehr viel schwerer bei Ratten. Und wenn eine Spezies fettige Veränderungen in den Arterien ausbildet, dann bleibt stets die Frage, ob es sich tatsächlich um dieselben Veränderungen handelt, die bei der menschlichen Atherosklerose auftreten. Es gab und es gibt bei einigen Forschern hieran nach wie vor Zweifel. Gelegentlich ließen sich begeisterte Forscher bereits zu der Behauptung hinreißen, sie hätten experimentell eine Atherosklerose ausgelöst, während es sich bei genauer Überprüfung nachweislich um grob abweichende Veränderungen handelte.

Am liebsten hätte man Experimente, die viele der charakteristischen Eigenschaften der koronaren Herzkrankheit gleichzeitig bei denselben Tieren und unter Einsatz derselben Mittel provozieren können. Noch besser wäre es – wenn man die Atherosklerose selbst schon nicht auslösen kann –, dieselben Experimente mit verschiedenen Tierspezies durchführen zu können, ohne dass ungewöhnliche Reaktionen bei einzelnen untersuchten Arten die Forscher in die Irre leiten.

Man sollte auch die Lebensgewohnheiten der Tiere berücksichtigen. Wenn man beispielsweise die Auswirkungen der Ernährung überprüft, erscheint es mir nicht sinnvoll, Nahrungsmittel zu verwenden, die normalerweise nicht Bestandteil der Ernährung der betreffenden Tiere oder des Menschen sind. Die Kost von Pflanzenfressern wie dem Kaninchen enthält gewöhnlich sehr wenig Fett und praktisch kein Cholesterin. Es überrascht mich daher nicht, dass fettreiches und cholesterinhaltiges Futter bei Kaninchen Abnormitäten auslöst. Ich denke nicht, dass dies als Beweis dafür akzeptiert werden sollte, dass vergleichbare Kostformen dieselben Effekte auch bei fleisch- oder allesfressenden Spezies auslösen – den Menschen eingeschlossen –, die solche Nahrung über Hunderttausende von Jahren konsumiert haben.

So wie Experimente mit Tieren, könnte man auch Untersuchungen mit Menschen durchführen, vorausgesetzt, man könnte sicher sein, keine schädlichen Effekte auszulösen. Das Ziel wäre natürlich eindeutig *nicht*, eine Koronarthrombose herbeizuführen, sondern vorübergehend jene Art von Veränderungen, von denen man weiß, dass sie die Erkrankung begleiten. Dabei ist wieder einmal das erhöhte Blutcholesterin die häufigste untersuchte Veränderung.

Lassen Sie mich zwischendurch kurz anmerken, welche Arten von Messungen die Forscher vornehmen, wenn sie Experimente wie die soeben beschriebenen ausführen. Natürlich ist das wichtigste Leitprinzip die Bestimmung derjenigen Substanzen, die im Zuge der zu untersuchenden Krankheiten bekanntermaßen erheblich in ihrer Konzentration verändert sind. Wie etwa das Cholesterin. Allerdings wird die Forschung häufig durch die Begrenztheit der verfügbaren Messmethoden eingeschränkt. So kann für eine bestimmte Substanz entweder keine oder keine routinemäßig einsetzbare Messmethode existieren, etwa weil sehr spezielle Instrumente benötigt werden oder die Analysen besonders aufwendig sind. Andererseits kann es für die Messung einer Substanz ausgesprochen einfache Methoden geben, diese jedoch für die untersuchte Erkrankung nur von geringer Relevanz sein.

Dies ist meiner Meinung nach die Situation bei den Studien zur koronaren Herzkrankheit. Wenn es stimmt – und ich bin davon noch immer keineswegs überzeugt –, dass die wichtigste Veränderung bei dieser Krankheit die erhöhte Konzentration einiger fettiger Blutbestandteile ist, dann hätte die Auffassung einiger Forscher viel für sich, dass die Höhe anderer fettiger Substanzen aussagekräftiger ist als die des Cholesterins. Eine Substanzgruppe sind hier die Triglyzeride, eine andere jene Lipoprotein-Verbindungen, an die das Cholesterin im Blut gebunden ist. Das an »HDL« (»High Density Lipoprotein«) gebundene Cholesterin (»HDL-Cholesterin«) wird mittlerweile als besserer Indikator für das koronare Risiko angesehen als das Gesamtcholesterin. In der Tat ist nicht jedermann davon überzeugt, dass bei den meisten Menschen die alleinige Messung des Gesamtcholesterins besonders aussagekräftig ist. Ein angesehener US-amerikanischer Forscher hat einmal geschrieben, dass die Messung des Blutcholesterins noch immer ein biochemisches Verfahren auf der Suche nach der eigenen klinischen Bedeutung sei!

Eine letzte Art experimenteller Beweisführung besteht darin, zu beobachten, welche Maßnahmen Krankheiten heilen oder ihr Auftreten verhindern können. Daraus lassen sich bis zu einem gewissen Grad Rückschlüsse auf die Krankheitsursache ziehen. Ein nahe liegendes Beispiel ist der Skorbut, der durch die Gabe von Orangen oder Zitronen geheilt werden kann; ein Vorgehen, das schließlich zur Aufdeckung der Ursache des Skorbuts geführt hat: ein Mangel an Vitamin C, das in Obst und Gemüse enthalten ist.

Es gibt jedoch zwei Möglichkeiten der Täuschung – die eine offensichtlich, die andere weniger. Offensichtlich, obwohl häufig übersehen, schwanken die Symptome mancher Erkrankungen von sich aus, etwa beim rheumatischen Formenkreis. Eine Phase mit Schmerzen wechselt sich häufig mit einer Remissionsphase ab. Deshalb wird eine Behandlung während einer Schmerzphase wahrscheinlich den Anschein erwecken, die nachfolgende Besserung bewirkt zu haben, obwohl dies nicht notwendigerweise der Fall gewesen sein muss.

Man kann jedoch auch in eine subtilere Falle tappen. Beispielsweise leiden viele ältere Menschen an einer Vielzahl von Erkrankungen, die allmählich einen gewissen Grad an Herzschwäche herbeiführen, mit geschwollenen Beinen aufgrund eines Ödems. Dieses kann durch die Gabe hoher Dosen an Vitamin C gebessert werden, weil das Vitamin als Entwässerungsmittel wirkt und den Flüssigkeitsverlust über die Nieren verstärkt. Obwohl diese Behandlung also ein Symptom der Herzschwäche beseitigen kann, beruht die Erkrankung eindeutig nicht auf einem Vitamin-C-Mangel.

Ein noch offensichtlicheres, wenn auch vielleicht etwas absurdes Beispiel betrifft die Einnahme von Aspirin gegen Kopfschmerzen. Ist sie erfolgreich, so bedeutet dies natürlich nicht, dass die Kopfschmerzen durch einen Aspirinmangel hervorgerufen wurden.

Lassen Sie mich nun auf die Ergebnisse von Experimenten eingehen, die die Effekte diätetischer Maßnahmen zur Vorbeugung der koronaren Herzkrankheit untersucht haben. Da alle diese Untersuchungen auf die Änderung des Fettanteils der Diäten ausgerichtet waren, bespreche ich sie am besten bereits an dieser Stelle, während ich mich später auf die Argumente gegen den Zucker konzentrieren werde. Auch kann ich hier ein weiteres Problem der Forschungen zu Diäten und Herzerkrankungen diskutieren.

Es gab mehrere Untersuchungen, in denen die Zufuhr gesättigter Fettsäuren über Butter oder Fleischfett reduziert wurde, teilweise im Austausch gegen Pflanzenöle wie Maiskeimöl. Auch studierten die Ärzte solche Patienten, die bereits einen oder mehrere Herzinfarkte erlitten hatten, mit dem Ziel, herauszufinden, ob das Risiko für einen weiteren Herzinfarkt geringer wäre als bei einer vergleichbaren Patientengruppe, deren Fettaufnahme man nicht verändert hatte.

Diese Art von Studien werden »Sekundärpräventionsstudien« genannt; im Unterschied zu den »Primärpräventionsstudien«, in denen die Untersucher die Kost von anscheinend gesunden Menschen verändern und dann beobachten, wie viele von ihnen eine koronare Herzkrankheit entwickeln – wiederum in Relation zu einer vergleichbaren Gruppe von Menschen, deren Diät nicht geändert wurde.

Diverse solcher Studien sind mittlerweile durchgeführt worden, am wichtigsten diejenigen zur Primärprävention. Eine davon fand in einem Veteranenzentrum in Los Angeles statt, wo 424 Männer auf eine experimentelle Diät mit reduziertem Gehalt an gesättigten Fettsäuren und Cholesterin und einem erhöhten Anteil an mehrfach ungesättigten Fettsäuren gesetzt wurden. Über einen Zeitraum von fünf Jahren verglichen die Untersucher diese Männer (»Interventionsgruppe«) mit 422 Männern einer Kontrollgruppe, deren Diät nicht geändert worden war. Es gab 63 Todesfälle durch Koronarzwischenfälle in der Interventions- und 82 in der Kontrollgruppe; die Gesamtzahl der Todesfälle durch *alle* Todesursachen war jedoch in beiden Gruppen gleich. Ein unerwünschter Nebeneffekt bestand darin, dass die Männer der Interventionsgruppe Gallensteine entwickelten.

Eine Studie in Helsinki dauerte 15 Jahre. Untersucht wurden Patienten in zwei psychiatrischen Kliniken. In der einen Klinik wurde die finnische Standardkost serviert, in der anderen eine Diät mit einem hohen Anteil an mehrfach ungesättigten Fettsäuren. Nach fünf Jahren tauschte man die Diäten. Am Ende des 15-Jahres-Zeitraums zeigten sich in beiden Krankenhäusern etwas weniger koronare Todesfälle in den Perioden, in denen die Insassen die Interventionskost gegessen hatten. Auch in dieser Studie zeigten sich jedoch keine Unterschiede bei der Gesamtzahl der Todesfälle aufgrund aller Todesursachen. Auch gab es starke Kritik an der Durchführung des Experiments: So wurden aus den Krankenhäusern ausscheidende Patienten durch neue ersetzt, um die Fallzahlen aufrechtzuerhalten. Auf diese Weise wurde die Studie nicht mit einer konstanten Population durchgeführt, sondern mit Patienten, die über höchst unterschiedliche Zeiträume teilgenommen hatten.

Spätere Studien haben neben der Menge des zugeführten Fetts auch die Auswirkungen anderer Modifikationen untersucht, wobei die Anteile an mehrfach ungesättigten Fettsäuren unverändert blieben. Eine solche Untersuchung war die »United States MR FIT«-Studie (»Multiple Risk Factor Intervention Trial«) aus dem Jahr 1982. Mehr als 12.000 Männer mittleren Alters und mit hohem koronarem Risiko hatten daran teilgenommen. Die Hälfte von ihnen wurde mit dem Ziel der Reduktion ihres Cholesterinspiegels, ihres Blutdrucks und ihres Zigarettenkonsums geschult. Im Studienverlauf wurden sie regelmäßig interviewt und ermutigt, die ergriffenen Maßnahmen fortzuführen. Nach sieben Jahren war ihr Blutcholesterinspiegel um lediglich zwei Prozent gesunken, ihre Sterblichkeit durch koronare Herzkrankheit unterschied sich nicht signifikant von derjenigen in der Kontrollgruppe, und ihre Gesamtsterblichkeit lag sogar etwas höher. Die Kosten für diese Untersuchung beliefen sich auf mehr als 100 Millionen US-Dollar.

Im Jahr 1984 erschien das Ergebnis des »Lipid Research Clinics Primary Prevention Trial«. Das Ziel dieser Untersuchung bestand nicht darin, die Auswirkungen einer Diät zu überprüfen, sondern die Effekte der Gabe von Colestyramin, eines cholesterinsenkenden Anionen-Austauscher-Harzes. Wie beim »MR FIT«-Experiment waren die Probanden Männer – rund 2.000 davon –, die aufgrund ihres hohen Koronarrisikos ausgewählt worden waren, weil ihre Blutcholesterinwerte zu den höchsten fünf Prozent in der Gesamtbevölkerung zählten. Sie alle wurden zu einer fettarmen Diät angehalten, und die Hälfte von ihnen erhielt zusätzlich das Medikament. Nach sieben Jahren zeigten beide Gruppen eine Reduktion des Blutcholesterins, wobei die Senkung in der Medikamentengruppe signifikant höher ausfiel. Hier lag auch die beobachtete Todesfallrate mit koronarer Ursache um rund ein Viertel niedriger, und es gab eine signifikant geringere Zahl an nichttödlichen Herzinfarkten. Unglücklicherweise wurden diese erwünschten Wirkungen von sehr unangenehmen Verdauungsbeschwerden begleitet, die viele der Männer zur Aufgabe der Tabletteneinnahme zwangen. Eine groß angelegte Behandlung der Bevölkerung mit diesem Medikament ist daher nicht praktikabel. Außerdem wäre sie extrem kostspielig; so wurde ausgerechnet, dass es eine Viertel Million US-Dollar kosten würde, um damit nur einen einzigen Herzinfarkt zu verhindern.

Eine zum Zeitpunkt des Erscheinens der Originalausgabe dieses Buches noch laufende Untersuchung ist das »Stanford Heart Disease Prevention Program«. Es startete mit einer massiven Werbekampagne in zwei kalifornischen Städten und umfasste Radio- und Fernsehsendungen, regelmäßige Zeitungsartikel, Werbeanzeigen und Aufklärungsmaterial auf dem Postwege. Das Ergebnis war eine dreiprozentige Senkung des Blutcholerinspiegels in der Bevölkerung, die am Ende der Kampagne auf ein Prozent gesunken war. Trotzdem wurde eine weitere Phase mit einer Wiederholung der Untersuchung in größerem Maßstab geplant – diesmal sollten fünf kalifornische Städte eingeschlossen werden.

Wir müssen feststellen, dass es trotz all dieser Bemühungen seit den 1960er-Jahren nicht gelungen ist, die Wirksamkeit einer veränderten Fettaufnahme auf die Reduktion koronarer Herzerkrankungen zu belegen. Dennoch ist in den USA etwa seit 1960 – und etwas später in anderen Ländern – ein Rückgang der registrierten koronaren Todesfälle zu verzeichnen. In den Vereinigten Staaten hat es auch einen leicht sinkenden Fettkonsum gegeben, aber dieser setzte erst einige Jahre *nach* dem Beginn des Rückgangs der Herztodesfallraten ein. Auch waren andere Lifestyleänderungen zu beobachten, sowohl in den USA als auch in einigen anderen Ländern, wiewohl nicht alle von ihnen quantifizierbar sind. Sie umfassen einen reduzierten Zigarettenkonsum, vermehrte Bewegungsaktivitäten wie Jogging oder »Aerobics«, breiter angelegte Programme zur Reduktion des hohen Blutdrucks und eine große Anzahl von Bypassoperationen bei Patienten mit koronarer Herzkrankheit. In den meisten dieser Länder war auch ein geringer, obschon stetiger Rückgang des Zuckerkonsums zu beobachten. Dennoch bleibt festzuhalten, dass wir die Ursache des Rückgangs der Koronarsterblichkeit nicht kennen – obwohl dieser natürlich sehr erfreulich ist.

Es mag sich am Ende herausstellen, dass die Menschen ihr Herzinfarktrisiko durch die Einnahme hoher Mengen an mehrfach ungesättigten Fettsäuren reduzieren können, wie sie in Maiskeim- oder Sonnenblumenöl oder in speziellen Margarinen zu finden sind, die aus diesen Ölen hergestellt werden. Ich halte dies jedoch für sehr unwahrscheinlich. Vielmehr bin ich davon überzeugt, dass die beste Diät für die menschliche Spezies eine ist, die sich möglichst weitgehend aus den Nahrungsmitteln zusammensetzt, die in unseren Zeiten als Jäger und Sammler verfügbar waren. Pflanzenöle mit einem hohen Gehalt an mehrfach ungesättigten Fettsäuren stehen uns dank agrartechnischer Fortschritte erst seit kurzer Zeit zur Verfügung, und noch jünger sind die ausgefeilten industriellen Verfahren zur Extraktion und Raffination solcher Öle. Und die komplexen chemischen Prozesse, denen man die Öle bei der Margarineherstellung unterwirft, entfernen dieses Produkt sogar noch weiter von den Nahrungsmitteln, die der Menschheit über Millionen von Jahren ihrer Entwicklung zur Verfügung standen.

13

Der Herzinfarkt, die moderne Epidemie

Niemand kann heutzutage die hohe Zahl an Menschen ignorieren, die am Herzinfarkt sterben. Er ist in den USA und in Großbritannien für mehr als ein Fünftel aller Todesfälle verantwortlich. In diesen und in anderen wohlhabenden Ländern stirbt mindestens einer von drei Männern im Alter über 45 Jahren an einem Herzleiden. Es ist nicht verwunderlich, dass in den letzten 25 Jahren viele Bücher, Zeitschriften, Radio- und Fernsehprogramme dieses Thema aufgegriffen haben. Ich denke jedoch, dass es noch immer viele Missverständnisse über das Wesen der koronaren Herzerkrankung gibt, sodass ich zunächst die Begriffe klären und Erläuterungen geben möchte, bevor ich auf die Ursachen eingehe.

Es kann sehr gut sein, dass Sie bereits eine schöne, einfache Vorstellung von der koronaren Herzkrankheit und von ihrer Entstehung haben. Wenn ja, dann lautet sie wahrscheinlich wie folgt: Es gibt im Blut fettreiches Material namens Cholesterin. Wenn Sie altern, nimmt die Menge an Cholesterin in Ihrem Blut zu, insbesondere, wenn Sie Nahrung zu sich nehmen, die zu viel Fleischfett oder Butter enthält. Durch den hohen Cholesterinspiegel wird ein Teil dieses Fettes an der Innenseite der Arterienwände abgelagert, die Herzkranzgefäße eingeschlossen. Letztere leiten Blut zu dem großen Muskel, der die Herzwand bildet und das Blut durch den Körper pumpt. Die allmähliche Verengung der Koronararterien durch das abgelagerte Cholesterin reduziert die Blutzufuhr zum Herzmuskel, und Sie bekommen Brustschmerzen, wenn Sie sich körperlich betätigen – es tritt eine Angina auf, korrekter: Angina pectoris, die »Herzenge«.

Die Cholesterinablagerungen fördern auch die Bildung von Blutgerinnseln, sodass früher oder später eine der Koronararterien, oder einer ihrer Äste, vollständig verstopft. Das schneidet die Blutzufuhr zu einem Teil des Herzmuskels ab und der Herzinfarkt tritt ein; mit Schmerzen, Bewusstlosigkeit, wenn das Herz aussetzt, und mit Todesfolge, wenn das Herz nicht bald wieder zu schlagen beginnt.

Diese Sichtweise der Entstehung des Herzinfarkts ist zu stark vereinfacht. Sie erscheint mir hinreichend irreführend, weshalb ich Sie bitte, mir zu folgen, wenn ich den Ablauf noch einmal detailreicher beschreibe und stärker im Einklang mit den tatsächlichen Ereignissen. Insbesondere möchte ich unterscheiden zwischen dem, was die Medizin über die Vorgänge *weiß* und worüber sich die Forschung noch unsicher ist.

Wie jedes andere Organ des Körpers kann auch das Herz von vielen verschiedenen Erkrankungen betroffen werden, sodass es streng genommen genauso töricht ist, von einer »Herzkrankheit« zu sprechen wie von einer »Arm-« oder »Beinkrankheit«. Was die Menschen meinen, wenn sie von »Herzkrankheit« sprechen, das ist die »koronare« oder »ischämische Herzkrankheit«, die »Koronarthrombose« oder der »Myokardinfarkt«. Selbst diese Bezeichnungen sind noch recht irreführend, weil die zugrunde liegenden Zustände nicht alle identisch sind. Die Situation ist einfacher zu verstehen, wenn man die Krankheitsprozesse verfolgt, welche das Herz schädigen – soweit ihnen die Wissenschaft bereits auf den Grund gegangen ist. Ich betone dies, weil verschiedene Aspekte der Krankheitsentwicklung noch nicht vollständig bekannt sind.

Auf das Individuum bezogen, weiß jeder, was ich meine. Ein typisches Beispiel ist das einer Person, eher ein Mann als eine Frau und zumeist älter als 60 Jahre, die scheinbar ganz gesund ist, bis sie von einem schweren Brustschmerz heimgesucht wird. Sie kann bewusstlos werden und sich nicht erholen, oder der Schmerz kann schrittweise zurückgehen und die Person würde ins Bett gelegt. Wenn sie sich von ihrem ersten Herzanfall erholen kann, kann es früher oder später zu weiteren Attacken kommen, wiederum mit dem Risiko, dass eine davon tödlich verläuft. Manchmal sind die Ereignisse aber anders. Dann haben wir das Bild einer Person, der es anscheinend gut geht, und die so plötzlich verstirbt, dass sie buchstäblich keine Zeit mehr hat, über Schmerzen oder irgendwelche anderen Symptome zu klagen.

Der Gang der Ereignisse, die zu der manifesten Erkrankung führen, ist leider alles andere als eindeutig. In der Tat wird das, was ich hier mit Bedacht schreibe, die Ansichten vieler oder der meisten Experten dieses Fachgebiets repräsentieren, aber es wird stets auch einige geben, die mit der Schilderung der Vorgänge teilweise oder gar nicht übereinstimmen.

Lassen Sie mich zunächst über die sogenannten »Ablagerungen« an der Innenwand der Arterien sprechen. Sie werden »Atherome« genannt, der Zustand »Atheromatose«. Das Wort »Atherom« ist griechisch und beschreibt die unregelmäßigen Flecken gelblichen Materials, die auf der Innenseite der Arterienwände gefunden werden. Man ist sich nicht völlig sicher, was diese Plaques auslöst. Gängig ist die Ansicht, dass der Prozess mit einer Ansammlung von Blutplättchen auf oder in der Gefäßwand beginnt. Blutplättchen sind kleine Zellen, die in großer Zahl gemeinsam mit den roten und den weißen Blutkörperchen im Blut schwimmen [und bei der Blutgerinnung eine Rolle spielen]. Wenn sie zusammenkleben, bilden sie kleine Blutgerinnsel. An diese Gerinnsel lagert sich sukzessive fetthaltiges Material an, das einen hohen Cholesterinanteil aufweist. Im weiteren Verlauf entwickeln diese Plaques bindegewebige Anteile, vergleichbar mit Narben nach Schnittwunden an der

Haut. Die Kombination aus fetthaltigen Atheromen und bindegewebiger Vernarbung führt zu dem »Atherosklerose« genannten Zustand. In späteren Stadien können die Plaques auch verhärten und verkalken.

Atherosklerose kann in allen Arterien des Körpers auftreten, obwohl die Wahrscheinlichkeit an manchen Stellen höher ist als anderswo. Sie beginnt vermutlich in jungen Jahren, möglicherweise bei Teenagern oder manchen Fachleuten zufolge sogar noch früher. Im Zuge ihrer Ausdehnung kann sie beginnen, den Blutfluss zu beeinträchtigen, sodass körperliche Anstrengung zu Schmerzen in der Brust führt, weil sich die Koronararterien verengen (Angina pectoris), oder in den Beinen (periphere arterielle Verschlusskrankheit, auch »Thrombangiitis obliterans« genannt).

Bei der peripheren arteriellen Verschlusskrankheit führt eine Zunahme der Atherosklerose zu Schmerzen in den Beinen, wenn kürzere oder längere Gehdistanzen zurückgelegt werden. Unbehandelt wird die Blutzufuhr der Extremität irgendwann so stark eingeschränkt, dass Zehen absterben können – sich also eine Gangrän entwickelt –, später auch der gesamte Fuß oder sogar Teile des Unterschenkels. Die Behandlung kann mit gefäßerweiternden Medikamenten versucht werden oder operativ, etwa durch Abtragen des atheromatösen Materials von den Arterienwänden (»Ausschälplastik«).

Im Herzen können sich die Koronararterien zunehmend verengen, mit dem Resultat einer sich verschlechternden Angina-pectoris-Symptomatik bei immer geringerer Belastung. Ein vollständiger Verschluss kann auch ohne vorangehende pectanginöse Beschwerden auftreten, etwa durch ein Blutgerinnsel. Die Wahrscheinlichkeit hierfür ist in bereits verengten Gefäßen höher, weil dort einerseits der Blutfluss verlangsamt und andererseits die normalerweise glatte Gefäßinnenwand mit rauem atheromatösem Material ausgekleidet sein kann. Aber auch Gefäßspasmen der bereits verengten Arterien können einen Gefäßverschluss provozieren; dauern sie länger an, kann sich daraus ein Herzinfarkt entwickeln. Die resultierenden Folgen hängen von verschiedenen Faktoren ab. Einer ist die Größe des von der betroffenen Arterie vor dem Infarkt versorgten Areals. Ein zweiter Faktor betrifft die Lokalisation des betroffenen Gewebes, da einige Teile des Herzmuskels für die Schlagfunktion erheblich wichtiger sind als andere. Und drittens hängen die Folgen davon ab, ob das betroffene Areal noch von Ästen anderer Blutgefäße mitversorgt wird, die sich schnell ausdehnen und die gestörte Versorgung ausgleichen können.

Wenn der betroffene Abschnitt des Herzens klein oder relativ unwichtig ist, setzt das Herz nur kurz oder gar nicht aus. Verliert ein Bereich des Herzmuskels seine Blutzufuhr permanent, stirbt er ab. Dies wird als Myokardinfarkt bezeichnet und kann Jahre später in Form von Narbengewebe gesehen werden, welches das abgestorbene Gewebe ersetzt hat.

Der plötzliche Herztod scheint eine ganz andere Ursache zu haben, obwohl er vermutlich auch mit schwerer Atherosklerose der Koronararterien assoziiert ist. Hier stoppt jedoch plötzlich der reguläre Herzschlag, und der Herzmuskel beginnt in sehr schnelle unkoordinierte Zuckungen überzugehen, die man als »Kammerflimmern« bezeichnet. Dadurch versagt die Pumpfunktion des Herzens und der Tod tritt sehr schnell ein.

Es ist wichtig, daran zu denken, dass man eine recht ausgeprägte Atherosklerose aufweisen kann, ohne irgendwelche Symptome zu zeigen. In diesem Fall wird man diesen Zustand so lange nicht diagnostizieren können, bis einige der Plaques zu verkalken beginnen, sodass sie sich im Röntgenbild zeigen. Die meisten, wenn nicht alle Erwachsenen in den wohlhabenden Ländern leben zumindest mit einer gewissen Zahl arterieller Plaques, aber wenn sie keinerlei Symptome aufweisen, ist es normalerweise nicht möglich festzustellen, ob sie atherosklerotische Veränderungen in sich tragen, und wenn ja, in welchem Umfang und mit welchen Lokalisationen.

Ich hoffe, Sie denken nicht, dies alles habe nichts mit dem Thema dieses Buches zu tun. Einer meiner wichtigsten Beweggründe für meine Forschungen in diesem Bereich lag darin, dass ich zunehmend ein ungutes Gefühl hinsichtlich der vorherrschenden stark vereinfachten Sichtweise hatte, die koronare Herzkrankheit sei lediglich eine Frage des Cholesterinspiegels im Blut. Diese Vorstellung ist mittlerweile bei so vielen Menschen so fest verankert, dass sie glauben, alles, was das Cholesterin im Blut ansteigen lässt, führe wahrscheinlich zur koronaren Herzkrankheit; alles, was das Cholesterin im Blut senkt, könne die Krankheit verhindern oder sogar heilen, und alles, was den Blutcholesterinspiegel unbeeinflusst lässt, könne nichts mit der Ursache der Herzerkrankungen zu tun haben.

Ich weiß, dass ich voreingenommen bin, aber diese Vorstellung – aus meiner Sicht eine ziemlich naive – hat das korrekte Verstehen dieser Erkrankung und ihrer Ursachen erschwert, und damit auch das einer geeigneten Prävention.

Tatsächlich sind Menschen mit koronarer Herzkrankheit von sehr viel umfassenderen Störungen betroffen als nur von einem Anstieg ihres Blutcholesterins. Einerseits findet sich oft eine Erhöhung anderer Fettbestandteile im Blut, insbesondere der Triglyzeride – auch »Neutralfette« genannt. Viele Menschen glauben, dass dieser Anstieg häufiger auftritt als der des Cholesterins. Auch wird ein *Abfall* des HDL-Cholesterins beobachtet. Zweitens treten andere biochemische Veränderungen auf, einschließlich einer Störung des Glukosestoffwechsels in derselben Weise, wie sie bei der Zuckerkrankheit gesehen wird. Häufig sind die Spiegel des Insulins und anderer Hormone im Blut erhöht und manchmal auch die Harnsäure. Die Aktivität zahlreicher Enzyme ist ebenso verändert wie das Verhalten der Blutplättchen. Man könnte eine Liste von mindestens 20 Parametern erstellen, die bei Menschen mit schwerer Atherosklerose häufig ungewöhnlich hoch oder ungewöhnlich niedrig gemessen werden, und nur einer dieser Indikatoren ist der häufige, obschon keineswegs durchgängige Anstieg des Blutcholesterinspiegels.

Wenn Sie weitergehende Erkenntnisse über die mögliche Rolle des Zuckers oder anderer Faktoren bei der Entstehung von Herz-Kreislauf-Erkrankungen beim Menschen suchen, sollten Sie die Komplexität der Manifestation dieser Störung im Hinterkopf behalten. Dies ist insbesondere bei den Experimenten von Wichtigkeit, die meine Kollegen und ich mit Labortieren durchgeführt haben. Ich werde darüber ausführlich im nächsten Kapitel berichten. Der erste Befürworter der Vorstellung, dass Fett eine Ursache der koronaren Herzkrankheit sein könnte, und [bis zu seinem Tod im Jahre 2004, *d. Übers.*] ihr energischster Verteidiger war Dr. Ancel Keys aus Minneapolis. Im Jahre 1953 lenkte er die Aufmerksamkeit auf den Umstand, dass es eine sehr vielsagende Relation zwischen der Fettaufnahme in sechs verschiedenen Ländern und der dortigen Todesfallrate durch koronare Herzkrankheit gebe. Dies war sicherlich einer der wichtigsten Beiträge zur Erforschung dieser Herzerkrankung. Er löste eine weltweite Lawine von Berichten anderer Wissenschaftler aus, änderte die Ernährungsweise von Hunderttausenden von Menschen und spülte riesige Geldbeträge in die Kassen der Hersteller von Nahrungsmitteln, die bei diesen speziellen Diäten eingesetzt werden konnten.

Infolgedessen ist mittlerweile auch sehr viel über die Auswirkungen verschiedener Diäten auf die Stoffwechselvorgänge im Körper und vor allem über den Fettstoffwechsel bekannt. Und dennoch gibt es eine beträchtliche Zahl – obschon eine Minderheit – von Wissenschaftlern, die davon überzeugt ist, dass die koronare Herzkrankheit im Wesentlichen *nicht* durch das Fett in der Ernährung ausgelöst wird. Zu dieser Gruppe gehöre auch ich. Lassen Sie mich den Fall erörtern, indem ich die epidemiologische Evidenz der Relation zwischen Diät und der Koronarerkrankung näher beleuchte. Von Anfang an fühlten sich einige Forscher mit den von Dr. Keys vorgelegten Beweisen unwohl: Es existierten nämlich Daten für viel mehr Länder als nur für die sechs von Keys ausgewählten, und diese anderen Ergebnisse passten nicht in die wunderschön geradlinige Ursache-Wirkungs-Beziehung – je mehr Fett, desto mehr koronare Herzkrankheit –, die sich in der Tat nur dann ergab, wenn man ausschließlich die sechs handverlesenen Länder berücksichtigte.

Auch begannen sich die Hinweise zu mehren, dass sich die Fette nicht alle gleich verhielten; einige schienen gut, einige schlecht und einige neutral zu sein. Anfangs wurde dies von Dr. Keys energisch bestritten, aber um das Jahr 1956 akzeptierte auch er die Unterschiede, so wie die anderen Forscher auch. Die »schlechten« Fette waren danach vorwiegend tierische Fette, wie die in Fleisch und Milchprodukten (mit gesättigten Fettsäuren). Die »guten« Fette waren meist Pflanzenöle (mit mehrfach ungesättigten Fettsäuren), und die »neutralen« Fette waren weder gut noch schlecht; ein Beispiel ist das Olivenöl (überwiegend mit einfach ungesättigten Fettsäuren).

Es schien angebracht, sehr viel genauer auf die Daten zur Mortalität und zum Fettkonsum zu schauen als dies bisher stattgefunden hatte, und ich tat dies im Jahre 1957. Indem ich sämtliche verfügbaren Informationen aus internationalen Statistiken auswertete, stellte ich fest, dass es eine mäßige, aber keineswegs überragende Korrelation zwischen dem Fettkonsum und der Koronarsterblichkeit gab, welche aber nicht enger wurde, wenn man die Fette nach ihrer tierischen oder pflanzlichen Herkunft aufteilte. Eine bessere Korrelation zeigte sich in zahlreichen Ländern hingegen zwischen dem Zuckerkonsum und der Herzinfarktsterblichkeit. Die engste Beziehung lag [für die Jahre zwischen 1930 und 1957] jedoch für das Verhältnis aus ansteigenden Herzinfarkttodesfällen in Großbritannien und dem Anstieg der Zahl der Radio- und Fernsehgeräte im häuslichen Bereich vor.

Den letzten Aspekt nenne ich aus zwei Gründen. Einerseits, um die Risiken aufzuzeigen, die entstehen, wenn man eine Assoziation zwischen zwei Ereignissen entdeckt und dann behauptet, das eine Ereignis bewirke das andere. Es ist unwahrscheinlich, so werden Sie annehmen, dass das Risiko, Opfer einer Herzattacke zu werden, allein durch den Besitz eines Fernsehgerätes ansteigt. Dennoch ist diese Vorstellung bei näherer Betrachtung gar nicht so dumm.

Eine Reihe der an der Entstehung der koronaren Herzkrankheit beteiligten Faktoren ist wohlstandsbedingt – Bewegungsarmut, Übergewicht, Zigarettenrauchen, Fett- und Zuckerkonsum. Daher wird einerseits die Häufigkeit dieser Herzkrankheiten in wohlhabenderen Ländern höher sein, wobei sich der Wohlstand an Indizes wie dem Zigaretten- oder Fettkonsum ablesen lässt, aber auch an der Ausstattung der Bevölkerung mit Fernsehgeräten oder Kraftfahrzeugen oder Telefonen. Andererseits lassen sich aus vielen dieser Wohlstandsindizes auch Hinweise auf Bewegungsarmut ableiten. Menschen, die ein Fernsehgerät besitzen, sind wahrscheinlich weniger körperlich aktiv. Daher ist es nicht völlig abwegig, auf diese Assoziationen hinzuweisen.

Entwicklung der Herzinfarktsterblichkeit und der Zahl der Radio- und Fernsehgeräte in Großbritannien

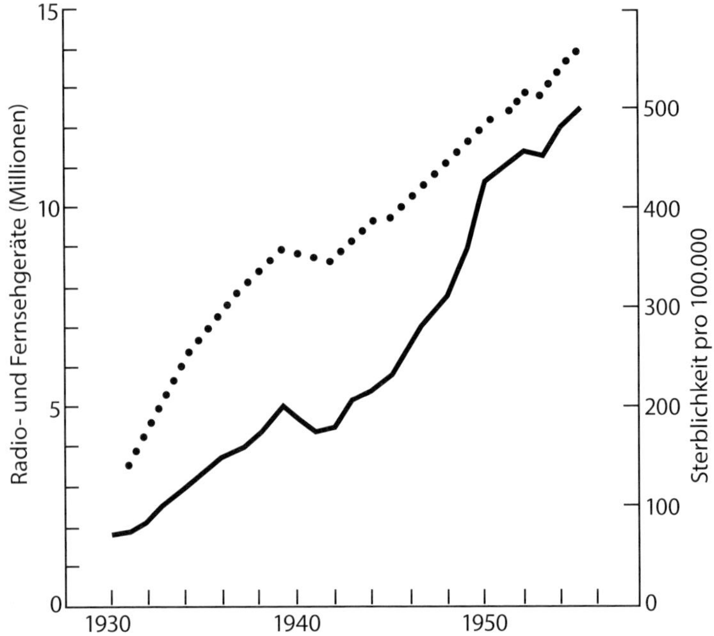

Das Diagramm zeigt die enge Beziehung zwischen der Sterblichkeit an koronaren Thrombosen (rechte Kurve) und dem Besitz von Radio- oder Fernsehempfangsgeräten (linke Kurve). Auf der Basis dieser Assoziation allein könnte man behaupten, dass der Kauf eines Radio- oder Fernsehgerätes das Risiko erhöht, einen Herzinfarkt zu erleiden.

Mir lagen nun im Jahre 1957 die Daten internationaler epidemiologischer Studien vor, die darauf hindeuteten, dass es mindestens so interessant wäre, den Zuckerkonsum zu untersuchen wie den Fettkonsum. Es gab zu diesem Zeitpunkt keinen Hinweis darauf, dass die existierenden Studien einen Beweis für eine Beteiligung des Zuckers lieferten. Wie bei den Fetten hatten wir jetzt jedoch einen Anhaltspunkt. Und tatsächlich bestätigte ein japanischer Wissenschaftler kurz nach meiner Analyse die Korrelation zwischen dem Zuckerkonsum und der koronaren Herzkrankheit in 20 Ländern.

Neben diesen allgemeinen Daten aus internationalen Statistiken existieren auch einige Studien über bestimmte Länder oder Populationen. Ein britischer Forscher zeigte, dass der Anstieg an koronaren Todesfällen in Großbritannien sehr genau dem Anstieg des Zuckerkonsums folgte. Für Südafrika wurde gezeigt, dass die schwarze Bevölkerung kaum an Herzkrankheiten litt, während die weiße und die indische Bevölkerung eine so hohe Erkrankungsrate aufwies wie die Weißen in den USA, Westeuropa und in der australisch-neuseeländischen Region. Allerdings scheint sich die Lage in Südafrika zu ändern: Koronare Herzkrankheiten breiten sich jetzt auch in der schwarzen Bevölkerung aus. Diese Beobachtungen passen zu den Daten zum Zuckerkonsum, der in der weißen und indischen Bevölkerung lange Zeit hoch war, in der schwarzen Bevölkerung jedoch niedrig, bis er vor etwa 20 Jahren zuzunehmen begann und heute, mit steigendem Wohlstand, massiv ansteigt.

In Jerusalem fand der Forscher A. M. Cohen, dass kürzlich aus dem Jemen zugereiste Immigranten sehr geringe Herzerkrankungsraten aufwiesen, diese hingegen häufig bei denjenigen Jemeniten auftraten, welche 20 Jahre zuvor eingewandert waren. Die Ernährung im Jemen war reich an tierischen Fetten und Butter, aber arm an Zucker. Nach der Ankunft in Israel begannen die Einwanderer jedoch die üblicherweise zuckerreiche Kost des Landes zu übernehmen.

Die Massai und die Samburu sind zwei Stämme in Ostafrika, die weitgehend von Milch und Fleisch leben und daher einen hohen Konsum an tierischen Fetten aufweisen. Sie haben jedoch eine sehr geringe Rate an Herz-Kreislauf-Erkrankungen. Man könnte annehmen, dass dies ihrer hohen körperlichen Aktivität zu verdanken ist. Eine andere Möglichkeit wäre, dass sich ihr Stoffwechsel von dem anderer Menschen unterscheidet, und jüngere Untersuchungen scheinen dies zu bestätigen. Danach scheinen sie tierisches Fett besser verstoffwechseln zu können, ohne dabei erhöhte Blutcholesterinspiegel zu entwickeln. Es ist jedoch unklar, ob dies einer genetischen Besonderheit der Massai zuzuschreiben ist oder ob sich ihr Fettstoffwechsel an die lebenslang sehr hohe Fettaufnahme angepasst hat.

Was jedoch häufig aus der Diskussion ausgeklammert wird, das ist die Tatsache, dass sowohl die Massai als auch die Samburu *praktisch keinen Zucker essen.*

Asiatische Einwanderer in Großbritannien weisen eine deutlich höhere Mortalität an koronarer Herzkrankheit auf als die eingeborenen Briten – rund 20 Prozent höher bei den Männern und fast 30 Prozent bei den Frauen. Eine neuere Studie hat nun gezeigt, dass die Gesamtaufnahme von Fett in beiden Gruppen nahezu identisch ist, wobei die Aufnahme gesättigter Fette bei den Asiaten niedriger und die von mehrfach ungesättigten Fettsäuren höher ausfällt. So liegt das Verhältnis von mehrfach ungesättigten zu gesättigten Fettsäuren in Ihrer Nahrung (der P:S-Quotient) bei 0,85, gegenüber 0,28 bei den nativen Briten. Der hohe Quotient in der asiatischen Diät erfüllt also die Empfehlungen derjenigen, die sich für eine Änderung der Nahrungsfette zur *Vermeidung* der koronaren Herzkrankheit einsetzen. Damit ist es eindeutig, dass die höhere koronare Sterblichkeit bei den Asiaten nicht mit Unterschieden beim

Fettkonsum erklärt werden kann. Was in dieser Studie nicht untersucht wurde, das war die Zuckeraufnahme, aber andere Untersuchungen zeigen, dass die Asiaten in der Tat mehr Zucker essen als der Rest der Briten. Wie wir später (auf Seite 122) sehen werden, ist dies auch für die weite Verbreitung des Diabetes bei den in Großbritannien lebenden Asiaten von Bedeutung.

Lassen Sie mich nur noch eine weitere besondere Studie zitieren, die auf St. Helena durchgeführt wurde. Koronare Herzkrankheiten sind auf dieser Insel ziemlich verbreitet. Das liegt nicht daran, dass die Einwohner viel Fett essen; sie essen weniger als die Amerikaner oder die Briten. Es liegt auch nicht an körperlicher Inaktivität; St. Helena ist äußerst hügelig und es gibt wenig maschinellen Transport. Und es liegt ebenfalls nicht am Zigarettenrauchen; der Zigarettenkonsum ist viel geringer als in den meisten westlichen Ländern. Es gibt nur einen einleuchtenden Grund für die hohe Rate an koronarer Herzkrankheit: Der durchschnittliche Zuckerkonsum auf St. Helena liegt bei etwa 100 Pfund pro Person und Jahr.

Zusammenfassend kann man sagen, dass in den meisten der von mir betrachteten wohlhabenden Populationen die Häufigkeit der koronaren Herzkrankheit mit dem Zuckerkonsum in Verbindung steht. Da der Zuckerkonsum jedoch nur einen unter vielen Indikatoren für Wohlstand darstellt, besteht dieselbe Art von Assoziation auch mit dem Fettkonsum, dem Zigarettenrauchen, dem Pkw-Besitz und so weiter. An dieser Stelle wäre es daher genauso gerechtfertigt, jeden anderen dieser Faktoren als eine mögliche Ursache für die koronare Herzkrankheit anzusehen.

Sie können dies auch anders ausdrücken, indem Sie die Beziehung zwischen zweien der von mir genannten Faktoren betrachten. Schaut man sich etwa die Menge an Fett und Zucker an, die in verschiedenen Ländern gegessen wird, so stellt man fest, dass das Verhältnis in allen Ländern sehr ähnlich ist; beide werden in armen Ländern nur wenig verzehrt, in moderaten Mengen in Ländern mit mittlerem Wohlstandsniveau und in hoher Menge in den wohlhabendsten Ländern. Daher ist alles, was in Beziehung zum Konsum des einen Stoffes steht, wahrscheinlich auch mit dem jeweils anderen Stoff verbunden. Wenn man möchte, kann man also sagen, dass der Fettkonsum eine Ursache der koronaren Herzkrankheit darstellt und dass die Assoziation zwischen dem Zucker und der Herzkrankheit zufällig ist, weil Fett und Zucker in Beziehung zueinander stehen. Oder man kann es genau andersherum sehen und sagen, dass der Zucker eine Ursache der Koronarerkrankung darstellt und die Verbindung mit dem Fett zufällig ist.

Als ich an diesem Punkt anlangte, schien es mir der richtige nächste Schritt zu sein, den Zuckerkonsum einzelner Personen mit und ohne koronarer Herzkrankheit zu betrachten. Durchschnittswerte können irreführend sein – so ist es eine Sache zu zeigen, dass es mehr Koronarerkrankungen in Ländern gibt, in denen *im Durchschnitt* mehr Zucker gegessen wird, aber eine ganz andere zu zeigen, dass länderübergreifend Menschen mit höherem Zuckerkonsum ein höheres Erkrankungsrisiko aufweisen als Menschen, die weniger Zucker essen.

Wir entwickelten eine nach unserer Auffassung hinreichend genaue Methode, um die Zuckeraufnahme von Patienten zu messen und ermittelten diese zu Vergleichszwecken bei 20 Männern mit koronarer Herzkrankheit, 25 mit peripherer arterieller Verschlusskrankheit und bei 25 passenden Kontrollpatienten, die andere Erkrankungen aufwiesen.

Wir befragten die Patienten innerhalb der ersten drei Wochen nach der Aufnahme in die Klinik zu ihrer normalen Ernährung, bevor sie krank wurden. Wir konnten später belegen, dass diese Methode der Ermittlung des Zuckerkonsums genauso zuverlässig war wie die weit aufwendigeren Methoden, die normalerweise von Ernährungswissenschaftlern bei anderen Nahrungsbestandteilen angewendet werden. Auch stellte sich heraus, dass es klug war, die Ernährung derjenigen Patienten untersucht zu haben, die sich zuvor anscheinend ganz wohl gefühlt hatten. Als wir mit diesen ein oder zwei Jahre später darüber sprachen, was sie mittlerweile als ihren normalen Zuckerkonsum ansehen würden, lag dieser erheblich niedriger als derjenige, den sie bei der ersten Befragung angegeben hatten.

Wir fanden in unserer Studie eine erheblich höhere Zuckeraufnahme bei den Patienten mit koronarer Herz- sowie peripherer arterieller Verschlusskrankheit als bei den Kontrollpersonen. Die Werte lagen im Median bei 113 Gramm pro Tag bei den Koronarpatienten, bei 128 Gramm bei den Patienten mit der peripheren Gefäßerkrankung und bei 58 Gramm bei den Patienten der Kontrollgruppe.

Nachdem wir diese Ergebnisse veröffentlicht hatten, gab es eine Menge Kritik an unseren Schlussfolgerungen und an unserer Methodik. Wir hielten den Großteil davon für ungerechtfertigt, aber in einer Hinsicht war sie berechtigt. Wir hatten den Zuckerkonsum unserer Probanden im Krankenhaus durch direkte Befragung zu deren Ernährungsgewohnheiten ermittelt. Durch diesen persönlichen Kontakt wussten wir, welche Patienten die arteriellen Erkrankungen aufwiesen und welche zur Kontrollgruppe gehörten. Durch dieses Wissen konnten wir unterbewusst voreingenommen gewesen sein und dadurch möglicherweise den Zuckerkonsum der Gefäßpatienten übertrieben und den der Kontrollpatienten heruntergespielt haben. Um diesen Einwand auszuräumen, vereinfachten wir unseren Diätfragebogen, sodass die Patienten ihn selbst ausfüllen konnten. Die Fragebögen wurden dann von den Krankenschwestern der Station verteilt, und erst nachdem wir die Bestandteile der Diät der Patienten berechnet hatten, erkundigten wir uns, in welche Krankheitskategorie die Befragten jeweils fielen.

Die Ergebnisse unserer zweiten Studie waren mit denen der ersten vergleichbar. Der durchschnittliche Zuckerkonsum der Koronarpatienten betrug 147 Gramm; bei den Kontrollpersonen – diesmal gab es zwei Gruppen – lag er bei 67 und 74 Gramm.

Seitdem haben einige weitere Forscher die Zuckeraufnahme von Menschen mit und ohne Koronarerkrankung untersucht. Einige bestätigten unsere Ergebnisse, dass Koronarpatienten mehr Zucker eingenommen hatten, andere bestätigten es nicht. Es gibt meines Erachtens mehrere Gründe für die Negativergebnisse. Erstens reduzieren Menschen nach einer Herzattacke sehr wahrscheinlich ihren Zuckerkonsum, bewusst oder unbewusst, was wir in der Tat auch ermitteln konnten. Sie können sich die starke Verunsicherung vorstellen, die mit einem Herzinfarkt verbunden ist, und wie vorsichtig die Patienten danach sein werden, um ihr Risiko für ein weiteres Herzereignis zu reduzieren, indem sie Gewicht abnehmen. Zuerst reduzieren Menschen in dieser Situation ihren Zuckerverzehr.

Zweitens stellten wir sicher, dass unsere Kontrollpersonen keinerlei Leiden aufwiesen, welche ihre Ernährung beeinflussten. Daher wählten wir gesunde Arbeiter in einer Fabrik oder Patienten, die beispielsweise wegen eines gebrochenen Beins im Krankenhaus lagen, aber keine internistischen Erkrankungen aufwiesen. Und drittens hatten wir Unterschiede im Zuckerkonsum zwischen verschiedenen sozioökonomischen und zwischen unterschiedlichen Altersgruppen gefunden, weshalb wir sicherstellten, dass unsere Kontrollpersonen diesbezüglich mit unseren Gefäßpatienten möglichst genau übereinstimmten.

Aus diesen Gründen ist es meines Erachtens sehr wahrscheinlich, dass eine weniger sorgfältige Selektion der Kontrollgruppenteilnehmer zu der falschen Schlussfolgerung führen kann, es gäbe keinen oder nur geringe Unterschiede zwischen deren Zuckerkonsum und dem derjenigen Menschen, die eine Koronarthrombose entwickeln.

Dass nicht alle Untersucher bei Patienten mit koronarer Herzkrankheit einen hohen Zuckerkonsum feststellen konnten, veranlasst meine Kritiker hingegen zu der Behauptung, die Zuckerhypothese sei völlig widerlegt. Die meisten dieser Kritiker sind – wie Dr. Keys – starke Verfechter der Fetttheorie. Interessant ist dabei die Tatsache, dass *niemand* jemals irgendeinen Unterschied beim *Fettkonsum* von Menschen mit und ohne koronarer Herzkrankheit belegen konnte. Aber dieser Umstand hat Dr. Keys und seine Anhänger in keinster Weise zur Zurückhaltung veranlasst.

Lassen Sie mich hier eine weitere Kritik derselben Leute aufgreifen. Sie behaupten, dass Zucker nicht die Ursache von Herzkrankheiten sein könne, weil es in den USA jeweils zwischen Mitte der 1920er- und der 1970er-Jahre einen deutlichen Anstieg dieser Erkrankung gegeben hat, sich der Zuckerkonsum in diesem Zeitraum aber kaum veränderte.

Um eine solche Kritik anbringen zu können, muss man jedoch missverstehen oder fehlinterpretieren, was man vernünftigerweise von Bevölkerungsstudien erwarten kann. Zum einen habe ich oft gesagt, dass ich Zucker für eine wichtige Ursache der koronaren Herzkrankheit halte, aber natürlich nicht für die einzige. Bewegungsarmut und das Rauchen sind nur zwei der anderen Faktoren, die involviert sind, und die Häufigkeit beider hat sich im 20. Jahrhundert erheblich verändert. Bis vor einiger Zeit sind beide deutlich angestiegen, aber die Menschen scheinen in den letzten Jahren körperlich aktiver geworden zu sein, und viele Männer haben mit dem Rauchen aufgehört. Zum anderen benötigen Faktoren wie das Rauchen oder der Bewegungsmangel eine lange Zeit, bis sie sich auswirken, sodass es nicht leicht ist, diejenigen Zeiträume, in denen die Veränderungen auftreten, mit jenen in Verbindung zu bringen, in denen sie die Häufigkeit der koronaren Herzkrankheit beeinflussen könnten.

Auch könnte es sehr gut sein, dass ein hoher Zuckerkonsum für Jugendliche schädlicher ist als für ältere Menschen. Wir sahen vorhin, dass es einen großen Zuwachs beim Konsum von Softdrinks, Eiscreme und von Kuchen und Keksen gegeben hat; es sind zumeist junge Menschen, die diese Lebensmittel essen. Personen mittleren Alters sind zunehmend figurbewusster geworden, und viele haben nun ihren Zuckerkonsum reduziert. So ist es denkbar, dass das Gleichbleiben der *durchschnittlichen* Zuckeraufnahme einen vermehrten Konsum bei den jungen Menschen und eine Reduktion bei den Älteren maskiert.

Am wichtigsten scheint schließlich zu sein, dass – wie wir sehen werden – etwa 25 bis 30 Prozent der Menschen auf Zucker empfindlich reagieren, was ihre Neigung zur Entwicklung von Herzinfarkten verstärken könnte. Wenn dem so ist, würden etwa drei Viertel der Bevölkerung dieselben Zuckermengen wie die Sensitiven essen können – oder sogar mehr –, ohne dass sie dadurch mehr Herzinfarkte erleiden müssten.

Wie ich in diesem Buch mehrmals gesagt habe, kann die Epidemiologie aus sich selbst heraus nicht *beweisen,* dass Zucker oder jeder andere Faktor eine Ursache für die koronare Herzkrankheit darstellt. Sie kann lediglich *Hinweise* auf mögliche Ursachen liefern. Wir können dann nach anderen Beweisführungen suchen, um festzustellen, ob unsere Theorien wasserdicht sind. Da mir so häufig die Aussage unterstellt wurde, der Zucker sei *die* Ursache der koronaren Herzkrankheit, lassen Sie mich wiederholen, was ich *tatsächlich* stets gesagt oder geschrieben habe, wenn ich das Problem adressierte: Verschiedene Faktoren sind an der Entstehung der koronaren Herzkrankheit beteiligt. Einer ist genetisch, also vererblich, und andere sind erworben. Der genetische Faktor ist dafür verantwortlich, dass manche Menschen für die umweltbedingten Ursachen empfänglicher sind als andere. Unter den erworbenen Ursachen finden sich das Übergewicht, das Zigarettenrauchen, der Bewegungsmangel – und auch ein hoher Zuckerkonsum.

Es könnte sich herausstellen, dass alle diese Faktoren letztendlich denselben Effekt auf den Stoffwechsel haben und die koronare Herzkrankheit somit durch denselben Mechanismus auslösen. Aber dies muss künftige Forschung zu erhellen versuchen. In der Zwischenzeit müssen wir damit rechnen, einige Menschen zu finden, die ohne viel Zucker zu essen einen Herzinfarkt erleiden sowie einige, die keinen Herzinfarkt hatten, obwohl sie sehr viel Zucker zu sich nehmen. Genauso, wie es diejenigen gibt, die wenig Süßwaren essen, aber trotzdem viele Löcher in ihren Zähnen haben, und andere, die viel davon zu sich nehmen, aber nur wenige Zahnlöcher aufweisen.

14

Iss Zucker und sieh, was geschieht

In den frühen 1960er-Jahren hatte ich beschlossen, dass es genügend epidemiologische Belege für die Annahme gab, der Zucker könne eine der Ursachen der koronaren Herzkrankheit sein. Daher war die Zeit gekommen, Experimente durchzuführen, um zu sehen, welche Effekte der Zucker in der Nahrung auslöst. Wir gaben unseren Laborratten und einigen anderen Tieren Futter, das alle benötigten Eiweiße, Fette, Kohlenhydrate, Vitamine und Mineralstoffe enthielt. Da der stark gestiegene Zuckerkonsum in den westlichen Ländern mit einem Rückgang der Stärkeaufnahme im selben Umfang einherzugehen schien, variierten wir aber die relativen Anteile an Stärke und Zucker am Kohlenhydratanteil des Tierfutters. Meistens wurden die Kohlenhydrate vollständig in Form von Stärke verfüttert oder vollständig als Zucker; gelegentlich waren es auch andere Mischungsverhältnisse. Vergleichbare Experimente wurden auch in anderen Laboratorien durchgeführt, insbesondere von Prof. Aharon Cohen in Jerusalem, der jedoch die mögliche Rolle des Zuckers in der Ernährung bei der Entstehung des Diabetes untersuchte und nicht die Herzerkrankungen.

In unseren Experimenten mit Freiwilligen baten wir die Probanden, über einen Zeitraum von zwei Wochen hinweg sämtliche von ihnen eingenommenen Speisen und Getränke genau zu wiegen oder abzumessen und auch die Tageszeit zu notieren, zu der sie die Nahrung zu sich genommen hatten. Anschließend wurden sie gebeten, mehr Zucker zu essen – mehr Zucker in den Kaffee und Tee sowie auf die Frühstücksflocken, mehr Konfitüre, Süßigkeiten und andere Zuckerwaren –, gleichzeitig aber die Menge an stärkereichen Nahrungsmitteln wie Brot und Kartoffeln zu reduzieren. Zum Zeitpunkt dieser Kostumstellung hatten wir bereits die Anteile aller Komponenten ihrer bisherigen normalen Ernährung ausgerechnet und konnten ihnen nun Hilfestellungen geben, wie sie die Ernährungsumstellung durchführen konnten, ohne dabei die bisherige Gesamtzufuhr an Kohlenhydraten, Eiweiß, Fett und anderen Substanzen zu verändern. Das war natürlich nicht absolut präzise möglich, weil wir das normale Leben der Versuchspersonen nicht stärker beeinträchtigen wollten als nötig, aber da sie ihre Nahrung weiterhin wogen oder abmaßen, wussten wir, ob und wie weit sie von der Vorgabe der neuen Diät abgewichen waren. Nach zwei bis drei Wochen mit zuckerreicher Kost kehrten sie zu ihrer normalen Ernährung zurück, protokollierten aber ihre Nahrungsaufnahme noch weitere zwei bis drei Wochen.

In unserem ersten Laborexperiment untersuchten wir den Einfluss des Zuckers auf die Konzentrationen fettiger Substanzen wie Cholesterin und Triglyzeride im Blut der Ratten. Wir stellten fest, dass sich die Triglyzeridwerte der Ratten rasch und in enormem Umfang erhöhten, wenn sie mit der zuckerhaltigen Diät gefüttert wurden, während ihre Cholesterinspiegel unverändert blieben. Darüber hinaus führte der Austausch der Diäten zu sehr raschen Veränderungen bei den Triglyzeriden, die nicht nur beim Wechsel von der stärke- zur zuckerreichen Diät anstiegen, sondern auch wieder abfielen, wenn zur stärkehaltigen Diät zurückgewechselt wurde.

Es stellte sich später vor allem durch die Untersuchungen anderer Forscher heraus, dass der Organismus von Ratten das Cholesterin auf deutlich andere Weise bildet und abbaut, als dies beim Menschen der Fall ist. Bei anderen Spezies führt die Zuckerzufuhr sowohl zu einer teilweise erheblichen Blutcholesterinerhöhung als auch zur vermehrten Triglyzeridbildung. Dies war bei Pavianen, Hühnerküken, Schweinen und Kaninchen zu beobachten. Bei der Stachelmaus, einem Wüstentier, führt die Fütterung mit Zucker zu einem derart starken Cholesterinanstieg im Blut und zu einem weniger starken Triglyzeridanstieg, dass die Fettbestandteile des Blutes diesem ein deutlich milchiges Aussehen verleihen. Darüber hinaus vergrößert sich die Leber der Stachelmaus unter zuckerhaltiger Fütterung bis auf das Doppelte, während die Leber von Ratten unter diesen Bedingungen lediglich um bis zu 25 Prozent wächst.

Neben den Experimenten mit normalen Diäten haben wir bei den Ratten auch Fütterungen mit abweichenden Fettarten vorgenommen. Beim Einsatz stark gesättigter Fette im Gegensatz zu den sonst verwendeten ungesättigten Fetten, und unter gleichzeitiger Zugabe hoher Cholesterinmengen zum Futter, konnten wir erheblich höhere Cholesterin- und Triglyzeridspiegel im Blut der Tiere hervorrufen. Wenn wir dann die Stärke in der Nahrung durch Zucker ersetzten, verstärkte sich der Anstieg dieser beiden Blutfette noch weiter.

Außer zu erhöhten Triglyzerid- und Cholesterinspiegeln führt Zucker bei Ratten noch zu weiteren Veränderungen. Ich kann nicht sagen, welche davon mit den beim Menschen an der Entwicklung von Atherosklerose und koronarer Herzkrankheit beteiligten Veränderungen verwandt sind. Aber ich möchte einige der Zuckerwirkungen nennen, für die nach heutiger Auffassung eine Korrelation mit diesen Zuständen besteht. Ich werde später noch weitere Veränderungen im Zusammenhang mit anderen Erkrankungen diskutieren.

Eine Reihe von Forschern untersuchte die Mechanismen des Fettstoffwechsels, um Faktoren zu identifizieren, die an der Bildung fettreicher Plaques in den Gefäßen beteiligt sein könnten. Mit dieser Zielrichtung schlossen unsere eigenen Studien die Messung einiger Enzyme ein, die mit der Fettsynthese und -speicherung in Verbindung stehen. Als erstes bestimmten wir das Enzym »Pyruvatkinase«, das für die Fettbildung aus verschiedenen Nahrungsbestandteilen wichtig ist. Eine Erhöhung dieses Enzyms wird als Anzeichen für eine verstärkte Fettbildung in der Leber gewertet, dem Hauptort der Fettsynthese. Junge Ratten, denen Zucker ins Futter gemischt wurde, zeigten nach zehn Tagen eine um das Fünffache erhöhte Enzymaktivität gegenüber Ratten mit zuckerfreier Kost.

Wir bestimmten zudem die »Fettsäuresynthase«, die enger an die Fettsynthese gekoppelt ist als die Pyruvatkinase. Sie tritt vorrangig in der Leber und im Fettgewebe auf. In der Leber deutet eine erhöhte Enzymaktivität auf eine verstärkte Produktion von Fett hin, das anschließend in den Blutstrom abgegeben wird. Im Fettgewebe fördert das Enzym die Aufnahme von Fett aus dem Blut zum Zwecke der Speicherung.

Mit einer zuckerhaltigen anstelle einer stärkehaltigen Diät entwickelten die Ratten über 30 Tage doppelt so viel Synthetaseaktivität in der Leber und nur ein Viertel an Aktivität im Fettgewebe. Ein Anstieg in der Leber und ein Abfall im Fettgewebe lässt eine erhöhte Fettabgabe aus der Leber ins Blut erwarten. Es gab jedoch keine kompensatorische Erhöhung des Enzyms für die Speicherung im Fettgewebe; im Gegenteil, hier war die Enzymaktivität reduziert. Unsere Erklärung für dieses Phänomen bezieht sich auf die Rolle des Insulins, das an der Umwandlung des Glukoseanteils des Zuckers zu Fett beteiligt ist, nicht jedoch an der Umwandlung des Fruktoseanteils. Dies wird nun biochemisch sehr kompliziert, weshalb ich an dieser Stelle lediglich darauf hinweise, dass es sich hier um ein Beispiel der sehr komplexen Vorgänge im Zuckerstoffwechsel handelt, die ich in Kapitel 19 genauer besprechen werde.

Die Veränderungen bei der Enzymaktivität, die sich aus dem Hinzufügen oder Weglassen des Zuckers in der Nahrung ergeben, treten sehr rasch auf – nach weniger als 24 Stunden erkennen Sie den Unterschied; und wenn Sie die Diäten erneut austauschen, kehrt sich der Prozess innerhalb von 24 Stunden wieder um.

Ich hatte bereits erwähnt, dass die koronare Herzkrankheit beim Menschen mit einer Reihe weiterer Befunde einhergeht als nur mit einer Veränderung der Blutfettwerte. Deshalb untersuchten wir einige dieser Merkmale bei unseren mit Zucker gefütterten Ratten. Die Effekte umfassen einen Anstieg des Blutdrucks, eine verminderte Effizienz des Körpers bei der Kompensation hoher Blutglukosespiegel, eine Veränderung der Eigenschaften der Blutplättchen und der Insulinspiegel im Blut. Ratten zeigen nach ein paar Monaten unter zuckerreicher Diät alle diese Befunde.

Nach einer Glukosegabe auf nüchternen Magen zeigen normal gefütterte Ratten einen moderaten Blutzuckeranstieg, der schnell auf die Nüchternwerte zurückfällt. Unter einer zuckerreichen Diät zeigen die Ratten höhere Nüchtern-Blutglukosewerte, einen stärkeren Blutzuckeranstieg nach Glukosegabe und eine verlängerte Dauer der Rückkehr zu den Nüchternwerten. Ich werde auf diese »verminderte Glukosetoleranz« näher eingehen, wenn ich den Zucker im Zusammenhang mit der Zuckerkrankheit bespreche.

Ein Kubikmillimeter Blut enthält etwa 250.000 Blutplättchen (Thrombozyten), rund 5,5 Millionen rote Blutkörperchen (Erythrozyten) und ungefähr 7.500 weiße Blutkörperchen (Leukozyten). Wenn Ihnen die Einheit Kubikmillimeter nicht vertraut ist, erhalten Sie durch das Multiplizieren mit 1.000 die entsprechenden Werte in einem Kubikzentimeter Blut. Diese mit 5.000 multipliziert, ergeben die durchschnittlichen Zellzahlen im gesamten Körper eines erwachsenen Mannes.

Die Blutplättchen sind intensiv am Prozess der Blutgerinnung beteiligt. Dies ist ein hochkomplexer Vorgang, an dessen Beginn eine Veränderung ihrer Eigenschaften steht: Sie werden klebriger, um sich leichter an die Wände der Arterien anlagern zu können. Auch steigt ihre Neigung, sich zu verklumpen.

Diese und andere Veränderungen sind bei Patienten mit schwerer Atherosklerose oder koronarer Herzkrankheit häufig anzutreffen. Wir prüften die Blutplättchen unserer zuckergefütterten Ratten und stellten fest, dass diese deutlich leichter miteinander verklumpten als die Thrombozyten der zuckerfrei ernährten Tiere. Das Verhalten der Blutplättchen ist ein weiterer Aspekt, den ich später noch einmal aufgreifen werde.

Ich bin zunehmend geneigt, zu glauben, dass der Schlüssel zu den Koronarerkrankungen in einer Störung des Hormonhaushalts des Körpers liegt. Deshalb halte ich die Forschungen von Prof. A. M. Cohen und anderer für wichtig, die gezeigt haben, dass zuckergefütterte Ratten Anomalien der Insulinproduktion durch die Bauchspeicheldrüse entwickeln. Meine Kollegen und ich haben zudem herausgefunden, dass zuckergefütterte Ratten zusätzlich auch vergrößerte Nebennieren ausbilden.

Wir konnten bei unseren Ratten keine arteriellen Plaques erzeugen, weil der von uns verwendete Stamm gegen diese Erkrankung resistent ist. Allerdings waren andere Forscher erfolgreich: In Paris konnten Dr. L. Chevillard und Kollegen bei ihren Ratten Atherome in der Aorta provozieren, indem sie Zucker in deren Futter gaben.

Obwohl unsere Ratten keine Atherome ausgebildet hatten, untersuchten wir die Hauptschlagadern der Tiere, um mögliche Unterschiede bei den fettigen Bestandteilen der Gefäßwände zu ermitteln. Wir fanden wesentlich mehr Cholesterin und Triglyzeride in den Aorten der mit Zucker gefütterten Ratten, als bei den mit Stärke gefütterten. Auch untersuchten wir den Einfluss der Zugabe gesättigter oder ungesättigter Fettsäuren zum Futter und fanden im Anschluss keinen Unterschied bei den Fettbestandteilen des Aortengewebes.

Ich habe bisher über unsere Versuche mit Ratten gesprochen, da diese Tierart bei den meisten der von uns und von anderen zu den Auswirkungen der Saccharose durchgeführten Experimente verwendet wurde. Allerdings gab es auch Untersuchungen mit anderen Spezies. Mit Zucker gefütterte Kaninchen entwickelten einen erhöhten Cholesterinspiegel im Blut, und bei Hühnern und Schweinen fanden wir nach Zuckergabe erhöhte Triglyzeridspiegel. Unsere Schweine zeigten zudem hohe Blutinsulinspiegel. Hühner des Rhode Island/Light Sussex-Stamms bildeten unter Zuckerzufuhr deutliche aortale Plaques aus, nicht jedoch bei Stärkefütterung. In einem weiteren Experiment mit White-Leghorn-Hühnern maßen wir die von der Atherombildung betroffenen Flächen ihrer Schlagadern aus. Durchschnittlich 46 Prozent der Aortenfläche der mit Zucker gefütterten Hühner war hier betroffen, gegenüber weniger als ein Prozent der Gefäßfläche der zuckerfrei ernährten Tiere.

Wie sieht es mit menschlichen Probanden aus? Prof. Ian Macdonald vom Guy's Hospital in London führte viele Untersuchungen mit Personen durch, die zumeist für ein paar Tage Nährstoffmischungen mit und ohne Zucker erhielten. Er fand, kurz gesagt, dass Zucker bei jungen Männern den Cholesterin- und insbesondere den Triglyzeridspiegel im Blut ansteigen lässt, nicht jedoch bei jungen Frauen. Ältere Frauen nach den Wechseljahren wiesen jedoch ebenfalls Blutfetterhöhungen auf.

Die Untersuchungen von Prof. A. M. Cohen aus Jerusalem dauerten zumeist länger als die von Prof. Macdonald, und seine Probanden aßen normale Lebensmittel anstelle reiner Nährstoffmischungen. Sie erhielten Kostformen, in denen die Kohlenhydrate entweder überwiegend durch stärkehaltige Lebensmittel wie Brot geliefert wurden oder überwiegend als Zucker. Die Untersucher stellten fest, dass der Zucker das Blutcholesterin ansteigen ließ und die Glukosetoleranz beeinträchtigte.

Mittlerweile konnte in verschiedenen Forschungseinrichtungen gesichert werden, dass Zucker in der Nahrung das Cholesterin und die Triglyzeride im Blut menschlicher Probanden ansteigen lässt. Unsere eigenen Untersuchungen umfassten insbesondere die genaue Bestimmung der üblichen Ernährung junger Männer, mit nachfolgendem Austausch eines Teils der Stärke durch Zucker, aber mit möglichst wenig sonstigen Änderungen. Wir führten bei diesen Männern während ihrer normalen Ernährungsweise umfangreiche Untersuchungen durch, dann nach zwei bis drei Wochen auf der zuckerreichen Diät und ein weiteres Mal etwa zwei Wochen nach deren Rückkehr zur früheren Essweise.

In unseren ersten Experimenten mit 19 jungen Männern führte die zuckerreiche Ernährung bei allen nach zwei Wochen zu einem Anstieg der Bluttriglyzeride. Darüber hinaus zeigten sechs von ihnen zusätzliche Veränderungen: Sie nahmen etwa fünf Pfund an Gewicht zu, der Insulinspiegel im Blut stieg an, und wir sahen eine Zunahme der Adhäsionsneigung der Blutplättchen. Alle diese Veränderungen waren zwei Wochen nach ihrer Rückkehr zur gewohnten Ernährung vollständig oder nahezu vollständig wieder verschwunden.

Drei Aspekte dieser Ergebnisse erschienen uns besonders interessant. Der erste war die Tatsache, dass etwa ein Viertel bis ein Drittel unserer Probanden eine spezielle Sensitivität auf Zuckergabe zeigte, während es der Rest nicht tat. Dies legte uns die Vermutung nahe, dass nur ein Teil der Männer für die Entwicklung koronarer Thrombosen durch Zuckerkonsum anfällig sein könnte.

Zweitens erinnerte uns der Insulinanstieg an die Arbeiten dreier britischer Forscher, die darauf hingewiesen hatten, dass ein erhöhter Blutinsulinspiegel ein Schlüsselfaktor bei der Entstehung der Atherosklerose sein könnte.

Drittens waren wir fasziniert, dass diejenigen Männer, die empfindlich auf Zucker reagierten – was sich durch den Anstieg ihres Insulinspiegels ausgedrückt hatte – unter der Zuckergabe auch viel an Gewicht zulegten und dieses innerhalb von zwei Wochen nach Rückkehr zu ihrer gewohnten Ernährung wieder verloren. Dies erinnerte uns an die Verbindung zwischen dem Übergewicht und der Neigung zu Koronarthrombosen. In der Tat war argumentiert worden, dass das unter Zuckerkonsum erhöhte Herzinfarktrisiko nur ein indirekter Effekt sein könne, wenn der Zucker in der Nahrung die Menschen für Übergewicht prädisponiere und es das Übergewicht sei, das für die koronare Herzkrankheit empfänglich mache. Wir überprüften diese Vermutung, indem wir einige junge Männer dazu brachten, sich zu überessen, entweder durch eine Erhöhung der Stärkemenge in ihrer Nahrung oder durch mehr Zucker. Unter der Zuckermast fanden wir eine Erhöhung sowohl der Triglyzerid- als auch der Cholesterinspiegel im Blut, während sich unter der stärkereichen Kost keiner dieser beiden Blutfettbestandteile veränderte.

Dennoch erhöht Übergewicht das Risiko, an Herzkrankheiten zu erkranken. Außerdem zeigen viele übergewichtige Menschen Merkmale dieser Erkrankung, mit Bluthochdruck, erhöhten Zucker- und Insulinspiegeln und der Unempfindlichkeit der Gewebe für die Insulinwirkung.

Eines der gemeinsamen Merkmale von Menschen, die für die koronare Herzkrankheit anfällig sind, ist ein erhöhter Blutdruck. Unter den sehr wenigen Untersuchungen, die ich zu der Fragestellung gefunden habe, ob der Blutdruck ansteigt, wenn Zucker in die Diät eingeführt wird, war eine Studie von Dr. Richard Ahrens aus den USA, der auch ein Jahr lang in meinem Labor arbeitete. Er konnte einen geringen, aber eindeutigen Blutdruckanstieg bei den Ratten mit zuckerhaltigem Futter feststellen. Später führte er ein vergleichbares Experiment mit jungen Männern durch, die Diäten mit unterschiedlichen Zuckeranteilen erhielten – ihr Blutdruck stieg proportional zur Zuckermenge in der Nahrung an. In einer Bewertung des Themas Zucker und Herzerkrankungen schrieb Dr. Ahrens, dass die epidemische Verbreitung der koronaren Herzkrankheit »sich weiterhin in einem weltweiten Maßstab grob proportional zum Anstieg des Zuckerkonsums erhöht, nicht aber im Verhältnis zur Aufnahme gesättigter Fette«.

Unser Hinweis, dass nur manche Menschen bei hohem Zuckerkonsum Atherosklerose entwickeln, führte uns auch zu der Vermutung, dass es einen Unterschied zwischen Männern mittleren Alters geben müsste, welche die Erkrankung aufweisen und solchen, die dies nicht tun. Erkrankte müssten bei Zuckeraufnahme auch einen steigenden Insulinspiegel zeigen, und daher sollte es eine Korrelation zwischen der Höhe ihrer Zuckeraufnahme und dem Insulinspiegel geben. Diejenigen mittleren Alters hingegen, welche keinerlei Atherosklerosezeichen aufweisen, würden auf Zucker unempfindlich reagieren, sodass es zwischen ihrer Zuckeraufnahme und ihrem Insulinspiegel keine Beziehung gäbe.

Wir überprüften diese Hypothese an zwei Gruppen von jeweils 27 Männern mittleren Alters. Die eine Gruppe bestand aus Patienten mit peripherer arterieller Verschlusskrankheit und die andere Gruppe aus symptomfreien Männern, die sich in der Klinik zu regelmäßigen Vorsorgeuntersuchungen vorstellten. Die in einem Diagramm grafisch dargestellten Ergebnisse bestätigten unsere Vorhersage: Insgesamt wiesen diejenigen Patienten mit höherem Zuckerkonsum auch höhere Insulinspiegel auf als diejenigen, die weniger Zucker aßen. Unter den Männern der Vorsorgegruppe hatten jene mit höherem Zuckerkonsum hingegen dieselben Insulinspiegel wie diejenigen mit geringerer Zuckeraufnahme.

Ein zweites Experiment mit Zuckergabe bei 23 Männern lieferte vergleichbare Ergebnisse, aber auch einige zusätzliche Informationen. Erneut zeigten alle Männer nach zwei Wochen unter der zuckerreichen Diät einen Anstieg der Triglyzeride im Blut, und sechs von ihnen auch erhöhte Insulinspiegel und eine verstärkte Adhäsionsneigung der Blutplättchen. Dieses Mal wiesen jedoch alle Männer einen deutlichen Anstieg des Blutcholesterins auf sowie eine *Verbesserung* der Glukosetoleranz. Ich werde auf diesen Aspekt später noch einmal zurückkommen.

Merkwürdigerweise wurden diese zusätzlichen Ergebnisse nicht durch eine höhere Zuckeraufnahme in diesem Experiment hervorgerufen. Die Zuckerzufuhr betrug hier vielmehr nur 300 Gramm im Vergleich zu den 440 Gramm bei der ersten Untersuchung. Dass wir nicht immer eine bestimmte Veränderung finden, wenn wir eine zuckerreiche Diät verabreichen (beispielsweise keine Cholesterinerhöhung in unserem ersten Experiment, aber einen Anstieg im zweiten), führen wir auf die umfangreiche Interaktion der zuckerbedingten Effekte und auf die Reaktionen des Körpers zurück, dessen Stoffwechsel sich an einige dieser Veränderungen anpassen kann. Diesen Standpunkt werde ich später noch genauer beschreiben.

Wir baten diejenigen Freiwilligen, die einen Anstieg des Insulins und die anderen damit verbundenen Veränderungen gezeigt hatten, uns bei zusätzlichen Experimenten zu helfen. In einer dieser Untersuchungen verabreichten wir dreien dieser Männer erneut eine zuckerreiche Kost und beobachteten die Auswirkungen auf die Blutplättchen genauer; dasselbe taten wir mit drei Männern, bei denen die Zuckergabe keinen Insulinanstieg ausgelöst hatte. Wir untersuchten also potenzielle »hyperinsulinämische« Patienten mit Kontrollpersonen. Uns interessierte das Verhalten der Blutplättchen im Blutplasma, an welches ein hohes elektrisches Potenzial angelegt wird. Dieses als »Elektrophorese« bezeichnete Verfahren veranlasst die Thrombozyten in einer bestimmten Geschwindigkeit in Richtung des Pluspols der Spannungsquelle zu wandern. Gibt man eine sehr geringe Menge von Adenosindiphosphat (ADP) hinzu, bewegen sie sich etwas schneller; bei höheren ADP-Zugaben ist die Geschwindigkeit deutlich erhöht. Zumindest ist dies bei Blutplättchen »normaler« Individuen der Fall. Allerdings verändert sich das Verhalten der Thrombozyten bei Menschen mit verschiedenen Erkrankungen, am auffälligsten bei solchen mit Atherosklerose. Bei ihnen wandern die Blutplättchen bei geringer ADP-Zugabe erheblich schneller im elektrischen Feld und wieder langsamer, wenn die ADP-Konzentration erhöht wird.

Wir waren daher daran interessiert, zu sehen, welchen Einfluss eine zuckerreiche Kost auf die Thrombozyten derjenigen Probanden hat, die auf Zucker mit einem Insulinanstieg reagieren, als auch auf die Thrombozyten der für Zucker unempfindlichen Personen. Wir fanden die Antwort sehr schnell. Unter Normalkost reagierten die Blutplättchen aller sechs Probanden ebenfalls normal, aber nach zehn Tagen zuckerreicher Diät verhielten sich die Thrombozyten der hyperinsulinämischen Personen wie die von Patienten mit Atherosklerose, während sich die Blutplättchen der Kontrollpersonen nicht veränderten. Eine Woche nach Rückkehr zur Normalkost begannen die Thrombozyten der Hyperinsulinämiker zum normalen Verhalten zurückzukehren.

Ein weiteres Experiment mit unseren hyperinsulinämischen Freiwilligen sollte zeigen, ob ein Hormon der Nebennieren in gleicher Weise betroffen war wie das Insulin. Wir baten elf von ihnen, noch einmal die zuckerreiche Diät einzuhalten. Vorher, sowie zwei Wochen nach Beginn der Diät, bestimmten wir sowohl die Insulinspiegel als auch ein Hormon der Nebenniere, das mit dem Kortison in Beziehung steht. Wir stellten fest, dass der Nüchtern-Insulinspiegel nach zwei Wochen um etwa 40 Prozent angestiegen war, das Nebennierenhormon jedoch sehr viel stärker, auf 300 bis 400 Prozent des Ausgangswertes. Dieses Ergebnis erinnert an unsere Beobachtung, dass Zucker zu einer Vergrößerung der Nebennieren von Ratten führt.

Wir schlossen unseren Forschungsbericht mit dem Vorschlag ab, die Ergebnisse für ein Screeningverfahren zu nutzen und damit die »zuckersensitiven« Personen in einer Bevölkerung zu identifizieren. Wenn eine kurze Phase einer zuckerreichen Ernährung einen Anstieg des Insulins oder des erwähnten Nebennierenhormons auslöst, würden wir wissen, dass diese Menschen durch einen erhöhten Zuckerkonsum herzinfarktgefährdet sind. Wenn der Anstieg dieser Hormone ausbleibt, wäre dies nicht der Fall – obwohl der Zucker natürlich dennoch andere krank machende Effekte auslösen könnte. Bedauerlicherweise waren wir so intensiv mit anderen Forschungen beschäftigt, dass wir diese Idee nicht weiter verfolgt haben. Und auch niemand sonst hat dies getan.

Etwa sechs Jahre nach Veröffentlichung unserer Ergebnisse wurden diese von Dr. Sheldon Reiser und Kollegen am Institut für Ernährungswissenschaft des US Department of Agriculture in Beltsville in der Nähe von Washington DC bestätigt. Drei Wochen lang hatten diese sowohl Frauen als auch Männern eine zucker- oder eine stärkehaltige Ernährung vorgegeben, wobei die Kostformen jeweils nach drei Wochen getauscht wurden. Unter der zuckerhaltigen Kost zeigten sich – bei den Männern stärker als bei den Frauen – Anstiege der Triglyzeride, des Cholesterins und der Glukose im Blut. Noch interessanter war für uns die Bestätigung durch die amerikanischen Wissenschaftler, dass rund ein Viertel der Probanden besonders sensibel auf Zucker reagierte und zusätzlich einen Anstieg der Insulinkonzentration im Blut entwickelte. In einigen ihrer Untersuchungen konnten die Forscher zeigen, dass »normale« Zuckermengen, die etwa dem durchschnittlichen US-amerikanischen Konsum entsprachen, ausreichten, um diese Effekte auszulösen.

(Lassen Sie mich hier eine kleine Anekdote einfügen. Einige Zeit nachdem Dr. Reiser die Ergebnisse seiner Forschungen veröffentlicht hatte, bekam ich einen Anruf eines amerikanischen Medizinjournalisten. Dieser fragte mich, ob ich von Dr. Reisers Bericht gehört hätte, und wenn ja, ob ich ihn für einen Durchbruch halten würde. Ich antwortete, dass ich ihn in der Tat für wichtig hielte, ich aber voreingenommen sein könnte, weil Dr. Reisers Veröffentlichung eine Bestätigung unserer eigenen Arbeiten darstellte. Da sie jedoch nicht neu war, könnte man sie kaum als »Durchbruch« bezeichnen. Ob ich nicht aber zustimmen würde, insistierte der Journalist, dass es sich zumindest um einen *amerikanischen* Durchbruch handele?)

Unserer Auffassung nach liegt der koronaren Herzkrankheit eine Störung des hormonellen Gleichgewichts zugrunde. Abgesehen von erhöhten Insulin- und Nebennierenhormonwerten zeigen viele Patienten beispielsweise einen Anstieg des Östrogens. Erst kürzlich haben wir die Konzentration dieses Hormons im Blut einiger unserer Freiwilligen bestimmt – junge Männer unter einer Diät, die ihre Zuckeraufnahme von durchschnittlich 150 Gramm auf rund 55 Gramm pro Tag reduzierte. Nach drei Wochen war die Östrogenkonzentration in ihrem Blut von 11,5 Einheiten auf 8,4 Einheiten gesunken. Zwei Wochen nach Wiederaufnahme ihrer gewohnten Ernährung war der Östrogenspiegel wieder auf 11,1 Einheiten angestiegen.

15
Zu viel Blutzucker – oder zu wenig

Der Körper ist jederzeit bestrebt, seine Organe und Gewebe in einem weitgehend konstanten Milieu zu halten. Wenn beispielsweise ein Einfluss zu einer Senkung des Blutzuckerspiegels führt oder zu einem Anstieg über das normale Niveau hinaus, leitet er umgehend Reaktionen ein, die die ursprünglichen Verhältnisse wieder herstellen. Diese Reaktionen werden zum Teil vom Nervensystem, hauptsächlich aber hormonell gesteuert. Funktionieren diese Kontrollmechanismen aus irgendeinem Grunde nicht richtig, wird dies zu einer überhöhten Menge an Zucker im Blut führen oder zu einem Blutzuckermangel, entweder vorübergehend oder dauerhaft. Ein überhöhter Blutzuckerspiegel wird »Hyperglykämie« genannt, ein erniedrigter Spiegel »Hypoglykämie«.

Diabetes

Die häufigste Ursache der Hyperglykämie ist der Diabetes. Der Diabetes (genauer *Diabetes mellitus*) ist eine Krankheit, die seit mehr als 100 Jahren in großem Detailreichtum untersucht wird. Die Forscher sind sich dennoch über zahlreiche Merkmale dieser Störung noch immer nicht im Klaren. Indem ich nun versuche, das derzeitige Wissen über den Diabetes zusammenzufassen, ist es unvermeidbar, deutlich zu vereinfachen und auch dogmatischer zu sein als es die Begrenztheit unseres derzeitigen Wissens eigentlich rechtfertigt.

Grob gesagt tritt der Diabetes zumeist entweder bei Kindern oder bei Männern und Frauen mittleren Alters auf. Der jugendliche Diabetes neigt stärker zu familiärem Auftreten als der »Altersdiabetes«. Mit dem Diabetes aufwachsende Kinder sind üblicherweise ziemlich dünn, während der Altersdiabetes zumeist bei Übergewichtigen gefunden wird. Die jugendlichen Patienten sprechen in der Regel gut auf eine Insulintherapie an, während die meisten Altersdiabetiker gegenüber der Insulinwirkung resistenter sind. Daher ist es heute üblicher, die Patienten in die Kategorien »insulin-abhängig« und »insulin-unabhängig« zu unterteilen. Eine andere Klassifizierung ist die Einteilung in einen Typ-I- und einen Typ-II-Diabetes. Allerdings kommt es in der Praxis regelmäßig vor – insbesondere bei Patienten, die nicht kaukasischer Herkunft sind –, dass eine Einteilung in eine dieser Diabetesgruppen nicht gelingt. Kurze Zeit nach dem Nachweis durch Mering und Minkowski im Jahre 1890, dass Diabetes beim Hund durch die Entfernung der Bauchspeicheldrüse (Pankreas) ausgelöst werden kann, stellte sich heraus, dass Gruppen von Zellen des Pankreas, die sogenannten »Langerhans-Inselzellen«, für die Produktion einer Substanz verantwortlich sind, die das Auftreten des Diabetes verhindert. Banting und Best gelang es im Jahre 1921, die Substanz effektiv zu isolieren. Man gab ihr den passenden Namen »Insulin« (*Insulina* ist das lateinische Wort für Insel).

Es ist nachvollziehbar, dass sich in der Folge die Vorstellung entwickelte, alle Arten des Diabetes mellitus würden durch ein Versagen der Langerhans-Inselzellen ausgelöst, die nicht genügend Insulin produzierten. Heute weiß man, dass dies nicht immer zutrifft. Im Großen und Ganzen ist ein solcher Funktionsausfall die häufigste Ursache für den Typ-I-Diabetes, aber nicht die des Typ II. Letzterer wird häufig durch eine Insulinresistenz der Körperzellen verursacht. Eine der wichtigsten Funktionen des Insulins ist es, den Körperzellen die Aufnahme der Blutglukose zu ermöglichen, die ihre Hauptenergiequelle darstellt. Wenn die Zellen jedoch unempfindlich gegen Insulin geworden sind, muss die Bauchspeicheldrüse immer mehr Insulin produzieren, um die Resistenz zu überwinden.

Es war üblich, alle Diabetesformen mit Insulininjektionen zu therapieren. Heutzutage ist es hingegen üblicher, den Typ-II-Diabetes mit oralen Medikamenten zu versorgen. Diese Präparate erhöhen entweder die Insulinsekretion des Pankreas oder sie verbessern die Sensibilität der Körperzellen für das bereits von der Bauchspeicheldrüse ausgeschüttete Insulin.

Auch wenn ihr Diabetes durch Insulin-Injektionen oder orale Medikation gut unter Kontrolle gehalten wurde, entwickeln Diabetiker nach einigen Jahren mit recht hoher Wahrscheinlichkeit eine Reihe anderer Erkrankungen, wie die periphere arterielle Verschlusskrankheit oder die koronare Herzkrankheit. Außerdem kann der Diabetes zu Augenerkrankungen – zu grauem Star und zu Netzhautveränderungen – sowie zu Nierenfunktionsstörungen führen. Niemand kennt derzeit den genauen Grund für diese Komplikationen, obwohl sie zum Teil durch die langjährigen abnormen Blutzuckerspiegel verursacht werden könnten oder durch andere abnorme Blutbestandteile wie die Ketonkörper. Ich werde in Kapitel 19 aufzeigen, dass die Gefäßerkrankungen auf einen dauerhaft erhöhten Insulinspiegel zurückgeführt werden könnten. Im Anschluss erörtere ich die interessante Verbindung zwischen Diabetes, Übergewicht und Gefäßerkrankungen und die Tatsache, dass Menschen, die an einem dieser Zustände leiden, wahrscheinlich hohe Insulinspiegel im Blut haben.

Es gibt zahlreiche Gründe für meine Annahme, dass ein zu hoher Zuckerkonsum eine der Ursachen für den Diabetes darstellt – vor allem des Typ-II-Diabetes, aber möglicherweise auch vom Typ I. Da ist zunächst die epidemiologische Evidenz. Hier entspricht vieles dem, was ich bereits zum Thema der koronaren Herzkrankheit zitiert hatte, aber die Sachlage ist hier mit noch größeren Schwierigkeiten behaftet.

In gewisser Weise hätte man erwarten können, dass die Verbindung zwischen dem Diabetes und dem Zuckerkonsum oder anderen Umweltfaktoren einfacher herzustellen ist als etwa zur koronaren Herzkrankheit, weil der Diabetes zu Lebzeiten eher diagnostiziert wird. Aber tatsächlich besitzen viele Länder nicht die nötigen Einrichtungen für die breit angelegten und recht anspruchsvollen Untersuchungen, die zur Aufdeckung früher Diabetesstadien nötig wären. Und bei den Todesfallstatistiken besteht das Problem darin, dass Diabetiker häufig an den Folgezuständen der Zuckerkrankheit versterben, sodass die angegebenen Todesursachen häufig diese Komplikationen ausweisen und nicht den Diabetes selbst. Daher steht die Wissenschaft mit Blick auf die Diabeteshäufigkeit auf wackligen Beinen, und ich kann Ihnen hierzu lediglich die üblicherweise – aber nicht universell – von den Experten vertretenen Auffassungen vermitteln.

Diese gehen davon aus, dass der Diabetes in den wohlhabenden Ländern heutzutage erheblich häufiger auftritt als früher. Wenn Sie sorgfältig danach suchen, etwa durch Zuckertests im Urin oder Blutzuckerbestimmungen, finden Sie zumindest leichte Diabeteszeichen bei etwa zwei Prozent der Bevölkerungen der westlichen Länder. Derzeit ist die Verbreitung in diesen Ländern höher als in ärmeren Ländern. Bei den Menschen indischer Herkunft, die von Dr. G. D. Campbell im südafrikanischen Natal untersucht wurden, findet sich eine erheblich höhere Erkrankungsrate als in Indien selbst. Der durchschnittliche jährliche Zuckerkonsum in Natal wird mit 110 Pfund oder mehr angegeben, während er in Indien zwischen 15 und 20 Pfund liegt. Zudem tritt die Erkrankung erheblich häufiger bei den wohlhabenderen Indern in Natal auf als bei den ärmeren.

Eine andere erwähnenswerte epidemiologische Studie stammt von Dr. E. Ziegler aus der Schweiz. Er verglich die Sterblichkeit infolge Diabetes mit der Zuckeraufnahme und nutzte hierfür eine relativ neuartige Methode, die das »Zucker-Klima« bewertet – die Gesamtzuckerzufuhr über einen Zeitraum mehrerer Jahre. So zeigte er, dass die Diabetessterblichkeit über 20 Jahre bei Männern und bei Frauen in der Schweiz mit diesem »Zucker-Klima« korreliert ist.

Die Ansicht, dass der Diabetes durch Zuckerkonsum verursacht werden könnte, wurde von vielen Menschen schon lange vertreten. Die [im englischen Sprachraum früher gängige] Bezeichnung »sugar diabetes« bezieht sich hingegen auf den Umstand, dass Zucker (Glukose) im Urin mancher betroffener Personen gefunden wird. Die Menschen verwenden den Begriff aber auch, um den Zucker sowohl als eine Ursache der Erkrankung als auch als eines ihrer Symptome zu beschreiben. Auch war über mehr als 100 Jahre vor der Entdeckung des Insulins bekannt, dass kohlenhydratarme Diäten, und insbesondere solche mit wenig Zucker, die besten Behandlungsoptionen für den Diabetes darstellten.

Allerdings suggerierte die erste detaillierte epidemiologische Untersuchung zum Thema, die etwa 50 Jahre vor der Erstauflage dieses Buches von Sir Harold Himsworth veröffentlicht wurde, dass die Erkrankung am engsten mit dem Fettkonsum assoziiert war. Er konnte belegen, dass die Mortalität der Erkrankung in verschiedenen Ländern häufig proportional zum durchschnittlichen Fettgehalt der lokalen Ernährung war. Er brachte jedoch sein Erstaunen hierüber zum Ausdruck, da ihm bekannt war, dass fettreiche Diäten die zum damaligen Zeitpunkt akzeptierte Behandlungsform für die Krankheit darstellten. Himsworth schrieb:

> Der Ernährungsfaktor, der diesen Veränderungen [in der Mortalität und der Häufigkeit des Diabetes] am genauesten entspricht, ist der Fettkonsum, und die Korrelation ist hier erstaunlich gleichmäßig. So sehen wir uns mit dem Paradoxon konfrontiert, dass – obwohl die Fettaufnahme keinen schädlichen Einfluss auf die Zuckertoleranz hat und fettreiche Kostformen sogar die Empfindlichkeit von Tieren für diabetogene Stoffe reduzieren – die Häufigkeit des Diabetes beim Menschen mit der aufgenommenen Fettmenge korreliert.

Als ich das Problem einige Jahre später betrachtete, fragte ich mich, ob Himsworths Schwierigkeiten vielleicht der allgemeinen Annahme entsprangen, dass alle Kohlenhydrate gleich sind. Da die Gesamtaufnahme an Kohlenhydraten in den meisten Ländern tatsächlich gleich war, gab es für ihn keinen Anlass, diese als eine Ursache des Diabetes zu verdächtigen. Wenn man aber die unterschiedlichen Arten von Kohlenhydraten berücksichtigt, dann stellt man fest, dass die Diabeteshäufigkeit enger mit dem Zuckeranteil in der Diät korreliert ist als mit dem Fett. Dies gilt noch mehr, wenn man die Möglichkeit in Betracht zieht, dass es 20 Jahre oder länger dauert, bis die Ernährungsweise zum Diabetes führt, so wie Dr. Campbell dies nahegelegt hat.

Als ich für verschiedene Länder die Zahl der Menschen, die am Diabetes verstarben, mit der Menge an Zucker verglich, die etwa 20 Jahre zuvor konsumiert worden war, fand ich eine starke Korrelation mit dem Zucker und keine Korrelation mit Fett. Jene Art von Korrelation mit Fett hingegen, die auch Himsworth entdeckt hatte, ergibt sich aus dem Umstand, dass der durchschnittliche Fettkonsum in verschiedenen Ländern regelmäßig mit dem dortigen Zuckerkonsum korreliert. Die wahrscheinlichste Erklärung liegt deshalb darin, dass die Zuckeraufnahme die Ursache des Diabetes darstellt und das Fett nur sekundär – über seine Korrelation mit dem Zuckerkonsum – damit in Verbindung steht.

Ein Jahr bevor ich diese Beobachtungen machte, erschien in Israel ein sehr interessanter Studienbericht von Prof. Aharon Cohen. Er hatte Menschen auf das Vorhandensein von Diabetes untersucht, und seine Studie war aus zwei Gründen besonders interessant. Zum einen war sie mit Juden durchgeführt worden, von denen behauptet wird, sie wiesen häufiger Diabetes auf als Nichtjuden. Zum anderen war er in der Lage, Menschen mit vier verschiedenen Lebenshintergründen zu vergleichen: Menschen aus Westeuropa und den USA, andere aus Nordafrika und wiederum andere aus dem Jemen, von denen einige erst kürzlich und andere bereits vor 20 oder mehr Jahren nach Israel eingewandert waren.

Alle bis auf die zuletzt aus dem Jemen eingewanderten Personen wiesen eine vergleichbare Diabetesrate auf. Die jüngst eingewanderten Jeminiten zeigten eine Diabeteshäufigkeit von 0,06 Prozent, verglichen mit 2,9 Prozent bei den vor langer Zeit immigrierten. Später zeigten Cohen und Kollegen – wie ich es mit Bezug auf die Herzerkrankungen bereits zitiert hatte –, dass die wesentliche Änderung in der Ernährung der aus dem Jemen Eingewanderten in einem starken Anstieg des Zuckerverzehrs bestand; ihr Fettkonsum veränderte sich hingegen kaum.

Während der Überarbeitung dieses Kapitels für die aktuelle Auflage des vorliegenden Buches, erschien im *British Medical Journal* ein Studienbericht zur Diabeteshäufigkeit bei 34.000 Asiaten und 27.000 Europäern, die in der Nähe von London leben. Es stellte sich heraus, dass der Diabetes bei den Asiaten etwa viermal so häufig auftrat wie bei den Europäern. Laut Dr. Tom Sanders von der Abteilung für Ernährungslehre am Queen Elizabeth College, der eine Untersuchung der Ernährung asiatischer Immigranten durchgeführt hatte, essen diese signifikant mehr Zucker als die Europäer, mit denen sie in derselben Region zusammenleben.

Zusätzlich zu diesen epidemiologischen Studien gibt es mittlerweile eine Reihe experimenteller Belege dafür, dass der Zuckerkonsum Diabetes auslösen könnte. Erneut stammten einige der frühen Studien von Prof. Cohen, und meine Kollegen und ich bestätigten seine Ergebnisse. Mit Zucker gefütterte Ratten entwickeln eine gestörte Glukosetoleranz, die dem beim Diabetes gesehenen Zustand gleicht. Hierbei bewirkt eine oral zugeführte Testdosis an Glukose beim nüchternen Tier einen weiteren deutlichen Anstieg des ohnehin schon abnorm hohen Nüchternblutzuckers; und dieser kehrt innerhalb der üblichen anderthalb bis zwei Stunden auch nicht zum Nüchternwert zurück.

Cohen konnte zeigen, dass die Minderung der Glukosetoleranz bei den Ratten nach etwa 3 Wochen auftrat, wenn ihr Futter zu 67 Prozent aus Zucker bestand; nach 6 Wochen bei einem Zuckergehalt von 40 Prozent und nach etwa 13 Wochen, wenn 33 Prozent Zucker gefüttert wurde. Sie normalisierte sich nach ein paar Tagen normaler Fütterung wieder. Wurde danach erneut Zucker verabreicht, verschlechterte sich die Glukosetoleranz abermals, diesmal jedoch bereits innerhalb weniger Tage.

Später arbeitete Prof. Cohen einige Monate in meiner Abteilung, und wir untersuchten erneut die Effekte der Zuckerfütterung auf Ratten. Diesmal injizierten wir ihnen Tolbutamid, eines der zur Behandlung des Diabetes verwendeten Medikamente. Es führt zu einer erhöhten Insulinausschüttung durch die Bauchspeicheldrüse, was eine Blutzuckersenkung bewirkt. Wenn die Zuckerfütterung die Ratten in gewissem Umfang diabetisch gemacht habe, so argumentierten wir, würden diese die Glukose nicht mehr so gut verwerten können wie sonst – Tolbutamid müsste dann einen geringeren blutzuckersenkenden Effekt aufweisen.

Und genau dies fanden wir auch: In einem achtwöchigen Experiment verminderte eine Tolbutamid-Injektion die Blutglukose bei den stärkegefütterten Ratten um 31 Prozent und bei den zuckergefütterten Ratten um 26 Prozent. In einem zweiten Versuch lagen die Werte bei 32 versus 27 Prozent.

Bei menschlichen Probanden führt eine über mehrere Wochen eingehaltene zuckerreiche Diät zu einer reduzierten Glukosetoleranz, während eine zuckerarme Ernährung diese verbessert. Wir selbst ermittelten die Glukosetoleranz in unserem Experiment mit den jungen Männern, das ich bereits früher beschrieben hatte, in dem diese über zwei Wochen hinweg eine zuckerreiche Kost erhielten.

Im ersten dieser Experimente fanden wir keine Veränderung. Im zweiten Experiment ermittelten wir eine Verbesserung der Glukosetoleranz nach einer Woche und einen leichten Rückgang in Richtung der Normalwerte nach der zweiten Woche. Dies mag seltsam erscheinen, ist aber dennoch keineswegs verwunderlich. Die erste Auswirkung des Zuckers wäre demnach eine verbesserte Verwertung der Glukose durch einen allgemeinen Anpassungsprozess des Körpers. Dieser kann über eine verstärkte Insulinproduktion oder durch eine Erhöhung der Sensitivität der Körpergewebe für die Insulinwirkung erfolgen. Setzt man die hohe Zuckergabe jedoch fort, lässt die Anpassung nach und an ihre Stelle tritt eine Erschöpfungsreaktion, mit der Folge einer gegenüber der Norm verminderten Glukoseverwertung. Daher widerspricht die von uns nach einer Woche gefundene Verbesserung der Glukosetoleranz nicht der Verschlechterung, die andere Forscher nach einigen Wochen ermittelt haben. Auch gibt es keinen Konflikt mit der Tatsache, dass wir in unserem ersten Experiment keine Veränderung feststellen konnten; es kann hier sehr gut sein, dass wir unsere Messungen just zu einem Zeitpunkt durchgeführt haben, indem die Verschlechterungseffekte gerade die anfängliche Verbesserung der Glukosetoleranz kompensiert hatten.

Abgesehen von der beim Diabetes verminderten Glukosetoleranz gibt es andere erwähnenswerte Charakteristika dieser Erkrankung. Vor dem Hintergrund der von uns und von anderen durchgeführten Zuckerexperimente möchte ich auf diese Besonderheiten etwas genauer eingehen.

Langjähriger Diabetes führt häufig zu Störungen des Sehens, weil sich krankhafte Veränderungen an der Netzhaut bilden, die als »diabetische Retinopathie« bezeichnet werden. Vor einigen Jahren zeigte Prof. Aharon Cohen, dass Zucker in der Nahrung von Ratten bei diesen zu Anomalien an den Augen führte. Er registrierte die elektrische Reaktion der Rattennetzhaut auf Lichtimpulse, welche bei den zuckergefütterten Ratten vermindert war. In einer späteren Untersuchung in London, an der einer meiner Kollegen beteiligt war, wurde durch umfangreiche biochemische und mikroskopische Analysen festgestellt, dass die durch den Zucker hervorgerufenen retinalen Anomalien mit denen identisch sind, die man bei an Diabetes erkrankten Ratten findet.

Außer einer Lebervergrößerung bewirkt der Zucker in der Nahrung auch eine Größenzunahme der Nieren. Schon früh zeigte Prof. Aharon Cohen, dass die Nieren seiner zuckergefütterten Ratten Anomalien aufwiesen, unter anderem mit einer Zunahme des Bindegewebes zwischen den Blutkapillaren. Diese Entdeckung verstärkte unser eigenes Interesse an den Auswirkungen des Zuckers auf die Nieren und das aus zwei Gründen. Der Hauptgrund war unsere zunehmende Einsicht in die starke Ähnlichkeit der Effekte des Zuckers und des Diabetes. Und der zweite Grund bestand in dem glücklichen Umstand, dass Dr. R. G. Price vom Institut für Biochemie des Queen Elizabeth Hospital über einen langen Zeitraum Forschungen zu den biochemischen Veränderungen bei verschiedenen Nierenerkrankungen durchgeführt hatte. Er und seine Mitarbeiter hatten festgestellt, dass ein sehr frühes Zeichen der Nierenschädigung im Auftreten einer erhöhten Menge eines bestimmten Enzyms zu finden war. Dieses trägt den (selbst in der verkürzten Form) komplizierten Namen N-Acetyl-ß-Glucosaminidase; gängig ist das Kürzel NAG.

Unter einer zuckerhaltigen Diät zeigen Ratten eine NAG-Erhöhung im Urin, und dasselbe findet man auch bei menschlichen Probanden, die ihren Zuckerkonsum anheben. Nach einem Jahr zuckerhaltiger Ernährung fand man kleine verkalkte Ablagerungen in den Nieren der Ratten. Ich würde nicht behaupten, dass dies einen Beweis dafür darstellt, dass Zucker eine Ursache von Nierensteinen ist; wenn dem aber so ist, dann ist er mit Sicherheit nicht die einzige, da Nierensteine auch in

Populationen auftreten, in denen wenig Zucker gegessen wird. Außerdem waren Nierensteine schon lange Zeit vor dem Aufstieg des Zuckers zu einem beträchtlichen Bestandteil der Ernährung der wohlhabenderen Länder bekannt. Auf der anderen Seite enthalten die meisten Nierensteine Kalziumoxalat oder Harnsäure, und Zuckerkonsum erhöht die Konzentration dieser Stoffe im Urin. Die Forscher, die dies herausfanden, stellten außerdem fest, dass Patienten mit Nierensteinen eine geringe Glukosetoleranz aufweisen, wie sie auch beim Diabetes gesehen wird.

Unsere eigenen Arbeiten zur Nierenfunktion am Queen Elizabeth College haben jedoch aufgedeckt, was ich für den schlagkräftigsten Beweis der Verbindung zwischen dem Nahrungszucker und dem Diabetes mellitus halte. Wir untersuchten die Nieren zuckergefütterter Tiere mit dem Elektronenmikroskop bei 10.000-facher oder stärkerer Vergrößerung. Dabei betrachteten wir insbesondere die Membranen derjenigen Zellen, die die gewaltige Zahl kleiner Filtereinheiten bilden – die glomerulären Kapillaren –, an denen das Blut in einer ersten Stufe des aufwendigen Prozesses der Urinproduktion gefiltert wird. Wir stellten fest, dass diese Zellmembranen erheblich dicker waren, als dies normalerweise der Fall ist. Und eben diese Verdickung der »glomerulären Basalmembran« (GBM) wird als die charakteristischste Nierenveränderung bei Patienten mit Diabetes angesehen, die eine »diabetische Nephropathie« entwickeln, eine Nierenerkrankung, die bis zum Nierenversagen führen kann.

Davon ausgehend, setzten wir einige sehr anspruchsvolle biochemische Verfahren ein, bei denen die glomerulären Basalmembranen separiert und ihre Zusammensetzung bestimmt wurde. Wir erhielten belastbare Hinweise auf eine verstärkte GBM-Bildung, da einige der speziellen chemischen Einheiten, welche die Membran bilden, bei den zuckergefütterten Ratten in größerer Menge vorkamen. Außerdem fanden wir eine erhöhte Aktivität eines Enzyms, das an der GBM-Formierung beteiligt ist.

Diese zuckerbedingten Anomalien entsprechen exakt denjenigen bei Ratten, die aus anderen Gründen einen Diabetes entwickelt haben.

Die Bedeutung dieser Forschung ergibt sich aus der Tatsache, dass in Großbritannien etwa 15 Prozent der Patienten mit Nierenversagen – unabhängig von einer etwaigen Behandlung mit Dialyse oder Nierentransplantation – ihren Zustand als Folge des Diabetes erlitten haben. In den USA ist die Zuckerkrankheit sogar für 25 Prozent der behandlungsbedürftigen Nierenerkrankungen verantwortlich.

Das Hauptmerkmal des Typ-II-Diabetes liegt nicht im Versagen der Bauchspeicheldrüse bei der Produktion normaler Insulinmengen, sondern in der unzureichenden Reaktion der Körpergewebe auf das produzierte Insulin. Dies kann sehr leicht im Labor nachvollzogen werden. Man gibt ein kleines Gewebestück in ein Gefäß, um die metabolischen Prozesse zu bestimmen, an denen Insulin beteiligt ist. Beispielsweise kann man ein Muskelpräparat mit etwas Glukose in ein geschlossenes Gefäß geben und messen, wie schnell Sauerstoff verbraucht oder Kohlendioxid produziert wird, während das Gewebe die Glukose oxidiert. Oder man legt ein Stück Fettgewebe in ein Gefäß und misst die Bildungsrate neuen Fettes. Wenn man nun dieselben Experimente unter Zugabe von Insulin wiederholt, wird man beobachten, dass sich die Oxidation bzw. die Fettsynthese messbar beschleunigt hat. Wiederholt man dies alles hingegen mit Gewebe von diabetischen Tieren oder eines Menschen mit Typ-II-Diabetes, wird die Insulinzugabe nur eine geringe oder gar keine Zunahme der Reaktionsgeschwindigkeiten bewirken – mit anderen Worten ist das diabetische Gewebe *insulinresistent.* (Dasselbe Phänomen, obwohl weniger stark ausgeprägt, beobachtet man bei Menschen mit deutlichem Übergewicht; ich werde hierauf später noch einmal zurückkommen.)

Vergleichbare Experimente wurden in Form einer Zuckerfütterung von Versuchstieren über mehrere Wochen durchgeführt. Über sie wurde zunächst von Forschern aus der Tschechoslowakei berichtet und später von uns selbst am Queen Elizabeth College. Die Zugabe von Zucker zum Futter der Tiere führte sowohl im Muskel- als auch in deren Fettgewebe zur Insulinresistenz. In einem unserer Experimente stieg die Fettsyntheserate im Fettgewebe stärkegefütterter Tiere bei Zugabe von Insulin um 140 Prozent, während das Fettgewebe zuckergefütterter Tiere auf Insulinzugabe diesbezüglich überhaupt keine Reaktion zeigte.

Auch der Unterschied zwischen den Auswirkungen kurzfristigen Zuckerkonsums und den Folgen der Aufnahme über einen längeren Zeitraum kann bedeutsam sein, obwohl er häufig ignoriert wird. Es wird oft behauptet, dass die Konzentration des Zuckers im Blut vor dem Frühstück – die sogenannte Nüchternblutzuckerkonzentration, die bei Diabetikern erhöht ist – von einer Zuckerzugabe zu einer Mahlzeit am vorhergehenden Tag nicht beeinflusst wird. Auch würde sie weder die Glukosetoleranz – die Reaktion der Blutglukosekonzentration auf eine Testdosis von Glukose – noch die simultane Reaktion der Insulinkonzentration im Blut beeinflussen. Dies bedeutet jedoch keinesfalls, dass Diabetiker als regelmäßigen Bestandteil ihrer Ernährung Zucker essen dürfen – auch nicht in moderaten Mengen! Wie wir gesehen haben, führt täglicher Zuckerkonsum bereits nach zwei bis drei Wochen zu einer erheblichen Verschlechterung der Glukosetoleranz, und bei empfänglichen Personen erhöht sich zudem die Insulinkonzentration im Nüchternblut signifikant.

Bedauerlicherweise basieren viele der jüngsten Aussagen, Diabetiker dürften ungestraft Zucker essen, auf Untersuchungen, in denen der Zucker testweise nur in einer einzelnen Mahlzeit verabreicht wurde.

Abschließend möchte ich auf das Verhältnis zwischen dem Diabetes und der koronaren Herzkrankheit eingehen, das sich in beiden Richtungen auswirkt. Wenn Sie Diabetiker sind, haben Sie ein erhöhtes Risiko, eine koronare Herzkrankheit zu entwickeln. Und wenn Sie an der koronaren Herzkrankheit leiden, ist Ihr Diabetesrisiko erhöht – oder zumindest das einer verminderten Glukosetoleranz, die auch als »Prädiabetes« bezeichnet wird. Es ist meiner Meinung nach wichtig, diese Überlappung zu berücksichtigen, wenn Sie verstehen wollen, in welcher Weise der Zucker in der Ernährung an der Entstehung dieser beiden Krankheiten beteiligt sein kann.

Unterzuckerung

Am besten kennen die Diabetiker diesen Zustand. Früher oder später kommen sie in die Situation, zu viel Insulin gespritzt oder zu viel von den oralen Diabetesmedikamenten eingenommen zu haben, und sie erleben dann die sehr unangenehmen Symptome der Hypoglykämie (eines niedrigen Blutzuckerspiegels), die manchmal sogar bis zur Bewusstlosigkeit führen. Hypoglykämie tritt allerdings auch bei vielen Nichtdiabetikern auf, obschon selten bis zur Bewusstlosigkeit. Sie beginnen sich hungrig und kraftlos zu fühlen und fangen vielleicht an zu schwitzen. Sie zittern, fühlen sich schwach und schwindelig und bekommen eventuell starke Kopfschmerzen. Wenn der Zustand andauert, werden Sie möglicherweise geistig verwirrt, taumeln und sprechen undeutlich oder wirr. In diesem Moment könnten sie sogar wegen des Verdachts auf Trunkenheit oder wegen »ordnungswidrigen Verhaltens« verhaftet werden.

Alle diese Symptome entstehen, weil ihr Blutzucker auf ein ungewöhnlich niedriges Niveau gefallen ist. Es ist leicht verständlich, wie dies bei Diabetikern geschieht, die womöglich ihr Insulin oder ihre Tablette zur Blutzuckersenkung genommen haben und dann wegen irgendeiner Unterbrechung ihr normales Frühstück verpassten. Es ist genauso nachvollziehbar, wie der Zustand bei Menschen auftritt, die einen seltenen Tumor der Bauchspeicheldrüse aufweisen, der eine überhöhte Insulinproduktion auslöst. Bei den übrigen Menschen geschieht dies zumeist durch einen hohen Konsum von Kohlenhydraten, insbesondere von Zucker. Eingenommene Mahlzeiten führen meist zu einem Anstieg des Blutzuckerspiegels. Wenn Zucker oder Stärke in der Nahrung enthalten sind, tauchen diese sehr schnell ganz oder teilweise in Form von Glukose im Blut auf. Wenn Eiweiß oder Fett in der Nahrung enthalten sind, werden manche ihrer Bestandteile ebenfalls in Glukose umgewandelt, aber deutlich langsamer. Außerdem verlangsamen sie insgesamt die Aufnahme der Nahrung.

Der Anstieg des Blutzuckers ist nur vorübergehend, weil dieser die Bauchspeicheldrüse zur vermehrten Insulinproduktion anregt, was zu einer gesteigerten Aufnahme der Glukose in die Körperzellen und zur verstärkten Glykogenbildung zwecks Speicherung in den Muskeln und in der Leber führt. Dadurch fällt der Blutzuckerspiegel auf seinen Normalwert zurück. Wird viel Zucker gegessen – insbesondere zwischen den Hauptmahlzeiten, wenn sich keine andere Nahrung im Magen befindet, die die Aufnahme verlangsamen könnte –, so flutet sehr rasch eine große Menge von Glukose im Blut an. Der Blutzuckerspiegel steigt rasch, und der Körper schüttet als Reaktion eine überhöhte Menge an Insulin aus. Dadurch fällt auch der anschließende Blutzuckerabfall überschießend aus, und der Blutzuckerspiegel sinkt unter seinen Normalwert. Unterhalb einer gewissen Schwelle treten dann die Unterzuckerungssymptome auf.

Es gibt auch Hinweise darauf, dass ein fortgesetzter hoher Zuckerkonsum zumindest für eine Zeitlang zu einer erhöhten Empfindlichkeit der Bauchspeicheldrüse führt, sodass diese noch leichter mit einer Insulinsekretion reagiert, was das Unterzuckerungsrisiko noch erhöht.

Wie behandelt man nun eine Hypoglykämie? Nun – wenn Sie sich nicht die Mühe machen, die Folgen der Vorgänge zu überdenken, die ich gerade beschrieben habe, behandeln sie eine Person mit Unterzuckerung mit der Gabe eines Stücks Zucker oder eines zuckerhaltigen Getränkes. Wie durch ein Wunder verschwinden dann innerhalb weniger Minuten das Schwitzen, die Schwäche und die Schwindelgefühle. Wenn man allerdings kurz innehält und nachdenkt, stellt man fest, dass dies auf lange Sicht genau *nicht* getan werden sollte, weil dem raschen Blutzuckeranstieg wiederum ein starker Abfall folgen könnte.

Es gilt, diese großen Schwankungen des Blutzuckerspiegels zu verhindern. Daher sollten nur solche Nahrungsmittel gegessen werden, die nur einen geringen Anstieg des Blutzuckers bewirken, sodass die Insulinreaktion des Pankreas nicht überschießend ausfällt. Die beste langfristige Therapie gegen einen Glukosemangel im Blut besteht daher paradoxerweise im Meiden von Zucker in der Nahrung so gut es geht.

Lassen Sie mich hier noch etwas zur Hypoglykämie bei Säuglingen sagen. Frühgeborene leiden manchmal unter Hypoglykämie, weil vermutlich ihre hormonelle Kontrolle über den Blutzuckerspiegel noch nicht ausgereift ist. Dies kann ein sehr ernsthafter Zustand sein, und frühgeborene Babys sind bekannt dafür, ohnmächtig zu werden oder sogar an Unterzuckerung zu sterben. Da dies eine akute und gefährliche Situation darstellt, besteht die beste Therapie in einem solchen Notfall darin, ihnen Zucker (Saccharose) oder besser noch Glukose zu verabreichen, entweder oral oder intravenös. Man würde erwarten, dass termingerecht zur Welt gekommene Neugeborene weniger leicht Unterzuckerungszustände entwickeln, sie aber dennoch empfindlicher für die schädlichen Einflüsse des Nahrungszuckers sind als Erwachsene. Wenn man bedenkt, wie frühzeitig Babys Zucker gegeben wird, und in welcher Menge, ist es nicht sehr verwunderlich, dass die Zahl der ein paar Monate alten Säuglinge mit Unterzuckerungszuständen offenbar ansteigt.

Es scheint insbesondere in den USA die Auffassung vertreten zu werden, dass die Hypoglykämie sehr verbreitet sei. Meiner Meinung nach kommt sie – obwohl nicht gerade selten – weniger häufig vor als behauptet. Insbesondere die wiederholt geäußerte Vermutung, der Nahrungszucker löse bei Kindern Hyperaktivität und bei jungen Leuten kriminelles Verhalten aus, ist nicht hinreichend belegt. Es wird behauptet, dass beide Erscheinungen auf Hypoglykämie zurückzuführen seien und durch das Weglassen des Zuckers in der Ernährung geheilt oder zumindest stark reduziert werden könnten. Allerdings erweisen sich die hierzu durchgeführten Experimente bei näherer Betrachtung zum Teil als methodisch fragwürdig, sodass die aufgestellten Behauptungen weit davon entfernt sind, als bewiesen gelten zu können.

Die Verbindung zwischen koronarer Herzkrankheit und Diabetes

Ich habe ausführlich meine Auffassung dargelegt, warum der Nahrungszucker sowohl eine Ursache des Diabetes als auch für die koronare Herzkrankheit darstellt. Es sind dies nicht die einzigen Leiden, an denen der Zucker meiner Meinung nach beteiligt ist, aber es sind die wichtigsten. Bevor ich mich den anderen Erkrankungen zuwende, möchte ich die Argumente zusammenfassen, die ich mit Blick auf die koronare Herzkrankheit verwendet habe – auch um die enge Korrelation zwischen dieser und dem Diabetes zu verdeutlichen.

Wir können dies am besten tun, indem wir die wichtigsten Eigenschaften der koronaren Herzkrankheit skizzieren. Dies sind:

1. Die breite Palette der bei Patienten gefundenen Anomalien.

2. Die Vielzahl an Krankheitsursachen, wie Zigarettenrauchen, Bewegungsarmut, Übergewicht, periphere arterielle Verschlusskrankheit und Diabetes.

3. Die unterschiedliche Erkrankungshäufigkeit bei Männern und Frauen.

4. Die Korrelation mit anderen Krankheiten, insbesondere mit dem Diabetes, aber auch mit Bluthochdruck, Gicht, Gallenblasenerkrankungen, Magen- und Zwölffingerdarmgeschwüren und der peripheren arteriellen Verschlusskrankheit.

Ich liste in der nachfolgenden Tabelle einige der wichtigsten Anomalien auf, die bei der koronaren Herzkrankheit gesehen werden; sie alle finden sich auch beim »Altersdiabetes«.

Häufig von der Norm abweichende Parameter, die sowohl bei koronarer Herzkrankheit als auch beim Typ-II-Diabetes gesehen werden:

Koronare Herzkrankheit

Im Blut	**In anderen Einheiten**
Cholesterin	Glukosetoleranz
Triglyzeride	Insulinempfindlichkeit
HDL-Cholesterin	Thrombozytenaggregation
Harnsäure	Thrombozytenelektrophorese
Glukose	Blutdruck
Cortisol	
Insulin	
Östrogen	

Typ-II-Diabetes

wie oben; zusätzlich Retino- und Nephropathie

Alle diese Anomalien können durch Nahrungszucker ausgelöst werden.

Es fällt schwer, zu glauben, dass diese breite Palette an Anomalien, die bei der koronaren Herzkrankheit gesehen wird, einfach nur aus einer Störung der körpereigenen Fettverwertung resultieren soll oder nur aus einer Regulationsstörung des Cholesterins im Blut. Es ist viel wahrscheinlicher, dass derart komplex miteinander verbundene Anomalien durch eine Störung des Hormonhaushalts hervorgerufen werden. Insbesondere das Insulin, das Kortisol und das Östrogen involvieren viele Körperfunktionen und zahlreiche biochemische Vorgänge. Darüber hinaus beeinflusst eine Störung der Aktivität eines dieser Hormone auch die Aktivität eines oder mehrere der anderen. Es ist daher leicht vorstellbar, dass sich hieraus die Grundlagen für mehr als eine Erkrankung ableiten.

Die Vorstellung, die koronare Herzkrankheit werde von einem gestörten Hormonhaushalt des Körpers hervorgerufen, ist nicht neu, obwohl einige der früheren Ansätze mittlerweile fast vergessen sind. Die mögliche Rolle der Hormone drängt sich fast von selbst durch die Tatsache auf, dass Frauen vor der Menopause einen erheblichen Schutz vor der Erkrankung aufweisen. Der erste Hinweis auf eine hormonelle Beteiligung stammt bereits aus dem Jahre 1956. Eine Gruppe von Wissenschaftlern wies darauf hin, dass junge Frauen mit Diabetes mellitus besonders anfällig für die Entwicklung einer koronaren Herzkrankheit sind, und sie vermuteten, dass deren »Verlust der Immunität gegenüber der koronaren Atherosklerose« auf die Insulininjektionen zurückgeführt werden könne, welche die jungen Frauen erhielten. Im Jahre 1961 schrieb eine andere Forschergruppe »Jeder Erklärungsversuch zu den Ursachen der koronaren Herzkrankheit muss auch das Geschlechterverhältnis erklären können«, und sie fuhren fort, dass dies den dringenden Verdacht einer hormonellen Ursache der Erkrankung nahelege.

Auch andere Forscher haben darauf hingewiesen, dass die koronare Herzkrankheit von einer überhöhten Insulinkonzentration im Blut herrühren könnte. Es gibt zahlreiche Belege, die diese Vorstellung unterstützen; am offensichtlichsten ist hier die Tatsache, dass die meisten Erkrankten hohe Insulinspiegel im Blut aufweisen. Zudem werden viele der anderen anerkannten Ursachen der koronaren Herzkrankheit von einer hohen Insulinkonzentration im Blut begleitet, wie etwa das Zigarettenrauchen, das Übergewicht, die periphere Gefäßerkrankung und der Typ-II-Diabetes. Drittens führen der Verlust an überschüssigem Gewicht und vermehrte körperliche Aktivität zu sinkenden Insulinspiegeln und reduzieren zugleich das Risiko für die Entwicklung der koronaren Herzkrankheit. Und viertens haben Versuche bei Ratten gezeigt, dass die Verabreichung von Insulin zu verstärkten Cholesterinablagerungen in der Hauptschlagader des Körpers, der Aorta, führt.

Der mit Blick auf den Zucker relevanteste Aspekt liegt hier in der Tatsache, dass sämtliche bei der koronaren Herzkrankheit und beim Diabetes gesehenen pathologischen Veränderungen durch die Aufnahme von Zucker in die Ernährung ausgelöst werden können.

16
Ein Schmerz in der Mitte

Beinahe durch Zufall begann ich mich für die Beziehung zwischen Zucker und schweren Verdauungsstörungen bzw. der Dyspepsie zu interessieren. Ich war lange Zeit an Studien zur Fettleibigkeit und deren Behandlung beteiligt. Aus verschiedenen Gründen hatte ich vor ein paar Jahren begonnen, zahlreiche Menschen mit kohlenhydratarmer Kost zu behandeln. Zunächst waren diese Diäten *überwiegend* im Kohlenhydratanteil beschränkt, aber auch ein wenig fettreduziert. Nach zwei bis drei Jahren stellte ich jedoch fest, dass es lediglich nötig war, die Kohlenhydrate zu beschränken, weil sich herausstellte, dass die Probanden in der Praxis den Fettkonsum unwillkürlich mit reduzierten.

Ich habe diese Diät jahrelang den vielen übergewichtigen Menschen empfohlen, die ich im Krankenhaus oder in unserer Forschungsabteilung gesehen habe. Wie ich in Kapitel 2 geschrieben hatte, ähnelt diese Ernährung stärker der Kost, die unsere Vorfahren mindestens während der letzten zwei Millionen Jahre der Evolution zu sich genommen haben. Die hier zugrunde liegende Theorie wird in dem Buch »The Penguin Encyclopaedia of Nutrition« genauer erklärt. Die Diät erlaubt den unbeschränkten Verzehr von Fleisch, Fisch, Eiern, Blattgemüse, Butter, Margarine, Sahne und jede Art von Fett oder Öl. Sie empfiehlt die tägliche Aufnahme eines halben Pfundes Obst und von gut einem halben Liter Milch. Man erhält eine Liste mit den Kohlenhydratanteilen von Lebensmitteln in 5-Gramm-Einheiten, die ich »Kohlenhydrateinheiten« nenne, und von denen man zehn Stück pro Tag zu sich nehmen darf.

Meine Interviews mit übergewichtigen Patienten beginnen mit allgemeinen Gesundheitsfragen, wovon einige auf Verdauungsbeschwerden abzielen: »Haben Sie Verdauungsbeschwerden oder irgendwelche Schmerzen oder Beschwerden nach den Mahlzeiten? Wo sind diese Schmerzen lokalisiert? Welchen Charakter haben diese Schmerzen? Wie oft treten sie auf? Wie lange halten sie an? Was nehmen Sie gegen die Schmerzen?« Nach zahlreichen weiteren Fragen zu ihrer Gesundheit werden die Patienten körperlich untersucht, gewogen und vermessen. Nach einigen Wochen wiederhole ich die Befragungen und stelle beispielsweise fest, dass sie ein wenig an Gewicht verloren haben und nicht mehr so kurzatmig und weniger erschöpft sind, die Schmerzen in den Hüftgelenken verschwunden sind und sie am Abend nicht mehr unter geschwollenen Knocheln leiden.

Alle diese Veränderungen hatte ich erwartet, allerdings bemerkte ich vor ein paar Jahren, dass viele der Patienten auf meine Fragen hin überrascht feststellten, keine Verdauungsbeschwerden mehr zu haben. Dabei war die Linderung nicht erst mit dem Gewichtsverlust aufgetreten, sondern praktisch seit dem Beginn der kohlenhydratarmen Diät.

Lassen Sie mich meine persönliche Erfahrung einflechten. In meiner Jugend litt ich unter starken Verdauungsbeschwerden, und es wurde ein Zwölffingerdarmgeschwür diagnostiziert. Man gab mir die damals aktuellen Empfehlungen: so lange auf eine Operation zu verzichten, bis sie unumgänglich würde, weiterhin zur Arbeit zu gehen, es »ruhig angehen zu lassen« und mich nicht zu sehr zu verausgaben, auf stark gewürzte Speisen zu verzichten und regelmäßiger und kleinere Mahlzeiten zu essen. Ich verzichtete allmählich auch auf Kuchen und Gebäck, weil ich davon immer Sodbrennen bekam. Trotzdem musste ich weiterhin regelmäßig säurebindende Mittel wie Magnesium- oder Aluminiumsalze zu mir nehmen.

Später bemerkte ich, dass ich – wie viele bewegungsarme Männer mittleren Alters – an Gewicht zuzulegen begann. Natürlich reduzierte ich nun meinen Kohlenhydratkonsum erheblich, wie ich es meinen Patienten geraten hatte, und brachte damit mein Gewicht unter Kontrolle. Und nach ein paar Monaten bemerkte ich plötzlich, dass meine Verdauungsbeschwerden fast vollständig verschwunden waren.

Vor dem Hintergrund dieser Beobachtungen beschloss ich, die Hypothese zu überprüfen, nach der eine kohlenhydratarme Diät tatsächlich Verdauungsbeschwerden lindert. Dies stellte sich als ein anspruchsvolleres Unterfangen heraus, als Sie vielleicht gedacht hätten.

Ernsthafte Verdauungsbeschwerden treten häufig bei Menschen auf, die unter starkem Stress stehen; daher sind sie in ihren Aussagen nicht immer sehr verlässlich. Auch kommen Verdauungsstörungen oft schubweise – an einige Wochen mit Schmerzen können sich ohne erkennbaren Grund Wochen oder gar Monate ganz ohne Beschwerden anschließen. Erhält man nun vor einer solchen Phase der Beschwerdefreiheit – die ohnehin eingetreten wäre – irgendeine Form von Behandlung, ist man geneigt, die Besserung dieser Behandlung zuzuschreiben. Und schließlich können Schmerzen in ihrer Intensität nicht sicher und objektiv bestimmt werden; man muss sich auf die subjektiven Empfindungen der Patienten verlassen – ob sich also ihre Beschwerden verbessert oder verschlechtert haben, und ob diese Veränderung nur gering oder stark ausgefallen ist.

Trotzdem wollte ich herauszufinden versuchen, ob eine kohlenhydratarme Diät die Symptome der Dyspepsie bessern könne. Deshalb erstellten wir ein recht umfassendes Studienkonzept, das die geschilderten Schwierigkeiten möglichst minimieren sollte. Die Untersuchungen wurden am King's College Hospital in London durchgeführt. Wir baten die dortigen Ärzte, uns alle Patienten zu schicken, die sich wegen schwerer und mehr als sechs Monate andauernder Verdauungsbeschwerden vorgestellt hatten. Viele waren schon fünf Jahre oder länger betroffen. Patienten, die wegen ihres Zustandes zur Operation vorgesehen waren, schlossen wir von unserer Untersuchung aus.

Jeder Proband wurde von einem Arzt sorgfältig befragt und untersucht und dann zur Ernährungsberatung geschickt. Dort wurden die Patienten abwechselnd entweder auf die damalige konventionelle Ernährungstherapie geschult oder sie wurden angewiesen, eine kohlenhydratarme Diät einzuhalten. Die konventionelle Behandlung umfasste den Rat, auf gebratene Speisen und auf reizende Nahrungsmittel wie sauer eingelegtes Gemüse oder scharf gewürzte Produkte zu verzichten. Sie sollten regelmäßige kleine Mahlzeiten zu sich nehmen und Alkohol meiden, insbesondere auf nüchternen Magen. Alle Patienten kamen in regelmäßigen Abständen zu Kontrollen, um ihre Fortschritte zu protokollieren und die Einhaltung der Ernährungsvorgaben zu überprüfen. Dabei wussten die beteiligten Ärzte nicht, welche Diät die jeweiligen Patienten erhielten und die Ernährungsberater erhielten keine Informationen über die Fortschritte der Patienten.

Nach drei Monaten wurden die Diäten der Patienten getauscht, sodass die zunächst konventionell Behandelten nun die kohlenhydratarme Diät erhielten und die kohlenhydratarm Ernährten auf die konventionelle Therapie umgestellt wurden. Dann wurde das Experiment weitere drei Monate fortgesetzt.

Aufgrund der strikten Vorgaben dieses Experimentes überraschte es uns nicht, dass wir mehr als zwei Jahre benötigten, bis wir Daten zu 41 Patienten gesammelt hatten, die uns über sechs Monate hinweg von ihren Erfolgen berichtet und sich – so gut wir dies beurteilen konnten – an unsere Anweisungen gehalten hatten. Der beteiligte Internist und ich werteten die erhobenen Daten anschließend jeweils unabhängig voneinander mit Blick auf die Erfolge der Patienten aus, wobei wir sie in verschiedene Kategorien einstuften, von »keine Veränderungen« über verschiedene Grade von Verbesserungen bis hin zur Verschlechterung der Beschwerdelage jeweils zum Ende der Dreimonatszeiträume. Unsere jeweiligen Einschätzungen wichen nur in dem einen oder anderen Fall hinsichtlich des Grades der Besserung ab, jedoch bestand in allen Fällen Übereinstimmung darüber, ob der Patient eine Besserung, eine Verschlechterung oder das Ausbleiben von Veränderungen beschrieben hatte. Erst nach Abschluss aller Einstufungen schauten wir nach, ob die Patienten mit der kohlenhydratarmen Diät oder mit der konventionellen Therapie begonnen hatten.

Die Ergebnisse waren ziemlich eindeutig. Von den 41 Patienten in unserer Untersuchung gaben zwei an, unter der kohlenhydratarmen Diät eine Verschlechterung der Beschwerden erfahren zu haben, elf verspürten keine Veränderung, und eine entschiedene Mehrheit – 28 – sagte, dass sie unter der kohlenhydratarmen Diät sehr viel weniger Beschwerden hatte. Für einige von ihnen waren die Verbesserungen so stark, dass sie um nichts auf der Welt die kohlenhydratarme Diät wieder aufgeben wollten. Ein Patient sagte: »Ich fühle mich besser als es in den letzten fünf Jahren je der Fall war.« Ein anderer war noch euphorischer: »Ich habe mich mit meinem Magen im ganzen Leben noch nicht besser gefühlt.« Die Patienten waren Männer wie Frauen, einige von ihnen mit Magen- oder Zwölffingerdarmgeschwüren, einige mit Zwerchfellbruch und einige, die vermutlich ein Geschwürsleiden aufwiesen, das sich jedoch – wie so häufig – radiologisch nicht nachweisen ließ. [Zum damaligen Zeitpunkt stand die Magenspiegelung als direkte visuelle Nachweismethode von Schleimhautläsionen noch nicht routinemäßig zur Verfügung. *D. Übers.*]

Diese Ergebnisse erfreuten uns natürlich sehr. Sie zeigten, dass schwere chronische Verdauungsstörungen verschiedener Ursache bei rund 70 Prozent der Patienten allein durch Diät erheblich gebessert werden konnten. Dieses Ergebnis war insbesondere deshalb erfreulich, weil ernährungstherapeutische Behandlungsversuche in den letzten Jahren zunehmend enttäuschend verlaufen waren. Verschiedene Wissenschaftler hatten Patienten auf strenge »Magendiäten« gesetzt, mit gedünstetem Fisch, weißem Fleisch, Kartoffelbrei und Milchpudding oder auf die liberalere, aber weithin konventionelle Diät, die ich beschrieben hatte. Alle diese Untersucher hatten festgestellt, dass ihre Diäten die schweren Dyspepsien ihrer Patienten nicht zu bessern vermochten, unabhängig davon, ob diese ein nachgewiesenes Geschwürsleiden aufwiesen oder nicht. Die richtige Ernährung kann dies sehr wohl erreichen, falsche Diäten hingegen natürlich nicht.

Die in unseren Untersuchungen verwendete kohlenhydratarme Diät war sowohl arm an Stärke als auch an Zucker. Aus verschiedenen Gründen vermuteten wir, dass hauptsächlich die Zuckerreduktion für die gesehenen Verbesserungen verantwortlich war. Daher führten wir ein weiteres Experiment durch, um die Zuckerwirkung in einer normalen Diät zu untersuchen. Wir arbeiteten mit jungen Männern, denen jeweils zu Beginn und am Ende einer zweiwöchigen zuckerreichen Diät eine Magensonde gelegt wurde. Darüber gewannen wir von ihnen Magensaftproben im Nüchternzustand und in 15-minütigen Intervallen nach Einnahme einer Schonkostmahlzeit, die hauptsächlich aus Pektin bestand. Die Proben wurden mit Standardmethoden untersucht, insbesondere im Hinblick auf den Säuregehalt und die Verdauungsaktivität.

Die Ergebnisse zeigten nach zwei Wochen zuckerreicher Diät einen Anstieg sowohl des Säuregehalts als auch der Enzymaktivität im Magensaft – jene Veränderungen, die häufig bei Patienten mit Magen- oder Zwölffingerdarmgeschwüren gesehen werden. Die zuckerreiche Kost hatte den Säuregehalt um 20 Prozent erhöht und die Enzymaktivität um fast das Dreifache. Dabei sollten wir nicht vergessen, dass diese Befunde früh am Morgen, vor dem Frühstück, erhoben worden waren – zwei Wochen einer zuckerreichen Diät hatten die Magenschleimhaut bereits erheblich empfindlicher werden lassen für den sehr milden Reiz der pektinhaltigen Testmahlzeit.

Magen- und Zwölffingerdarmgeschwüre

Unsere Studien zu den Verdauungsstörungen stammen aus den Zeiten, in denen die neuen Medikamente Cimetidin und Ranitidin für die Behandlung von Magen- und Darmgeschwüren noch nicht zur Verfügung standen. Bei neun der von uns behandelten Patienten, von denen sechs eine Besserung ihrer Beschwerden erfahren hatten, wurde ein Geschwür diagnostiziert. Heutzutage bringen diese Medikamente schnelle und gute Beschwerdebesserungen und die Ulzerationen heilen üblicherweise ab. Obwohl die Symptome zum Wiederkehren neigen, wird man sie durch erneute Medikamentengabe vermutlich wieder zum Verschwinden bringen können. Strikte Diäten werden deshalb mittlerweile nur noch sehr viel seltener angewandt als früher. [Cimetidin und Ranitidin sind Medikamente aus der Gruppe der H_2-Rezeptor-Antagonisten mit mittlerer Wirkpotenz, die Mitte der 1970er-Jahre marktgängig wurden. Bis dato standen nur schwächer und/oder kürzer wirksame Medikamente zur Pufferung bereits in den Magen ausgeschütteter Säure, sog. Antazida, zur Verfügung. Seit den 1990er-Jahren wird die zur medikamentösen Therapie der gastroduodenalen Ulkuskrankheit angestrebte hochgradige Unterdrückung der Magensäureproduktion durch die Klasse der Protonenpumpenhemmer, z. B. Omeprazol, erreicht. Die H_2-Blocker spielen für diesen Einsatzzweck seitdem keine Rolle mehr. *D. Übers.*] Nichtsdestotrotz gibt es immer auch Nachteile einer langfristigen medikamentösen Therapie. Obwohl Cimetidin und insbesondere das Ranitidin eher selten Nebenwirkungen verursachen, tun sie es gelegentlich dennoch. Darüber hinaus gibt es immer mehr Ärzte und vor allem Patienten, die sich nur widerwillig auf eine langfristige Medikamentenbehandlung einlassen, welche ungünstigstenfalls – obschon ggf. mit Unterbrechungen – ohne zeitliche Begrenzung durchgeführt werden muss. Meiner Meinung nach sollten Patienten zunächst zu dem Versuch einer kohlenhydratarmen Diät ermutigt werden, bevor die Entscheidung zugunsten einer medikamentösen Therapie fällt. Bei Patienten mit Zwölffingerdarmgeschwür wurden eine verminderte Glukosetoleranz und ein erhöhter Insulinspiegel im Blut festgestellt; also zwei der Befunde, die durch eine zuckerreiche Diät hervorgerufen werden.

Zwerchfellbruch

Der Typus von Magenbeschwerden, der wohl am eindrucksvollsten auf die kohlenhydratarme Diät anspricht, ist der durch einen Zwerchfellbruch (Hiatushernie) ausgelöste. Um diese Störung zu verstehen, müssen Sie sich die Speiseröhre (Ösophagus) mit ihrem Verlauf vom Brustraum durch das Zwerchfell in den Bauchraum vorstellen, wo sie in den Magen mündet. Liegt an der Durchtrittsstelle durch das Zwerchfell eine Bindegewebsschwäche vor, so können durch einen erhöhten Druck im Bauchraum Teile der unteren Speiseröhre oder sogar des Magens durch den geschwächten Teil des Zwerchfells in den Brustraum zurückgedrückt werden. Die typischen Symptome bestehen im Auftreten von Sodbrennen unmittelbar nach den Mahlzeiten, von Völlegefühl im Magen und häufig auch eines deutlichen Schmerzes. In schwereren Fällen kann auch die Nahrungspassage in und durch den Magen beeinträchtigt sein und Nahrungsbestandteile können in die Speiseröhre zurückrutschen. Wenn auf diese Weise auch Magensäure zurückfließt und die Speiseröhre angreift, entsteht eine »Refluxösophagitis«. Der begleitende Schmerz tritt zumeist in der Nacht auf und bessert sich deutlich, wenn der Patient sich aufrichtet.

Die gängige Behandlung umfasst die Anweisung an den Patienten, kleine, reizarme Mahlzeiten mit milden Nahrungsmitteln zu essen, wie die sogenannte »Magenschonkost«. Die letzte Mahlzeit sollte mit möglichst großem Abstand zum Schlafengehen eingenommen werden. Der Patient sollte das Bücken, schweres Heben und Pressen vermeiden und übermäßiges Körpergewicht abbauen. Auch das Schlafen mit erhöhtem Kopfteil hat sich als hilfreich erwiesen.

Die meisten dieser Ratschläge sind es wert, befolgt zu werden. Ernährungsseitig ist unserer Erfahrung nach jedoch eine Diät noch vorteilhafter, welche die Kohlenhydrate erheblich einschränkt und den Zucker praktisch vollständig weglässt. Viele Patienten haben berichtet, dass sie nach Aufnahme einer solchen Diät zum ersten Mal überhaupt eine signifikante Besserung ihrer Beschwerden erfahren haben.

Gallensteine

Einer der Zustände, der sich häufig mit Verdauungsstörungen zeigt, ist das Gallensteinleiden. Die zumeist sehr cholesterinreichen Steine sammeln sich in der Gallenblase an und können dort zu einer Entzündung (Cholezystitis) führen. Gallensteine sollen bei etwa 20 Prozent der Erwachsenen vorkommen, wobei Frauen häufiger betroffen sind als Männer. Die Hälfte der Betroffenen weist keine Symptome auf. Einem aktuellen Medizinbuch zufolge scheint die Häufigkeit symptomatischer Gallensteine in wohlhabenden Ländern jedoch anzusteigen, und das bereits in einem früheren Lebensalter.

Menschen mit Gallensteinen weisen häufig ein oder zwei zusätzliche Merkmale auf; etwa einen Typ-II-Diabetes, einen Zwerchfellbruch, erhöhte Blutkonzentrationen von Triglyzeriden und Insulin oder Fettleibigkeit. Gallensteinpatienten sind beispielsweise durchschnittlich 5,5 Kilogramm schwerer als symptomlose Patienten. All dies lässt uns wieder einmal vermuten, dass wir es mit einer Erkrankung zu tun haben, an der der Zucker beteiligt sein könnte. Diese Vorstellung wurde durch die Tatsache verstärkt, dass der Arzt einer Patientin, die bei unserem Versuch mit der kohlenhydratarmen Diät eine erhebliche Besserung erfahren hatte, deren Beschwerden als gallensteinbedingt diagnostizierte. Dies ließ uns mit dem Gedanken zurück, dass ihr Gallensteinleiden als auch die Verdauungsbeschwerden möglicherweise von ihrer normalen zuckerhaltigen Kost verursacht sein könnte.

Nachdem wir unsere Studie abgeschlossen hatten, berichteten neuseeländische Forscher darüber, dass Gallensteinpatienten dazu neigten, mehr Zucker zu sich zu nehmen als Personen gleichen Alters, Geschlechts und Berufs, die kein Gallensteinleiden aufwiesen. Auch der Insulinspiegel sei bei den Betroffenen erhöht gewesen. Ihre Untersuchung bezog sich auf 124 Männer und 219 Frauen mit Gallensteinen, welche sie mit 111 gesunden Männern und 211 gesunden Frauen verglichen hatten. Die Ergebnisse zeigten, dass die Patienten, Männer wie Frauen, mehr Zucker als die Kontrollpersonen zu sich nahmen, hauptsächlich über Getränke und Süßwaren. Die Autoren errechneten, dass ein Mehrkonsum von 40 Gramm Zucker pro Tag – das entspricht je zwei Teelöffeln Zucker in drei oder vier Tassen Kaffee oder Tee – das individuelle Gallensteinrisiko mehr als verdoppelte.

Andere Forscher entdeckten, dass Zucker im Futter von Hamstern und Hunden bei diesen Gallensteine hervorrufen kann. Die jüngste Forschung aus England zeigte, dass Vegetarier ein geringeres Gallensteinrisiko aufweisen als Fleischesser. Das könnte an einem oder mehreren Bestandteilen im Fleisch liegen, die die Gallensteinbildung begünstigen, oder an Inhaltsstoffen im Gemüse, die schützend wirken. Es kann aber auch sehr gut an der Tatsache liegen, dass Vegetarier zu einem geringeren Konsum raffinierten Zuckers neigen und weniger gezuckerte Speisen und Getränke zu sich nehmen.

Morbus Crohn

Der Morbus Crohn ist eine unangenehme Erkrankung des Verdauungstraktes, die sich hauptsächlich bei Männern und Frauen im Alter zwischen 20 und 40 Jahren erstmals manifestiert. Die Hauptsymptome bestehen in anfallsartigen starken Schmerzen und Durchfällen; die Schmerzintensität kann dabei gelegentlich so hoch sein, dass der Morbus Crohn als Blinddarmentzündung verkannt wird. Jeder Teil des Verdauungstraktes kann betroffen sein. Die Ursache der Erkrankung ist unbekannt, und zufriedenstellende Behandlungsmöglichkeiten stehen ebenfalls noch nicht zur Verfügung. Gelegentlich besteht die Notwendigkeit, besonders stark betroffene Teile des Darms operativ zu entfernen.

In einer Studie in Bristol, England, wurden 30 Patienten mit kurz zuvor diagnostiziertem Morbus Crohn zu ihrer üblichen Ernährung vor dem Ausbruch ihrer Erkrankung befragt. Diese Diäten wurden dann mit der Ernährung von 30 gesunden Menschen vergleichbaren Alters, Geschlechts und sozialer Schicht verglichen. Bei den Patienten fand man einen Zuckerkonsum von durchschnittlich 122 Gramm pro Tag, während die Kontrollpersonen im Durchschnitt nur 65 Gramm zu sich nahmen. Ihr Ballaststoffkonsum lag hingegen mit 17,3 Gramm gegenüber 19,2 Gramm bei den Gesunden etwas niedriger. Ansonsten unterschied sich die Ernährung der Crohn-Patienten kaum von der der gesunden Kontrollpersonen.

Die Ärzte in Bristol rieten ihren Patienten im Anschluss zu einer Diät mit hohem Ballaststoffanteil und wenig Zucker. Sie verglichen diese Diät und die Reaktionen der Patienten darauf über durchschnittlich 52 Monate mit den Diäten und Reaktionen von sorgfältig ausgewählten Patienten, welche dieselbe Klinik in den Vorjahren besucht hatten.

Die Ergebnisse zeigten, dass die aktuellen Patienten im beobachteten 52-Monats-Zeitraum wegen ihres Zustandes im Durchschnitt für 111 Tage hospitalisiert waren, während es bei den Patienten mit konventioneller Diät 533 Tage waren. Die Zuckeraufnahme der aktuellen Patienten war auf 30 Gramm pro Tag reduziert worden, während er bei den Kontrollpatienten bei 90 Gramm lag.

Diese Ergebnisse wurden durch eine ähnliche Studie in Italien an 109 Patienten mit Morbus Crohn bestätigt. Eine Kost mit hohem Zuckeranteil erhöhte das Risiko, an Morbus Crohn zu erkranken, hier um das 2,5-Fache.

Die italienischen Ärzte hatten auch die Ernährung von Patienten untersucht, die an Colitis ulcerosa litten. Diese Erkrankung weist einige Ähnlichkeit mit dem Morbus Crohn auf, betrifft aber ausschließlich den Dickdarm. Es treten keine Verengungen (Strikturen) auf, sondern es werden Geschwüre (Ulzerationen) gesehen. Diese können so schwerwiegend und tief sein, dass sie die Darmwand perforieren können. Die Hauptsymptome sind anfallsartige schwere Diarrhoen mit Blut- und gelegentlich auch Eiterbeimengungen in den Stühlen. Bei manchen Patienten ist die Erkrankung nur schwer vom Morbus Crohn zu unterscheiden. Die italienische Studie beobachtete 124 Patienten. Aus den Aufzeichnungen zur Ernährung der Patienten errechneten die Forscher auch hier, dass ein hoher Zuckerkonsum das Risiko des Auftretens einer Colitis ulcerosa im Vergleich zu Personen mit niedrigem Zuckerkonsum um das 2,5-Fache erhöhte.

17

Eine Vielzahl von Krankheiten

Ich möchte jetzt über eine Reihe verschiedener Zustände sprechen, für die es unterschiedliche Hinweise darauf gibt, dass der Zucker an ihrer Entstehung beteiligt sein könnte.

Schäden an den Augen

Augenärzte fragten sich schon eine sehr lange Zeit, ob die Ernährung einen Einfluss auf die Augenentwicklung haben könnte und daher an Störungen wie Kurz- oder Weitsichtigkeit mit beteiligt sei. Es gab Hinweise, dass Kurzsichtigkeit (Myopie) bei Kindern auftrete, in deren Nahrung es an Eiweiß mangelt. Die zugrunde liegende Forschung wurde von den Experten aber für unbrauchbar gehalten, und es gibt heutzutage keine Unterstützung für diese Ansicht. Einer meiner Kollegen führte zusammen mit einem Ophthalmologen einige Experimente mit Ratten durch. Auch sie konnten keine entsprechenden Auswirkungen einer Kost finden, die zu wenig Eiweiß enthielt.

Anschließend untersuchten sie die Auswirkungen einer Diät, die arm an Protein, aber zugleich zuckerreich war – jene Art von Ernährung, welche in den rapide wachsenden Großstädten in den ärmeren Ländern der Welt typisch ist. In einem Experiment fütterten sie Ratten mit eiweißarmem Futter mit oder ohne Zucker. Nach sechs bis sieben Monaten hatten sich die Tiere beider Gruppen im Vergleich zu den mit normalen Eiweißanteilen gefütterten Ratten schlecht entwickelt. Die Untersucher fanden keinen signifikanten Unterschied in der Sehschärfe zwischen den normal sowie den eiweißarm und stärkereich gefütterten Ratten. Die eiweißarm und zuckerreich gefütterten Ratten hatten hingegen eine beachtliche Kurzsichtigkeit entwickelt, die etwa eine Dioptrie betrug.

In einem zweiten Experiment bildeten sie drei Gruppen von Ratten: eine Gruppe bekam normales Futter, die zweite Gruppe eiweißarmes Futter mit Zuckerzugabe, und die dritte Gruppe wurde ebenfalls mit normalem Futter versorgt, jedoch in der Menge so stark reduziert, dass sich diese Ratten so schlecht entwickelten wie diejenigen mit dem zuckerreichen Futter. Nach neun Wochen gab es zwischen den Gruppen keine Unterschiede in der Sehschärfe. Nach 15 Wochen hatten die zuckergefütterten Ratten jedoch eine Kurzsichtigkeit entwickelt, wiederum von etwa einer Dioptrie.

An diesem Punkt wurde das Futter der zweiten und dritten Rattengruppe getauscht. Eine Folge bestand darin, dass die schlecht ernährten Ratten, die bis zu diesem Zeitpunkt normalsichtig gewesen waren, innerhalb von drei Wochen nach dem Wechsel zum zuckerhaltigen Futter kurzsichtig wurden. Und das andere Ergebnis war, dass die ursprünglich zuckergefütterte und kurzsichtige Gruppe auch nach dem Wegfall des Zuckers bis zum Ende des Experiments keine Besserung der Sehkraft mehr erfuhr, obwohl es noch 23 Wochen fortgeführt wurde.

Wir bestimmten auch die Refraktion bei studentischen Freiwilligen, die Probanden einer unserer Untersuchung waren. Wie zuvor, führten wir bei ihnen eine große Zahl von Messungen durch – vor und nach der Gabe einer zuckerreichen Diät. Nach zwei Wochen unter dieser Kost zeigte sich eine kleine, aber signifikante Abweichung in ihrer Sehkraft; dieses Mal jedoch in Richtung Weitsichtigkeit.

Derzeit gehen wir davon aus, dass die Gründe hierfür mit dem Blutzuckerspiegel zusammenhängen. Mediziner wissen seit einiger Zeit, dass Diabetiker eine leichte Kurzsichtigkeit entwickeln, wenn ihr Blutzucker nicht richtig eingestellt ist und daher auf ein überhöhtes Niveau steigt. Wir denken, dass dies der Grund für die bei unseren Ratten mit der zuckerreichen Fütterung nach längerer Zeit aufgetretene Kurzsichtigkeit gewesen sein könnte. Wir wissen, dass solche Tiere leicht diabetisch werden und einen erhöhten Blutzucker aufweisen, und dass eine eiweißarme Kost diesen Zustand vermutlich verstärkt. Bei unseren Studenten führte die zweiwöchige zuckerreichere Kost – so, wie ich es bereits beschrieben hatte – zu einem erniedrigten Blutzucker, sodass man keine Kurzsichtigkeit, sondern eine Weitsichtigkeit erwarten konnte.

Ich hatte bereits erwähnt (Seite 123), dass beim Diabetes schwerwiegende Veränderungen an der Netzhaut des Auges auftreten. Und ich wies darauf hin, dass vergleichbare Veränderungen bei Ratten provoziert werden können, indem man sie mit Zucker füttert.

Schäden an den Zähnen

Jedes Jahr werden von Zahnärzten in der gesamten westlichen Welt bei Kindern Millionen von Zähnen gezogen. Allein in Großbritannien beträgt der Verlust vier Millionen Zähne, mit einem Gesamtgewicht von mehr als vier Tonnen. In einer Untersuchung in Dundee in Schottland wiesen 13-jährige Jungen und Mädchen durchschnittlich zehn kariöse Zähne auf. Mehr als einem Drittel der britischen Bevölkerung über 16 Jahren waren in der Kindheit deshalb nach und nach sämtliche Milchzähne gezogen worden.

Fossile Hinweise deuten darauf hin, dass die »Karies« oder »Zahnfäule« in prähistorischen Zeiten kaum vorkam, bis sich die Landwirtschaft entwickelte, mit dem großen Anstieg stärkehaltiger Nahrungsmittel wie Getreide in der Ernährung des Menschen. Erst in jüngerer Zeit nahm die Häufigkeit der Erkrankung noch einmal erheblich zu. Es kann kein Zweifel daran bestehen, dass dies mit der Einführung des Zuckers als zunehmendem Bestandteil der konventionellen Ernährung einher ging.

Um den Prozess der Karies zu verstehen, sollten wir ein wenig über die Struktur des Zahnes wissen. Er besteht hauptsächlich aus Dentin; eine Art harter Knochen, der von einer dünnen Zahnschmelzschicht überzogen ist, dem härtesten Gewebe des Körpers. Im Inneren des Dentins liegt die weiche Pulpa, aus der das Dentin gebildet wird, und die eine Blutgefäßversorgung besitzt. Wer schon einmal Zahnschmerzen hatte oder den Zahnarzt besucht hat, weiß, dass die Pulpa auch hochsensible Nervenenden enthält.

Die Karies entwickelt sich aus Belägen, die sich auf der Oberfläche der Zähne anlagern, insbesondere in den normalen Fissuren und Kluften der Zahnoberfläche. Diese »Plaque« setzt sich aus Eiweiß und Kohlenhydraten zusammen, mit verbliebenen Nahrungspartikeln, dem Speichel und unzähligen Bakterien. Stand der Erkenntnis ist, dass der Verfallsprozess der Zähne durch Säurebildung der Bakterien in den Zahnbelägen ausgelöst wird, insbesondere durch Bakterien vom Typ *Streptococcus mutans*. Sie entsteht in den Zahnbelägen, während diese an der Zahnoberfläche haften. Sie wird nicht vom Speichel weggespült, sondern greift den Zahnschmelz und später allmählich das Dentin an, bis – sofern unbehandelt – die empfindliche Pulpa freigelegt wird. Komplexe Kohlenhydrate innerhalb der Plaque fördern dabei die Säureproduktion.

Am liebsten scheinen die säurebildenden Bakterien das komplexe Kohlenhydrat Dextran zu verstoffwechseln, das etwa von den Streptokokken aus jeder Art von Zucker synthetisiert werden kann, insbesondere aber aus dem »Haushaltszucker«, der Saccharose.

Manche Menschen sind weniger anfällig für Karies als andere; etwa weil sie eine stärkere Resistenz als üblich aufweisen, weil sie in Gegenden leben, in denen das Trinkwasser ausreichende Mengen an schützenden Fluoriden enthält oder weil sie ihre Zähne regelmäßig putzen – aber hauptsächlich, weil sie keine Speisen und Getränke zu sich nehmen, die ihre Zähne in längerdauernden Kontakt mit Zucker bringen. Die epidemiologische Evidenz zu der Entwicklung von Zahnfäule beinhaltet, was ich zuvor bereits mit Blick auf den frühen Menschen zusammengefasst hatte. Ich hatte aufgezeigt, dass Kohlenhydrate im Allgemeinen erst recht spät eine Bereicherung der menschlichen Ernährung darstellten. Die vielleicht früheste gezielte Erwähnung der Verbindung zwischen Zucker und Karies war die eines deutschen Reisenden, der im Jahre 1598 die schwarzen Zähne von Königin Elisabeth von England als einen »Mangel, an dem die Engländer deshalb zu kranken scheinen, weil sie allzu viel Zucker verwenden« beschrieb. Viel früher schon hatte Aristoteles davon gesprochen, dass der Genuss von Feigen die Zähne schädige. Wobei er sich natürlich nicht der Tatsache bewusst sein konnte, dass deren Süße von derselben Art Saccharose herrührte, welche später aus Zuckerrohr extrahiert und in jenes Konfekt eingearbeitet wurde, das die Zähne von Königin Elisabeth ruinierte.

Die Karies ist hauptsächlich während des 20. Jahrhunderts zu einer Geißel der reicheren Länder geworden. So wurden im Jahr 1965 in Großbritannien 26 Millionen Zähne gefüllt, im Jahr 1983 waren es schon 40 Millionen. In den USA des Jahres 1980 hatten 17-jährige Teenager im Durchschnitt sechs kariöse Zähne, während es in Neuseeland nur 1,5 Zähne waren. Ein Jahr später fand man bei norwegischen 16-Jährigen durchschnittlich 16 von Karies befallene Zahnflächen. Und in Deutschland wurde berichtet, dass nur 0,1 Prozent der Jugendlichen über 15 Jahren kariesfreie Zähne hatten – also einer von 1.000.

Prozentsatz der Kinder in England und Wales mit Karies

Alter	**1973**	**1983**
5	71	48
8	91	73
10	93	80
15	97	93

Bei britischen Kindern war in den letzten Jahren ein Rückgang des Kariesbefalls zu beobachten, wie man aus der Tabelle erkennen kann. Dies ist wahrscheinlich auf die steigende Zahl von Regionen zurückzuführen, in denen das Trinkwasser fluoridiert wird, auf die zunehmende Verfügbarkeit fluoridierter Zahnpasten und vielleicht auch ein wenig auf die Aufklärungskampagnen zur besseren Zahnhygiene. Trotzdem gibt es keinen Grund für Selbstzufriedenheit, wenn durchschnittliche britische 15-Jährige im Jahr 1983 mehr als fünf kariöse, gefüllte oder fehlende Zähne aufwiesen. Auch fand der Rückgang an Zahnfäule nur in den industrialisierten Ländern statt; in den Entwicklungsländern wird die Zunahme an Karies von der WHO hingegen als »wirklich erschreckend« beschrieben.

Anzahl der kariösen, gefüllten oder fehlenden Zähne bei Kindern in England und Wales

Alter	**1973**	**1983**
7	0,8	0,8
10	3,0	1,6
15	8,4	5,6

Der Anstieg der Karies bei Populationen wie den Eskimos oder den Bewohnern von Tristan da Cunha im Südatlantik folgte der jeweiligen Einführung von Zucker. Der Anstieg in den Entwicklungsländern verläuft im Allgemeinen parallel mit der steigenden Verfügbarkeit von Zucker für die dort lebenden Menschen. Umgekehrt erlebten die Kinder in Westeuropa einen Rückgang der Zahnfäule während und kurz nach den beiden Weltkriegen, als Zucker knapp war, aber ihre Verbreitung stieg wieder rapide an, als er wieder frei verfügbar wurde.

Wenn wir uns vollständig von der Karies befreien wollen, wird dies nicht allein durch das Fortführen der Fluoridanwendung gelingen, die bereits für eine deutliche Reduktion gesorgt hat. Es wird auch notwendig werden, die Menschen – und insbesondere Kinder – davon zu überzeugen, zuckerhaltige Nahrungsmittel zu meiden, insbesondere Schokolade und Zuckerwaren, die dazu neigen, an den Zähnen kleben zu bleiben. Idealerweise wäre dies Teil eines Programms zur Ernährungsschulung. Aber eine allgemeine Ernährungsaufklärung ist nicht so einfach zu realisieren wie es scheint. Vor langer Zeit wurde meinen Kollegen und mir zunehmend bewusst, dass es wichtig ist, den Menschen nicht nur Ernährungs*wissen* zu vermitteln, sondern sie dazu zu bringen, dieses auch anzuwenden, also das Ernährungs*verhalten* zu verbessern.

Eine kleine Untersuchung unserer Abteilung veranschaulicht dies sehr gut. Wir stellten rund 100 Londoner Müttern Fragen über gesunde Ernährung, wovon eine lautete: »Was ist der Hauptgrund, weshalb Kinder Löcher in den Zähnen bekommen?« Mehr als 90 Prozent der Mütter antworteten, dass es an den von den Kindern gegessenen Süßigkeiten liege. Aber dieses Wissen hinderte sie trotzdem nicht daran, ihren Kindern Süßigkeiten zu kaufen. Als ich später gebeten wurde, den Jahresvortrag zum Gründungstag der »Newcastle Dental School« zu halten, wählte ich als Titel »Karies kann verhütet werden: Warum wird er nicht verhütet?« und diskutierte das gesamte Problem der öffentlichen Ernährungsaufklärung. Ich betonte insbesondere, dass nahezu jedermann wisse, dass ein Hauptgrund für die Zahnfäule das Essen klebriger, zuckerhaltiger Süßwaren und von Kuchen und Keksen ist, dies aber nicht verhindert, dass Kinder diese Dinge kaufen oder sie sie von ihren Angehörigen geschenkt bekommen.

Der Vortrag wurde im *British Dental Journal* veröffentlicht und provozierte einen sehr bösen Brief von Prof. B. Cohen, der Dentalforschung am »Royal College of Surgeons« in London betrieb. Er fand es absurd, dass ich nicht betont hatte, dass die Löcher in den Zähnen durch säurebildende Bakterien verursacht werden. Er schrieb: »Bis es akzeptiert ist, dass die Karies nicht vom Zucker verursacht wird, sondern von einer bakteriellen Interaktion mit dem Zucker, wird weiterhin Arbeitsaufwand damit vergeudet, einen Verzicht zu predigen, den die wenigsten Patienten jemals üben werden, anstatt Strategien für eine Infektionsbekämpfung anzustreben.« Professor Cohen forschte zu dieser Zeit an einem Impfstoff gegen die »Infektion« des Mundraums mit dem kariesauslösenden *Streptococcus mutans*. Die Experimente wurden mit Affen durchgeführt, bei denen man die Kariesentstehung förderte. Die Wirksamkeit der experimentellen Vakzine wurde durch Injektionen bei der Hälfte der Affen überprüft. Ich besuchte sein Labor kurz nach meinem Vortrag, und ich werde Ihnen kaum erklären müssen, auf welche Weise man dort die Zahnfäule bei den Affen hervorrief: Man gab den Affen viele klebrige Süßigkeiten zu fressen.

Mein Vortrag in Newcastle fand im Jahre 1969 statt, rund 18 Monate nach der Geburt meines Enkels und ein paar Monate vor der Geburt meiner Enkelin. Sie wurden nicht mit dem Impfstoff gegen *Streptococcus mutans* geimpft, waren jedoch sehr zurückhaltend im Konsum von Zuckerwaren und Schokolade. Im Alter von 18 und 16 Jahren hatte er eine einzelne Füllung und sie hatte keine. Wie ich im Kapitel 3 erwähnt hatte, hatte mein Enkel im Alter von drei Jahren seinen Geburtstagskuchen zurückgewiesen, weil er ihm zu süß war.

Diese Beobachtungen *beweisen* nicht, dass Zucker eine Ursache für Zahnfäule ist. Ich habe bereits darauf hingewiesen, dass die Verbindung zwischen Krankheiten und der Ernährung in verschiedenen Populationen nur als Hinweis auf eine mögliche Ursache genommen werden kann. Im nächsten Schritt muss man herausfinden, ob diejenigen Individuen einer Population, die Karies entwickeln, auch diejenigen sind, die viel Zucker essen. Erstaunlicherweise ist hierzu wenig Forschung betrieben worden. Die schon erwähnten Zahnärzte in Dundee hatten in den Jahren 1960 bis 1962 Kinder im Alter von 13 Jahren untersucht. Sie fanden mehr Karies bei denen, die mehr Süßigkeiten aßen, aber überraschenderweise keine Unterschiede zwischen dem Kariesbefall derjenigen, die ihre Zähne regelmäßig und denen, die nur unregelmäßig putzten.

Unsere eigenen Erhebungen, die wir im Jahre 1967 an einer sehr viel kleineren Zahl von Kindern durchführten, zeigten ebenfalls eine erhöhte Kariesrate bei denen, die mehr Zucker über feste Nahrung aufnahmen (also mehr Süßigkeiten, Kekse und so weiter). Wir fanden allerdings auch, dass die enge Korrelation zwischen dem Zuckerkonsum und der Karies nur für diejenigen galt, die ihre Zähne nicht regelmäßig putzten. Wer regelmäßig putzte, hatte auch wenig Karies, selbst wenn er viele zuckerhaltige Nahrungsmittel zu sich nahm.

Es sind viele Experimente mit Tieren durchgeführt worden, um herauszufinden, welche Veränderungen in der Ernährung die Zähne angreifen. Wie immer unterscheiden sich die genauen Ergebnisse je nach untersuchter Tierart, nach der genauen Futterzusammensetzung, der Art und Weise, wie dieses Futter verabreicht wird, und wie lange. Die allgemeinen Ergebnisse erscheinen jedoch eindeutig. Wenn keine Kohlenhydrate vorhanden sind, entsteht auch keine oder kaum Karies. Eine Kost mit Stärke beziehungsweise Brot (dunkel oder hell) löst dieselbe Kariesrate aus oder ein wenig mehr. Eine Ernährung mit jeglicher Art von Zucker führt hingegen zu erheblich mehr Karies, und die stärkste »kariogene« Wirkung besitzt die Saccharose, der »Haushaltszucker«.

Die bekanntesten Untersuchungen mit Kindern sind die des »British Medical Research Council« aus dem Jahr 1950 und jene in der Stadt Vipeholm in Schweden einige Jahre später. Die erste Studie dauerte zwei Jahre und zeigte, dass die Zugabe von Zucker zu den Hauptmahlzeiten die Karieshäufigkeit bei den Kindern nicht erhöhte. Die zweite Studie verglich verschiedene Formen der Zuckergabe über vier Jahre, mit dem Ergebnis, dass nur wenig zusätzliche Karies auftrat, wenn der Zucker zu den Mahlzeiten auf den Tisch kam, aber viel mehr, wenn er zwischen den Mahlzeiten in Form von Süßwaren gegessen wurde. Am stärksten war die Kariesbildung beim Konsum klebriger Toffees zwischen den Mahlzeiten. Offensichtlich ist es entscheidend, dass der Zucker eine gewisse Zeit auf die Zahnoberflächen einwirken kann. Klebrige Süßigkeiten, Kuchen und Kekse zwischen den Mahlzeiten sind also die Hauptschuldigen, insbesondere, wenn ihre Überreste im Mund verbleiben, weil nach dem Verzehr ein ausgiebiges Zähneputzen unterbleibt.

Viel Aufmerksamkeit richtete sich auf die sogenannte »floride Karies«. Es hatte sich offenbar der Brauch entwickelt, Säuglingen Schnuller zu geben, die eine kleines Sirupreservoir enthielten. Oder herkömmliche Schnuller wurden ständig in Zucker getaucht und dem Säugling in den Mund gesteckt. Als Ergebnis verfaulten die Zähne der Babys bereits nach dem Durchbrechen, und ihr Mund war bereits im Alter von zwei bis drei Jahren voll von schwarzen Stümpfen. In einer Studie wurde jedes zwölfte Baby mit florider Karies diagnostiziert, in einer anderen war es sogar jedes achte.

Eine der interessantesten und unerwarteten Beobachtungen zu der Rolle des Zuckers bei der Kariesentstehung stammt aus einer Studie zu der seltenen »hereditären Fruktoseintoleranz«. Nur wenige Familien wurden ermittelt, in denen Familienmitglieder an dieser vererblichen Stoffwechselstörung leiden und die schwer krank werden, wenn sie Fruktose zu sich nehmen. Also auch »Haushaltszucker«, der – wie Sie sich erinnern werden – zu gleichen Teilen aus Glukose und Fruktose besteht.

Sehr früh im Leben lernen die Betroffenen daher, sämtliches Obst und alle saccharosehaltigen Lebensmittel zu meiden. Sie können hingegen problemlos stärkehaltige Lebensmittel essen, da Stärke ausschließlich zu Glukose verdaut wird. Aber obwohl sie viel Weißbrot essen, das aus »raffiniertem Mehl« hergestellt wird, haben sie kaum Karies, und wenn, dann in sehr geringem Ausmaß.

Vielleicht werden wir eines Tages in der Lage sein, Kinder gegen die kariesbildenden Bakterien zu immunisieren. Aber obwohl die Forschung zu diesem Thema schon über 20 Jahre andauert, konnte bisher noch kein wirksamer Impfstoff entwickelt werden.

Schäden an der Haut

Bei der Ermittlung des Zuckerverbrauchs von Krankenhauspatienten interessierten mich hauptsächlich solche mit koronarer Herzkrankheit. Aber er könnte auch bei Menschen mit anderen Leiden von Interesse sein. Etwa bei der Akne (Mitesser), die häufig bei Jugendlichen auftritt, und von der die Ärzte annehmen, dass sie durch den Verzehr von Süßigkeiten ausgelöst bzw. verschlimmert wird.

Wir bestimmten den Zuckerkonsum dieser Patienten und verglichen ihn mit dem von Menschen des gleichen Alters und Geschlechts, die keine Akne hatten. Wir beschlossen zudem, auch eine andere häufige Hautkrankheit zu untersuchen, das seborrhoische Ekzem – bei dem die Ärzte nicht von einer ernährungsbedingten Ursache ausgehen. Diese Erkrankung hat mit der Sekretion von Talg durch die Anhangsdrüsen der Haut zu tun. Es gibt ein paar Belege, dass diese Substanz verändert wird, wenn die Kost zuckerreich ist. Deshalb erhoben wir auch bei diesen Patienten und bei nicht betroffenen Vergleichspersonen die Zuckeraufnahme.

Es stellte sich heraus, dass die Aknepatienten nicht mehr Zucker aßen als die Kontrollpersonen, aber diejenigen mit dem seborrhoischen Ekzem verzehrten spürbar mehr.

Die Schlussfolgerung aus diesen Ergebnissen ist, dass Zucker nicht an der Entstehung der Akne beteiligt ist, aber möglicherweise beim seborrhoischen Ekzem eine Rolle spielt. Aknepatienten profitieren also vermutlich nicht von einem reduzierten Zuckerkonsum, obwohl die Möglichkeit besteht, dass sie besonders zuckerempfindlich sind. In diesem Fall würden sie teilweise zuckerbedingt an Akne leiden, obwohl sie nicht mehr Zucker essen als andere Menschen, und dann würde sich ihr Zustand verbessern, wenn sie ihren Zuckerkonsum reduzierten. Allerdings hat zu dieser Frage niemand eine kontrollierte Untersuchung durchgeführt.

Da die vom seborrhoischen Ekzem Betroffenen starke Zuckeresser sind, drängt sich der Versuch auf, ihr Leiden durch eine zuckerarme Diät zu bessern. Obwohl die Aussichten hierbei vielversprechend wären, konnten wir unsere diesbezügliche Forschung nicht fortsetzen und müssen abwarten, dass andere sie aufnehmen.

Schäden an den Gelenken

Die Gicht hat die Ärzteschaft schon immer interessiert. Nach der allgemeinen Vorstellung findet man sie bei Menschen, die sich übermäßig dem reichhaltigen Essen und dem Alkohol hingeben; in England haben wir das Bild des pensionierten Offiziers vor Augen, der täglich seine Flasche Portwein trinkt. Es wird oft vermutet, dass sie heutzutage sehr selten sei, aber das ist unzutreffend. Sie tritt zumeist im mittleren bis höheren Lebensalter auf, und es sind mehr Männer als Frauen betroffen.

Die Gründe, die es lohnenswert machten, einen Blick auf den Zuckerverbrauch von gichtösen Patienten zu werfen, waren recht dürftig, das muss ich zugeben. Zum einen finden wir bei allen Gichtpatienten erhöhte Harnsäurewerte im Blut, wie sie auch bei vielen Patienten mit Atherosklerose auftreten, zum anderen erhöht eine zuckerreiche Ernährung beim Menschen und bei einigen Tieren die Harnsäurekonzentration im Blut. Zudem haben Menschen mit Gicht ein erhöhtes Risiko, eine Koronarthrombose zu entwickeln, und umgekehrt bekommen Menschen mit koronarer Herzkrankheit häufiger Gicht.

Wir untersuchten drei Patientengruppen aus rheumatologischen Kliniken: Patienten mit Gicht, Patienten mit einer anderen rheumatischen Erkrankung – der rheumatoiden Arthritis – sowie Kontrollpersonen, die offenbar ganz gesund waren. Wie üblich stimmten die drei Studiengruppen hinsichtlich des Alters und der Geschlechterverteilung überein.

Wie wir schon fast erwartet hatten, aßen die Patienten mit rheumatoider Arthritis dieselbe Menge Zucker wie die gesunden Personen. Die Gichtpatienten hingegen nahmen deutlich mehr Zucker zu sich; der Median lag bei 103 Gramm bei den Patienten mit Gicht und bei nur 54 Gramm bei den Kontrollpersonen.

Lebererkrankungen

Die Leber ist das aktivste Organ des Körpers; alle im Verdauungstrakt aufgenommenen und an das Blut abgegebenen Nahrungsbestandteile gehen direkt zur Leber. Dort verzweigt sich die vom Darm kommende Pfortader bis in kleinste Kapillaren, die die Verdauungsprodukte an die Leberzellen heranführen. Dort werden die meisten von ihnen chemisch in Stoffe umgewandelt, die in den verschiedenen Organen des Körpers – einschließlich der Leber selbst – für die Geweberegeneration oder als Brennstoff genutzt oder für eine spätere Verwendung abgelagert werden. Außerdem hat die Leber die Aufgabe, zahlreiche der schädlichen Stoffe zu entgiften, die in der Nahrung enthalten sein können oder die bei der Verstoffwechslung entstehen. Aus all diesen Gründen wird die Leber als eines der ersten Organe von unerwünschten Stoffen in der Nahrung beeinträchtigt.

Viele Aktivitäten der Leber werden nicht nur direkt durch die verschiedenen, über das Blut anflutenden Substanzen beeinflusst, sondern auch indirekt über die Hormone im Blut. Da – wie wir gesehen haben – mindestens drei Hormone durch den Zucker in der Nahrung beeinflusst werden, waren wir nun sehr an den Veränderungen interessiert, die der Zucker in der Leber auslöst.

Ich habe auf Seite 110 bereits auf die zuckerbedingte Lebervergrößerung hingewiesen. Ein Teil dieser Größenzunahme wird durch die Anreicherung von Fett in den Leberzellen verursacht; in manchen Fällen reicht die Fettmenge aus, um der Leber ein gelbliches Aussehen zu verleihen – so wie bei der kranken »Fettleber«, die gelegentlich bei Alkoholikern auftritt oder bei Menschen, die sich beispielsweise mit Chloroform vergiftet haben.

Als meine Kollegen untersuchten, ob die Größenzunahme der Leber auf die Vergrößerung der Leberzellen oder auf die Erhöhung ihrer Anzahl zurückzuführen ist, stellten sie fest, dass der Zucker beide Veränderungen auslöst. Obwohl zum Teil technischer Natur, zeigt eine erhöhte Zellzahl aktive Teilungsprozesse an – ein tief greifenderer Vorgang als das schlichte Anschwellen der Zellen.

Kürzlich haben wir eng mit unseren Kollegen der Abteilung für Biochemie am Queen Elizabeth College zusammengearbeitet, um die durch Zucker ausgelösten Veränderungen in der Leber genauer zu untersuchen. Ein Grund hierfür lag in einer Studie, die bereits im Jahr 1949 festgestellt hatte, dass nicht nur der Alkohol, sondern auch Zucker eine Leberfibrose auslösen kann – eine Vermehrung »narbigen Bindegewebes«, die der Entwicklung der Leberzirrhose vorausgeht. Diese Untersuchungen waren von einer Gruppe von Wissenschaftlern um Dr. Charles Best durchgeführt worden, einem der Entdecker des Insulins im Jahre 1921. Andere Forscher wiederholten die Arbeiten von Best und Kollegen und kamen zu denselben Ergebnissen.

Alle diese früheren Arbeiten wurden mit sehr speziellen Kostformen durchgeführt, denen bestimmte Nährstoffe fehlten. Aus diesem Grunde untersuchte das Forscherteam am Queen Elizabeth College die Auswirkungen der von uns benutzten Standarddiäten, die keine offensichtlichen Nährstoffdefizite aufweisen, sondern sich lediglich beim Vorhandensein von Zucker im Kohlenhydratanteil der Diät unterscheiden. Bei den jüngsten Untersuchungen wurden extrem empfindliche Verfahren zum Nachweis derjenigen biochemischen Fragmente im Blut verwendet, die das Kollagen bilden, welches bei der Leberzirrhose vermehrt ist. Kollagen ist jenes Eiweiß, das in chemisch leicht unterschiedlicher Struktur in den Membranen der Körperzellen vorkommt und einen großen Teil des Bindegewebes des Körpers ausmacht. Es bildet also etwa unsere Sehnen und Bänder und ist in Knorpeln, Knochen und in Narbengewebe enthalten. Unsere Untersuchungen haben gezeigt, dass diese Fragmente bei zuckergefütterten Ratten sowohl in der Leber als auch im Blut in deutlich erhöhter Konzentration vorkommen, und das lange Zeit, bevor sich eine Fibrose der Leber im Mikroskop nachweisen lässt. Dieselbe Erhöhung wurde bei Ratten mit Diabetes und bei menschlichen Studienteilnehmern mit alkoholbedingter Leberzirrhose gesehen.

Gibt es eine Verbindung zwischen Zucker und Krebs?

Es gibt einige Krebsarten, die in den letzten 50 bis 60 Jahren häufiger geworden zu sein scheinen, dies stärker in den wohlhabenderen als in den ärmeren Ländern. Daher schien es mir lohnend, zu untersuchen, ob es eine Korrelation zwischen der Zahl der Krebstodesfälle und dem Zuckerkonsum in verschiedenen Ländern gibt.

Hierbei wurden wir mit den üblichen Problemen epidemiologischer Studien konfrontiert. Wie viele Länder führen verlässliche Aufzeichnungen über die Todesursachen in der Bevölkerung? Und wie sicher kann man sein, dass darin die Diagnose »Krebs« korrekt gestellt wurde und dass die Kriterien in allen Ländern gleich sind?

Einige Krebsarten sind relativ leicht diagnostizierbar, während andere häufig fehldiagnostiziert werden. Daher widmeten wir unsere Aufmerksamkeit drei oder vier Krebsarten, von denen die Experten annehmen, dass sie mit hoher Wahrscheinlichkeit korrekt erkannt werden.

Die derzeit verfügbare Evidenz stammt vornehmlich aus der Untersuchung internationaler Statistiken und zeigt die Assoziationen zwischen dem durchschnittlichen Zuckerkonsum in verschiedenen Ländern und der Häufigkeit zweier oder dreier Krebsarten auf. Am deutlichsten scheinen der Darmkrebs sowie der Brustkrebs der Frauen mit dem Zuckerkonsum in Verbindung zu stehen. Die Mortalitätsraten für diese Krebsarten in verschiedenen Ländern sind sehr eng mit dem durchschnittlichen Zuckerkonsum korreliert, etwa in derselben Größenordnung wie der Zucker- und Fettkonsum mit der Todesfallrate durch die koronare Herzkrankheit. Ein Beispiel findet sich in den internationalen Statistiken für die Jahre 1977 bis 1979 für die Brustkrebssterblichkeit bei Frauen über 65 Jahre. Die fünf Länder mit der höchsten Sterblichkeit sind in absteigender Reihenfolge: Großbritannien, die Niederlande, Irland, Dänemark und Kanada; den höchsten Zuckerkonsum findet man – wiederum absteigend – in Großbritannien, den Niederlanden, Irland, Kanada und Dänemark. Auf der anderen Seite sieht man die niedrigsten Sterblichkeiten – hier in aufsteigender Reihenfolge – in Japan, Jugoslawien, Portugal, Spanien und Italien und den geringsten Zuckerkonsum in Japan, Portugal, Spanien, Jugoslawien und Italien.

Meine eigenen Beobachtungen der Verbindung zwischen Zucker und Darm- und Brustkrebs stammen aus früheren Jahren als die gerade zitierte Studie. Ich berechnete die »Korrelationskoeffizienten« zwischen diesen Krebsformen und dem Zuckerkonsum für alle Länder, aus denen statistische Daten zur Verfügung standen.

Lassen Sie mich zunächst erklären, was Korrelationskoeffizienten sind – als Beispiel nehme ich hierzu das Verhältnis zwischen der Körpergröße und dem Gewicht. Je größer die Menschen sind, desto mehr wiegen sie üblicherweise auch. Es wäre jedoch vorteilhaft, wenn man aussagen könnte, wie genau diese Relation ist. Nehmen wir an, dass es sich um eine präzise und exakte Korrelation handelt, dann wäre eine Person, die nur ein wenig größer ist als eine andere, unweigerlich auch schwerer, und jemand noch Größeres wäre noch schwerer. In diesem Fall läge der Korrelationskoeffizient bei 1,0.

Nehmen wir auf der anderen Seite an – und das ist noch unwahrscheinlicher –, dass es überhaupt keine Relation zwischen der Körpergröße und dem Gewicht gibt und es daher genauso wahrscheinlich ist, dass ein 75-Kilo-Mann 1,53 Meter oder 1,83 Meter groß ist. In diesem Falle wäre der Korrelationskoeffizient null. In der Realität *tendieren* große Menschen hingegen dazu schwerer zu sein. Wenn man es genau ausrechnet, liegt der Korrelationskoeffizient für das Verhältnis aus Körperlänge zu Gewicht bei erwachsenen Männern bei etwa 0,6.

Die Korrelationskoeffizienten, die ich für Krebs und den Zuckerverbrauch in verschiedenen Ländern bisher gefunden habe, sind folgende:

Krebs des Dickdarms bei Männern: 0,60
Krebs des Dickdarms bei Frauen: 0,50
Brustkrebs: 0,63

Wie ich immer wieder betont habe, können solche internationalen Studien lediglich einen Hinweis auf die mögliche Rolle des Zuckers oder des Fetts bei der Entstehung von Krankheiten geben. Es existieren allerdings indirekte Studien, die aufzeigen, warum der Zucker das Brustkrebsrisiko bei Frauen und das Darmkrebsrisiko bei beiden Geschlechtern erhöhen könnte.

In den letzten zehn Jahren wurde die Entwicklung von Brustkrebs mit den weiblichen Geschlechtshormonen, vor allem dem Östrogen, in Verbindung gebracht. Belege für diese Assoziation stammen von Studien aus verschiedenen Ländern. Man vermutete, dass der Darmkrebs durch hohe Blutinsulinspiegel hervorgerufen werden könnte, aber Forscher aus den USA, Hawaii und England legten nahe, dass wahrscheinlich – wie beim Brustkrebs – eher die Östrogene beteiligt sind. Auch zeigte sich kürzlich eine Zunahme der Häufigkeit von Hodenkrebs bei jungen

Männern, und hier konnte man nachweisen, dass deren Mütter in der Schwangerschaft oft übergewichtig waren und eine erhöhte Östrogenkonzentration im Blut hatten.

Was immer sich letztlich als Ursache dieser beiden Krankheiten herausstellt, Fakt ist, dass ein hoher Zuckerkonsum zu einer erhöhten Konzentration beider dieser Hormone im Blut führt – des Insulins *und* des Östrogens.

Es gab auch Hinweise darauf, dass andere Komponenten der Ernährung an der Krebsentstehung beteiligt sein könnten, insbesondere beim Kolonkarzinom. Eine Theorie macht einen Mangel an Ballaststoffen in der Nahrung für die Krebsentstehung verantwortlich, eine andere besagt, dass ein Überschuss an gesättigten Fetten und ein Mangel an mehrfach ungesättigten Fettsäuren schuld sei. Ich habe bereits erklärt, dass vor dem entwicklungsgeschichtlichen Hintergrund des Menschen die Ballaststoffe in der Nahrung, insbesondere aus Getreide, sowie die mehrfach ungesättigten Fettsäuren, überwiegend aus Ölsaaten, nur mit sehr geringer Wahrscheinlichkeit einen nennenswerten Beitrag zur Ernährung unserer Vorfahren geleistet haben – lange Zeit bevor es zu der Häufung dieser Wohlstandserkrankungen kam. Zudem findet man in Japan, mit seiner sehr niedrigen Darmkrebsrate, eine Aufnahme von Ballaststoffen etwa auf dem Niveau von Großbritannien. Und im Experiment sind es tendenziell die mehrfach ungesättigten Fettsäuren und nicht die gesättigten, die bei Versuchstieren Krebs auslösen.

Zucker und Medikamentenwirkungen

Lassen Sie mich hier noch einen weiteren interessanten Effekt des Zuckers anbringen, obwohl bisher unbekannt ist, ob er eine praktische Bedeutung hat. Etwa zwölf Jahre vor der Erstausgabe dieses Buches untersuchten einige meiner Kollegen die Frage, ob die Ernährung einen Einfluss auf die Wirkung von Medikamenten ausübt. Sie fütterten das [damals] gängige Schlafmittel Pentobarbital an Ratten, deren Nahrung als Kohlenhydratquelle entweder Stärke oder Zucker enthielt, und zeichneten auf, wie lange die Tiere nach Gabe des Medikaments schliefen. Sie ermittelten bei den zuckergefütterten Ratten eine erheblich kürzere Schlafdauer – im Durchschnitt nur 98 Minuten gegenüber 141 Minuten bei den Vergleichstieren.

Diese Entdeckung wirft verschiedene Fragen auf. Vermindert Zucker die Wirkung des Schlafmittels beim Menschen ebenso wie bei den Ratten? Wenn der Zucker diesen Effekt aufweist, verhalten sich andere Nahrungskomponenten in derselben Weise? Kann man die Wirkungen anderer Medikamente bewusst reduzieren – oder verstärken –, indem man die Ernährung ändert? Und wenn ja, würde dieser Effekt bereits wirksam, wenn die Änderung der Zuckermenge oder anderer Nahrungsbestandteile einen oder zwei Tage vor Beginn der medikamentösen Therapie vorgenommen würde oder sogar zeitgleich?

Um Antworten auf diese Fragen geben zu können, muss noch erheblich mehr pharmakologische oder oecotrophologische Forschung durchgeführt werden.

Zucker und Eiweiß

Einer der unerwarteten Effekte, die wir infolge der Zugabe von Zucker zu der Ernährung gefunden haben, war dessen Wechselwirkung mit der Eiweißverwertung des Körpers. Wir stellten dies erstmals fest, als wir unsere Ratten mit einer Diät mit niedrigem, aber normalerweise ausreichendem Eiweißanteil fütterten. Unter der normalen, stärkehaltigen Kost entwickelten sich die Ratten sehr gut, aber wenn wir die Stärke gegen Zucker austauschten, blieb ihr Wachstum zurück. Bei genauerer Betrachtung der Gründe stellten wir fest, dass der Zucker die Eiweißverwertung des Körpers beeinträchtigt, sodass die Ratten Eiweiß verloren anstatt es anzusammeln, wie es für das Wachstum notwendig ist.

Die Eiweißverwertung wird auf indirektem Wege ermittelt. Man bestimmt zum einen den Stickstoff in der Nahrung, da dieser praktisch ausschließlich im Nahrungseiweiß enthalten ist, und zum anderen misst man die mit dem Urin ausgeschiedene Stickstoffmenge, über den sich der Körper der Metaboliten des Eiweißstoffwechsels entledigt. Wenn die Stickstoffmenge in der Nahrung höher ist als die im Urin, speichert der Körper eine gewisse Eiweißmenge, und wir sprechen von einer positiven Stickstoffbilanz. Wenn im umgekehrten Fall über den Urin mehr Stickstoff ausgeschieden wird, als man über die Nahrung zugeführt hat, verliert der Körper Eiweiß, und die Stickstoffbilanz ist negativ.

Dies sind die Ergebnisse dreier unserer Experimente mit Ratten:

Auswirkungen des Zuckers auf die Eiweißverwertung

Kostform	Exp. 1	Exp. 2	Exp. 3
Ohne Zucker	+17	+17	+6
Mit Zucker	-2	+2	-6

Diese Tierexperimente deuten darauf hin, dass eine eiweißarme Ernährung noch defizitärer sein könnte, wenn sie gleichzeitig auch Zucker enthält. Der Nutzen einer bestimmten Eiweißmenge – sein wachstumsfördernder Wert – scheint durch die Anwesenheit von Zucker in der Nahrung reduziert zu werden. Zwar gibt es keinen direkten Beweis dafür, dass dieser bei Ratten oder Hühnern gesehene Effekt auch für Kinder im Wachstum gilt – trotzdem könnte er aber für ärmere Länder von besonderem Interesse sein.

Eines der Merkmale dieser Länder ist die starke Zunahme der Verstädterung. Es gibt einen enormen Zustrom von Menschen aus den ländlichen Gebieten in die großen Städte Indiens, Thailands, Südamerikas, Ghanas, Nigerias und so weiter. Der größte Effekt auf die Ernährung der zumeist sehr armen Neuankömmlinge ist ein Anstieg des Verbrauchs verarbeiteter Lebensmittel wie Kuchen, Keksen und Softdrinks, mit der Folge, dass diese Menschen noch weniger Eiweiß zu sich nehmen als zuvor, aber mehr Zucker. Wenn die Auswirkungen bei Kindern dieselben sind, die wir bei jungen Tieren gesehen haben, dann würde die Verbindung von Zucker und wenig Eiweiß die hohe Rate an Eiweißmangelzuständen noch besser erklären als die geringe Eiweißzufuhr allein. Es ist der Eiweißmangel, der die gefürchtete Krankheit *Kwashiorkor* auslöst, die in den Entwicklungsländern so häufig vorkommt und oft tödlich verläuft.

Eine hohe Zuckerzufuhr ist häufiger ein Merkmal der Ernährung in wohlhabenden Ländern, und dort ist man wahrscheinlicher auch hinreichend mit Eiweiß und anderen Nährstoffen versorgt. So wurde die Frage aufgeworfen, ob der hohe Zuckerkonsum dort eher zu einer Zunahme des Wachstums führt und nicht zu einer Abnahme – wir werden dies im nachfolgenden Kapitel betrachten.

Eine Vielzahl von Krankheiten

Es ist mit Sicherheit eine sehr uneinheitliche Sammlung von Krankheiten: Krebs, Karies, Kurz- und Weitsichtigkeit, Hauterkrankungen und Gicht, wie auch koronare Herzkrankheit, Diabetes und unterschiedliche Darmerkrankungen. Und die Beweislage, dass diese von einem exzessiven Zuckerkonsum mit verursacht werden, ist keineswegs für alle diese Erkrankungen überzeugend. Auf der einen Seite scheint sich jedermann über die Rolle des Zuckers bei der Entstehung der Zahnfäule im Klaren zu sein – die Hersteller von Keksen und Süßwaren vielleicht ausgenommen. Auf der anderen Seite gibt es bisher nur wenig Beweise dafür, dass Darm- oder Brustkrebs tatsächlich vermehrt bei Menschen auftritt, die viel Zucker essen. Ich wäre jedoch zufrieden, wenn Sie mir zustimmten, dass es insbesondere mit Blick auf den Krebs, aber auch für die Gicht, das seborrhoische Ekzem und die Fehlsichtigkeiten des Auges lohnenswert ist, die mögliche Rolle des Zuckers an ihrer Entstehung näher zu untersuchen.

18
Beschleunigt der Zucker die Lebensprozesse – und auch den Tod?

Der Einfluss des Zuckers auf das Wachstum

Versuchstiere, an denen man Diäten testet, werden ohne Ausnahme regelmäßig gewogen – mindestens einmal pro Woche. Daher haben fast alle Forscher Informationen über den Einfluss des Zuckers auf die Geschwindigkeit von Gewichtsveränderungen gewonnen. Gelegentlich misst ein Experiment auch, wie viel Futter die Tiere fressen; dadurch können die Forscher zeigen, dass die Tiere ihre Nahrung mit unterschiedlicher Effizienz verwerten – sie nehmen also beispielsweise identische Mengen unterschiedlichen Futters auf und nehmen mit dem einen Futter weniger an Gewicht zu als mit einem anderen. Seltener werden die Tiere nicht nur gewogen, sondern es wird auch ihre Körperzusammensetzung bestimmt. Indem sie messen, wie viel Fett und wie viel fettfreie Masse die Tiere besitzen, können die Forscher Kostformen identifizieren, die zwar zu derselben Gewichtszunahme führen, aber eine unterschiedliche Verteilung von Fett und fettfreier Masse bewirken.

Die meisten Forscher haben berichtet, dass eine zuckerreiche Kost bei jungen Ratten, Hühnern und Schweinen zu einer verlangsamten Gewichtszunahme führt. Wenn sie die gefressene Futtermenge registriert hatten, stellte sich häufig heraus, dass die Tiere mit der zuckerhaltigen Fütterung pro 100 Gramm Futter weniger an Gewicht zugelegt hatten. Und bei der Untersuchung der Körperzusammensetzung fanden sie manchmal mehr und manchmal weniger Fett.

Hier einige Beispiele. Männliche Ratten, die ab einem Alter von sechs Wochen über sechs Monate hinweg ohne Zucker gefüttert wurden, wogen am Ende im Durchschnitt 410 Gramm, bei zuckerhaltiger Fütterung hingegen 380 Gramm. Der Effekt war deutlicher, wenn die Nahrung zusätzlich eiweißarm war – dann erreichten die zuckerfrei ernährten Ratten nach sechs Monaten 320 Gramm und mit Zucker im Futter nur 270 Gramm. Wie ich im vorangehenden Kapitel erwähnt habe, lag dies offenbar an einer zuckerbedingten schlechteren Eiweißverwertung. In einem früheren Experiment mit Hühnern zeigten US-amerikanische Forscher, dass Zucker im Futter bei angemessener Eiweißzufuhr ohne Auswirkung blieb, unter Eiweißmangel hingegen die Gewichtszunahme der Tiere beeinträchtigte.

Es wurde jedoch die Frage aufgeworfen, ob in den wohlhabenden Ländern mit ihrer angemessenen Eiweißzufuhr die begleitende Aufnahme von Zucker eher zu einem *verstärkten* Wachstum führt. Der aktivste und enthusiastischste Befürworter dieser Idee war Dr. Eugen Ziegler [1896–1986] aus der Schweiz. In einer Reihe bemerkenswert detaillierter und mit Nachdruck verteidigter Publikationen lenkte er die Aufmerksamkeit auf Statistiken aus zahlreichen Ländern zum Geburtsgewicht innerhalb der Populationen, zur Größe und zum Gewicht in der Kindheit sowie zur Körpergröße der Erwachsenen. Nach den von ihm zitierten Daten sind die Messergebnisse eng mit der Zuckermenge in der Nahrung korreliert. Hier sind einige seiner Beispiele: Das Geburtsgewicht von Neugeborenen in Basel erhöhte sich zwischen 1900 und 1960 von durchschnittlich 3,1 auf 3,3 Kilogramm; lediglich in den beiden Weltkriegen war es rückläufig. Diese Veränderungen verliefen parallel zum Zuckerkonsum. In Oslo stieg zwischen 1920 und 1950 die Größe 8- bis 14-jähriger Mädchen – bei den 14-Jährigen betrug der Zuwachs mehr als zehn Zentimeter. Auch hier unterbrach nur der Zweite Weltkrieg den Trend, und auch hier läuft die Akzeleration parallel zu einem steigenden Zuckerkonsum. Ebenfalls in Norwegen stieg die durchschnittliche Körperlänge erwachsener Männer zwischen 1835 und 1870 um etwa 2 Zentimeter und zwischen 1870 und 1930 um weitere knapp 4 Zentimeter. Der durchschnittliche jährliche Zuckerkonsum stieg parallel von 1 Kilo im Jahr 1835 auf 5 Kilo im Jahr 1875 und auf gut 30 Kilo im Jahr 1937; der aktuelle Verbrauch liegt bei über 40 Kilo, ein Anstieg um das 40-Fache über einen Zeitraum von rund 150 Jahren.

Bisher habe ich nur die Auswirkungen des Zuckers auf die Größen- und Gewichtszunahme bei Kindern oder auf das Gewicht von Versuchstieren beschrieben. Analysen der Körper von Versuchstieren zeigen – wie gesagt – zudem häufig Abweichungen im Fettgehalt sowie Größen- und Strukturveränderungen bei einigen Organen. Bei unseren Versuchen mit Ratten fanden wir zumeist eine gewisse Abnahme an Körperfett; in einem Experiment von 35 Prozent des Trockengewichts auf 30 Prozent. Andere Forscher haben hingegen einen Körperfettanstieg beobachtet, etwa bei Pavianen. Das ist aber wahrscheinlich kein echter Widerspruch. Es gibt Grund zu der Annahme, dass die genaue Auswirkung des Zuckers von der untersuchten Tierart abhängt oder sogar vom jeweiligen speziellen Stamm, etwa bei Ratten. Sie hängt auch davon ab, wann die Zuckerfütterung einsetzt, ob man männliche oder weibliche Tiere untersucht und wie lange die Experimente durchgeführt werden.

Die Auswirkungen des Zuckers auf die Reifung

Eines der Merkmale der wohlhabenden Länder ist der Ernährungszustand ihrer Babys und Kleinkinder. Die Häufigkeit von Fehlernährung entspricht nicht mehr dem, was man früher sah: verhärmte, ausgehungerte, rachitische Kinder, die in den größeren Städten häufig anzutreffen waren. Stattdessen sieht man jetzt eine nennenswerte Anzahl dicker Kinder, von denen viele bereits vor ihrem ersten Geburtstag einen Zustand erreicht haben, der später in einen langjährigen Kampf gegen das Übergewicht münden wird.

Eines der Merkmale dieser übergewichtigen Babys und Kinder ist ihr ebenfalls beschleunigtes Größenwachstum und eine frühe Reife. Obwohl wenige genaue Statistiken existieren, besteht Einigkeit darüber, dass Übergewicht bei Flaschenkindern deutlich häufiger auftritt als bei gestillten. Ein Artikel in der britischen Fachzeitschrift *Lancet* legte nahe, dass dies auf der frühen Einführung gemischter Ernährung beruht, insbesondere von Getreide. Man übersieht dabei jedoch, dass eine gewöhnliche Baby-Formula überwiegend aus Trockenmilch besteht, der gewöhnlicher Zucker zugesetzt wird. Auch ist es üblich, mit Beginn der Getreidefütterung ebenfalls Zucker zuzusetzen – genauso bei anderen Nahrungsmitteln, sogar bei Eiern, Hackfleisch und Gemüse. Viele der heutzutage so verbreiteten Fertigkostfläschchen enthalten auch Zucker, und das nicht nur bei Puddingen oder Süßwaren, sondern selbst bei vielen herzhaften Varianten. Allerdings ist es gut zu sehen, dass eine zunehmende Zahl von Produzenten mittlerweile zumindest einige zuckerfreie Babynahrungen herstellt.

All dies deutet auf die mögliche Rolle des Zuckers bei der Entstehung der kindlichen Fettleibigkeit hin. Es gibt jetzt allerdings auch Hinweise auf weitere Effekte bei Kindern. Eine der sehr bemerkenswerten Veränderungen in der menschlichen Physiologie im Laufe des letzten Jahrhunderts ist das reduzierte Alter, in dem bei Jungen und Mädchen die Pubertät einsetzt. Da deren Beginn wegen der einsetzenden Menstruation bei Mädchen leichter zu bestimmen ist, liegen mehr Daten zu Mädchen als zu Jungen vor, aber Studien belegen auch eine frühere Reife bei Jungen.

Grob gesagt, stellt sich die Pubertät mit jeder Dekade um drei bis vier Monate früher ein. In den letzten 130 Jahren fiel das pubertäre Eintrittsalter norwegischer Mädchen um fast genau vier Jahre, von durchschnittlich 17 Jahren auf 13 Jahre. Dieselben Trends finden wir in Schweden, Großbritannien und in den USA. Im Jahre 1905 lag der durchschnittliche Pubertätseintritt bei amerikanischen Mädchen bei 14 Jahren und drei Monaten; heute liegt er bei zwölf Jahren. Übrigens ist es ganz falsch anzunehmen, die Pubertät stelle sich in den Tropen früher ein; sie beginnt dort – im Gegenteil – deutlich später als in den wohlhabenderen Ländern mit milderem Klima.

Die übliche Erklärung der früheren Geschlechtsreife sieht die Gründe in der besseren Ernährung in den wohlhabenderen Ländern und in geringeren negativen Einflüssen durch Infektionen und anderen Erkrankungen in der Kindheit. Dr. Ziegler hat jedoch mit einer Fülle von Statistiken belegt, dass der Hauptgrund in der Zunahme des Zuckerkonsums liegt. Er ging davon aus, dass die frühere sexuelle Reife einen Teil der gesamten Akzeleration des Wachstums darstellt, welche vom Zucker ausgeht. Obwohl er keine experimentellen Befunde besaß, entwickelte er eine sehr plausible Erklärung für die wahrscheinlichen Effekte des Zuckers auf die Hormonsekretion. Ich werde dies später noch etwas genauer beschreiben.

Im Zuge unserer eigenen experimentellen Arbeiten konnten wir drei Beobachtungen machen, die die Vorstellung vom Zucker als Förderer einer frühen sexuellen Reife unterstützen. Als wir Junghähne mit zuckerhaltigem Futter fütterten, stellten wir fest, dass deren Kämme früher rot wurden und sich früher vergrößerten, als es bei den Tieren mit zuckerfreier Kost der Fall war. Zum Ende eines unserer Experimente waren die Hoden der zuckergefütterten Hähne deutlich größer. Schweine zeigten sich unter Zuckerfütterung sexuell aktiver, was an der Häufigkeit ihrer Paarungsversuche im Stall abzulesen war. Bei Ratten bewirkte der Zucker eine deutliche Vergrößerung der Nebennieren, die unter anderem Hormone produzieren, die die sexuelle Entwicklung beeinflussen.

Dr. Zieglers Ergebnisse werden durch einen Bericht des kanadischen Forschers Dr. O. Schaeffer bestätigt. Von speziellem Interesse war bei dieser Studie die starke Zunahme des Zuckerkonsums bei den Eskimos im Norden Kanadas. Dr. Schaeffer studierte Eskimos in drei Gebieten und bestimmte deren Geburtsgewichte sowie die Körpergrößen und Gewichte von Erwachsenen und Kindern verschiedenen Alters. In einem der Gebiete war der durchschnittliche jährliche Zuckerkonsum innerhalb von acht Jahren von 26 auf 104 Pfund angestiegen, in einem zweiten Gebiet von 83 auf 111 Pfund in einem Jahr und in einem dritten Gebiet von 46 auf 61 Pfund über fünf Jahre. Die Geburtsgewichte stiegen in allen diesen Gebieten an; mit einer geringen Zunahme dort, wo der Zuckerkonsum am wenigsten angestiegen war und einer größeren Zunahme zwischen einem halben und einem Pfund in einem Jahr in den anderen Gebieten.

Zwischen 1938 und 1968 stieg die durchschnittliche Körperlänge erwachsener Männer um etwa 5 Zentimeter und die von Frauen um rund 2,5 Zentimeter. Die Größe der Kinder stieg noch deutlich stärker. Jungen und Mädchen im Alter zwischen 2 und 10 Jahren waren 5 bis 7,5 Zentimeter größer; 11-jährige Jungen gut 11 Zentimeter und Mädchen zwischen 12 und 13 sogar 20 Zentimeter. Diese Veränderung ging mit einem verminderten Alter einher, in dem die rapide pubertäre Gewichtszunahme zu beobachten ist: Im Jahr 1968 trat diese im Alter zwischen 11,5 und 13 auf, während sie 1938 im Alter von 13,5 bis 15 stattgefunden hatte. Die Eskimos scheinen ein vergleichbares Vorrücken des Pubertätseintritts zu zeigen, obschon womöglich noch rascher, als dies in Westeuropa und den USA der Fall war.

Das verstärkte Wachstum von Kindern, und vor allem die frühere Entwicklung der Pubertät, wird im Allgemeinen durch eine verbesserte Ernährung erklärt, insbesondere durch eine Erhöhung der Eiweißzufuhr. Dies war auch die Erklärung für die deutliche Zunahme des Wachstums japanischer Schulkinder seit dem Zweiten Weltkrieg. Jedoch hat sich in diesem Zeitraum zwar die Aufnahme tierischen Eiweißes verdoppelt, der Gesamteiweißkonsum stieg hingegen nur um zehn Prozent; und es gibt kaum Belege dafür, dass die 1946 vermessenen Kinder an Eiweißmangel litten.

Die Rolle des Eiweißes ist sogar noch unwahrscheinlicher, wenn man berücksichtigt, dass dessen Zufuhr bei den Eskimos in der von Dr. Schaeffer untersuchten Periode von mehr als 300 Gramm pro Tag auf etwas über 100 Gramm gefallen ist. Ebenso gab es einen signifikanten Abfall des Eiweißkonsums der Isländer – eine Gruppe, die Dr. Ziegler analysiert hatte. Auf der anderen Seite war in allen diesen drei Beispielen – bei den Japanern, den Eskimos und den Isländern – die Beschleunigung des Wachstums von einem großen Anstieg beim Zuckerkonsum begleitet.

Die Auswirkungen des Zuckers auf die Lebenserwartung

Die meisten unserer Experimente mit Tieren wurden über einen relativ kurzen Zeitraum durchgeführt, und wir begannen mit ganz jungen Tieren, die oft erst ein paar Wochen alt waren. Daher hatten wir wenig Erfahrung darin, die Auswirkungen verschiedener Diäten auf die Lebenserwartung von Ratten, Hühnern, Schweinen oder Kaninchen abzuschätzen. Allerdings führten wir ein einfaches Experiment deutlich länger aus als üblich, mit 28 Ratten, die zu Beginn einen Monat alt waren. 14 von ihnen erhielten ein zuckerfreies Futter, die anderen 14 zuckerhaltiges. Nach zwei Jahren lebten noch acht Tiere aus der Gruppe mit Stärkefütterung und nur drei in der Zuckergruppe.

Umfangreichere Beobachtungen wurden von zwei anderen Forschergruppen angestellt. Eine Gruppe in den Niederlanden fütterte Ratten mit einer Mischung aus Nahrungsmitteln, die die durchschnittliche niederländische Diät repräsentieren sollte, und verglichen sie mit anderen Ratten, welche dieselbe Kost, aber mit der doppelten Zuckermenge erhielten. Ich sollte ergänzen, dass Zucker durchschnittlich mit 15,5 Prozent zu der Energiezufuhr der Niederländer beiträgt, minimal weniger als die rund 16 Prozent beim durchschnittlichen US-Amerikaner und die etwa 18 Prozent an der britischen Ernährung.

Von den männlichen Ratten überlebten die mit der Standardkost gefütterten im Durchschnitt 566 Tage und jene mit Zuckerzusatz durchschnittlich 486 Tage. Die Überlebenszeit der weiblichen Ratten lag bei 607 versus 582 Tagen. Wenn dieselbe proportionale Reduktion der Lebenserwartung beim Menschen zu erwarten wäre, würde der Zucker die biblischen 70 Jahre Lebenserwartung auf 60 Jahre bei Männern und 67 Jahre bei Frauen reduzieren. Die größere Widerstandskraft weiblicher Tiere gegenüber Zucker werde ich später erläutern.

Die zweite Studie zur Langlebigkeit wurde von Forschern des US-Landwirtschaftsministeriums durchgeführt. Das Futter enthielt als Kohlenhydratanteil entweder Stärke oder Zucker. Die Forscher untersuchten zwei Stämme von Ratten und stellten – wie ich bereits erwähnt hatte – fest, dass diese deutlich unterschiedlich auf die Zuckerfütterung reagierten. Ein Stamm lebte mit Stärke- oder Zuckerfütterung gleich lang, obwohl der Zucker die Leber der Tiere vergrößerte und sie stärker mit Fett anreicherte. Der andere Stamm wies unter Zuckergabe ebenfalls vergrößerte Lebern mit erhöhtem Fettanteil auf, allerdings waren bei diesen Tieren auch die Nieren vergrößert, und sie starben signifikant früher, nach durchschnittlich 444 Tagen gegenüber 595 Tagen bei den stärkegefütterten Ratten. Wiederum auf menschliche Verhältnisse umgerechnet, ergäbe dies bei zuckerhaltiger Kost eine Reduktion von den erwarteten 70 Jahren auf 51 Jahre.

Es gibt derzeit keine Beweise dafür, dass Zucker die Lebenserwartung des Menschen beeinflusst. Aber im Lichte dieser Tierversuche wäre es keine gänzlich absurde Vorstellung. Man hört ständig davon, wie viel gesünder die Menschen aufgrund der Verbesserungen bei der Ernährung und der Reduktion von Infektionskrankheiten in den wohlhabenden Ländern heutzutage sind. Deshalb, so wird berichtet, ist die durchschnittliche Lebenserwartung von etwa 40 Jahren im 19. Jahrhundert auf über 70 Jahre gegen Mitte des 20. Jahrhunderts angestiegen. Aber die früher geringe Lebenserwartung war überwiegend durch die hohe Säuglings- und Kleinkindersterblichkeit bedingt; hatten Menschen erst einmal ein Alter von etwa 25 Jahren erreicht, so lebten sie mit einiger Wahrscheinlichkeit fast so lange wie die Westler des 20. Jahrhunderts. Und das trotz der vielen aktuellen Fortschritte bei der Ernährung und in Medizin und Hygiene. Daher ist es sicher nicht unangemessen, zu vermuten, dass die gesundheitlichen Verbesserungen zumindest teilweise durch gleichzeitige Verschlechterungen kompensiert wurden und sich daher eine weitere Erhöhung der Lebenserwartung nicht herausbilden konnte.

Dass der Zucker das Wachstum, die Reifung und die Lebenserwartung beeinträchtigen kann, ist nur dann erstaunlich, wenn man weiterhin daran glaubt, dass alle Kohlenhydrate aus der Nahrung dieselben metabolischen Wirkungen entfalten, wenn sie verdaut und absorbiert worden sind. Führt man sich hingegen noch einmal vor Augen, dass der Zucker beträchtliche Veränderungen auf der Ebene wichtiger Hormone hervorrufen kann, ist dieser Umstand nicht nur nicht mehr erstaunlich, sondern zeigt sich als ausgesprochen plausibel.

19
Wie wirkt der Zucker?

Viele Menschen sind skeptisch, dass der Zucker schlecht für die Gesundheit ist, weil er an der Entstehung so vieler Krankheiten beteiligt sein soll. Wenn meine Kollegen und ich behaupten, dass durch die Vermeidung von Zucker so viele Leiden weitgehend vermieden oder gebessert werden könnten, scheint es, als würden wir als Allheilmittelkrämer auftreten.

Nehmen Sie Apfelessig, sagen die Anhänger von Ernährungsmoden, oder Bierhefe mit Joghurt oder Weizenkeimöl und Sie bleiben jung und gesund für immer – oder *beinahe* für immer. Meiden Sie Zucker, sage *ich*, und Sie reduzieren die Wahrscheinlichkeit, dick zu werden, Nährstoffmängel zu erleiden, einen Herzinfarkt, Diabetes, Zahnfäule oder ein Magen- oder Zwölffingerdarmgeschwür zu bekommen, und vielleicht reduzieren Sie auch Ihr Risiko für Gicht, Hauterkrankungen und einige Krebsarten, und Ihre Lebenserwartung erhöhen Sie dabei auch gleich noch.

Es ist sicherlich schwer vorstellbar, dass das Weglassen eines einzelnen Nahrungsmittels alle diese Nutzen mit sich bringen oder dass seine Aufnahme in die Ernährung für die Entstehung so vieler unterschiedlicher Krankheiten mitverantwortlich sein soll. Dennoch halte ich meine Sichtweise nicht im Geringsten für implausibel. Wie ich gezeigt habe, besitzt Zucker eine Reihe von Eigenschaften, die ihn zu einem beliebten Bestandteil von Speisen und Getränken machen; aufgrund dieser Vielseitigkeit wird er in so vielen Verbrauchsgütern eingesetzt und trägt auf diese Weise zu dem heute so hohen Zuckerkonsum bei.

Aufgrund seiner so vielfältigen Eigenschaften kann man sich leichter vorstellen, dass der Zucker eine so große Zahl verschiedener Effekte im Körper auslöst. Allerdings sind sich die Forscher bei Weitem nicht über die jeweils zugrunde liegenden Mechanismen im Klaren. Viel von dem, was gleich folgt, ist daher zwangsläufig theoretischer Natur, aber es wird hoffentlich zumindest die Richtungen andeuten, in die sich künftige Forschung bewegen könnte.

Man kann davon ausgehen, dass der Zucker auf unterschiedliche Weise wirkt. Erstens kann er lokal und direkt auf die Gewebe in Mund oder Magen einwirken, noch bevor er absorbiert wird. Zweitens kann er Effekte im Blutkreislauf auslösen, nachdem er verdaut und absorbiert wurde. Und drittens kann er möglicherweise die Zusammensetzung der Darmflora verändern, was wiederum zu einer Veränderung der mikrobiellen Stoffwechselprodukte führen könnte, welche durch die Darmwand ins Blut aufgenommen werden und dort den Metabolismus des Körpers beeinflussen könnten.

Die Belege dafür, dass der Zucker in allen diesen Weisen wirkt, bewegen sich zwischen weitgehender Gewissheit und phantasievoller Spekulation, aber sie sind meines Erachtens alle der Betrachtung wert. Auch die Spekulation dient ihrem Zweck, wenn sie zu weiterer Forschung führt, die die bemerkenswerten Eigenschaften des Zuckers im Körper zu erhellen versucht.

Lokale Wirkungen

Die Verbindung zwischen Zucker und Zahnerkrankungen

Es besteht, wie gesagt, breite Übereinstimmung über die Beteiligung des Zuckers an der Entstehung der Zahnfäule. Die Bakterien der Mundhöhle werden durch Kohlenhydrate – Stärke und alle in der Nahrung vorhandenen Zucker – zum Wachstum angeregt und produzieren dabei Säure. Dabei ist die Saccharose aus zwei Gründen besonders kariogen. Zum einen macht sie Nahrungsmittel klebrig, sodass sie stark an den Zähnen anhaften; Kekse und Toffees sind bemerkenswerte Beispiele hierfür. Das allein wäre schon kariesfördernd, weil die Kohlenhydrate nicht weggespült werden und die von den Bakterien produzierte Säure in verlängertem Kontakt mit den Zahnoberflächen kommt. Aber zum anderen besitzt Saccharose im Gegensatz zu anderen Kohlenhydraten die Eigenschaft, sehr leicht in Dextran umgewandelt zu werden, welches die effektivste Nahrung für das säurebildende Bakterium *Streptococcus mutans* darstellt.

Die Verbindung zwischen Zucker und Dyspepsie

Die Patienten, die wir in der in Kapitel 16 beschriebenen Untersuchung behandelt haben, litten an einer Vielzahl von Beschwerden wie Zwerchfellbruch, Zwölffingerdarmgeschwür oder schweren Verdauungsstörungen mit oder ohne Geschwürsbildung. Über die Gründe für diese Leiden wird derzeit viel diskutiert. Ich denke aber, dass wir uns einen Weg vorstellen können, über den der Zucker die Entzündung der Schleimhaut des Magens oder Zwölffingerdarms auslöst oder verstärkt und eine zuckerarme Diät die Beschwerden lindert und dass der Zucker sogar direkt Geschwüre hervorrufen kann.

Wenn Sie an die »natürliche« menschliche Ernährung denken – damit meine ich die Ernährung vor der Ausbreitung der Landwirtschaft –, dann stellen Sie fest, dass diese für den Magen nicht reizend war, da sie keinen hohen osmotischen Druck ausübte.

Osmotischer Druck ist eine Eigenschaft einer wässrigen Lösung, unter bestimmten Bedingungen zusätzliches Wasser in sich selbst aufzunehmen. Wenn Sie beispielsweise eine starke Zuckerlösung über Obst gießen, werden die Früchte schrumpfen, weil die Zuckerlösung ihnen Wasser entzieht [das Wasser also in Richtung der höheren Zuckerkonzentration diffundiert]. Wenn Zucker auf eine Schnittwunde am Finger gelangt, entsteht aus demselben Grund ein Schmerz. Bei Salz ist der osmotische Effekt noch stärker.

Der osmotische Druck ist von der Konzentration der Teilchen (Moleküle oder Ionen) in der Lösung abhängig. Wenn Sie mit einem Stoff wie Stärke arbeiten, die aus sehr großen Molekülen besteht, wird selbst eine starke Lösung davon nur einen geringen osmotischen Druck aufbauen, weil die Zahl der darin gelösten Moleküle relativ gering ist. Dieselbe Konzentration an Zuckermolekülen wird hingegen einen hohen osmotischen Druck ausüben, da sie klein sind und daher in der Lösung in hoher Zahl vorliegen. Die präneolithische Ernährung enthielt, wie ich schon erwähnt hatte, wahrscheinlich eine ordentliche Menge an Eiweiß, einen moderaten Fettanteil und wenig Stärke und Zucker. Sowohl Eiweiß als auch Fett bestehen aus großen Molekülen, und Fett löst sich überhaupt nicht in Wasser. Daher hängt der osmotische Druck dieser Ernährung weitestgehend vom geringen Zuckeranteil ab und von anderen gelösten Stoffen geringer Molekülgröße wie verschiedenen Salzen und Vitaminen. Eine solche Kost ist deshalb nicht in der Lage, solch zarte Gewebe wie die Schleimhaut des oberen Verdauungstrakts zu irritieren.

Große Mengen an Zucker sind jedoch ein Reizmittel, insbesondere, wenn sie in konzentrierter Form auf einen ansonsten leeren Magen eingenommen werden. Man kann die Irritation mit bloßem Auge erkennen, indem man einen Probanden eine mäßig starke Zuckerlösung trinken lässt – beispielsweise mit vier bis fünf Zuckerwürfeln in einer Tasse Kaffee – und dann die Magenschleimhaut mit einem Endoskop beobachtet: Sobald sie mit dem Zucker in Berührung kommt, verfärbt sie sich entzündlich rot. In den unter westlicher Kost üblichen Mengen stellt der Zucker in der Tat eine Quelle ständiger Irritationen der empfindlichen Schleimhäute der Speiseröhre und des Magens dar; insbesondere, wenn man ihn – wie so häufig – auf nüchternen Magen einnimmt. Die Reizung der Speiseröhre ist die wahrscheinlichste Ursache für Sodbrennen. Wie wir in unserem Experimenten zeigen konnten, führt eine zuckerreiche Kost zudem bereits innerhalb von zwei Wochen zu einer verstärkten Bildung von Magensäure und von Verdauungsenzymen. Und schließlich geht man davon aus, dass Zwölffingerdarmgeschwüre [unter anderem, *d. Übers.*] das Ergebnis einer überschießenden Magensaftproduktion sind, weshalb man leicht einsieht, wie der Zucker zu diesem Befund beitragen kann.

Es gibt noch einen anderen möglichen Weg, auf dem der Zucker auf den Magen einwirken könnte. Wie ich zeigte, beeinflusst der Zucker die Nebennieren, deren Hormone teilweise die Magensäureproduktion verstärken. Somit würde der Zucker seine Wirkungen auf den Magen sowohl direkt lokal als auch systemisch ausüben.

Lassen Sie mich wiederholen, dass diese Annahmen lediglich eine mögliche vernünftige Erklärung für einige Formen schwerer Verdauungsprobleme anbieten. Es bleibt abzuwarten, ob es sich hierbei tatsächlich um jene Mechanismen handelt, über die der Zucker etwa an der Ausbildung von Zwölffingerdarmgeschwüren beteiligt ist. Aber selbst wenn sich die Erklärungen als abweichend herausstellen werden, bleibt die Effektivität einer kohlenhydratarmen Diät bei der Bekämpfung der Symptome schwerer chronischer Verdauungsstörungen für die meisten Patienten zweifelsfrei bestehen.

Der verstorbene Militärchirurg T. L. Cleave sah einen ganz anderen Mechanismus für die Entstehung peptischer Geschwüre und anderer Wohlstandserkrankungen. Er glaubte, dass alle »raffinierten Kohlenhydrate« gleichermaßen verantwortlich seien. Sowohl Weißmehl als auch raffinierter Zucker würden danach Geschwüre im oberen Magen-Darm-Trakt verursachen, weil diese konzentriert seien – Zucker aus dem Zuckerrohr oder aus der Zuckerrübe, Weißmehl aus dem vollen Weizen. Er war der Überzeugung, dass das Entfernen des Eiweißanteils aus dem harmlosen Vollkornmehl ein ulzerogenes Weißmehl mache, da das Eiweiß zur Neutralisation der Magensäure benötigt werde.

Ich halte diese Theorie aus drei Gründen für nicht überzeugend. Erstens unterscheidet sich der Eiweißgehalt von gewöhnlichem dunklem und weißem Mehl kaum – rund 13,5 gegenüber 13,0 Prozent, wobei die exakten Werte von der jeweiligen Mehlprobe und der genauen Mahlmethode abhängen. Aber selbst Vollkornmehl enthält nur wenig mehr Eiweiß, vielleicht 14,5 Prozent.

Zweitens stellt Brot nicht die einzige Eiweißquelle dar, weshalb die Neutralisation der Magensäure nicht nur vom Brot abhinge, gleichgültig ob dunkel oder hell. Brot trägt mit durchschnittlich etwa 17 Gramm Eiweiß zur täglichen Ernährung der Briten bei, während die gesamte Eiweißaufnahme bei 100 Gramm liegt. Der Unterschied für die Eiweißaufnahme über Vollkornbrot oder Weißbrot liegt bei etwa einem Gramm pro Tag und mit den gängigen dunklen Nicht-Vollkorn-Broten noch deutlich darunter.

Und drittens haben unsere eigenen Untersuchungen gezeigt, dass eine Reduktion des Stärkeanteils – überwiegend aus Weißbrot – und dessen Austausch gegen Zucker zu einer starken Veränderung der Magensaftproduktion führt. Die Auswirkungen von Brot und Zucker sind zu unterschiedlich, um sie als gleichermaßen gefährliche »raffinierte Kohlenhydrate« in einen Topf werfen zu können, was ich in Kapitel 6 bereits ausgeführt hatte.

Allgemeine Auswirkungen

Obwohl wir nicht sicher wissen, auf welche Weise der Zucker Krankheiten hervorrufen kann, glaube ich, dass sich einige Muster abzuzeichnen beginnen. Wir müssen nun vernünftige Theorien aufstellen, sodass künftige Forschung diese Muster erweitern kann. Und natürlich müssen wir unsere Theorien verändern, wenn sie sich als falsch erweisen. Bei dem Versuch, zu verstehen, wie der Zucker an der Entstehung so zahlreicher Krankheiten und Anomalien beteiligt sein kann, haben mich insbesondere zwei Ergebnisse unserer Arbeiten beeindruckt. Das eine ist, dass der Zucker bei unseren Versuchstieren eine Vergrößerung von Leber und Nieren nicht allein durch ein Anschwellen der Zellen bewirkt hat, sondern sogar durch die Vermehrung der Anzahl der Zellen in diesen Organen. Fachlich gesprochen führt der Zucker nicht nur zur *Hypertrophie,* sondern auch zur *Hyperplasie*.

Der zweite wichtige Effekt liegt in der Fähigkeit des Zuckers, bei manchen Menschen die Blutspiegel des Insulins und der Östrogene ansteigen zu lassen, insbesondere die der kortikalen Hormone der Nebennieren; bei Ratten findet man auch eine Vergrößerung dieser Organe. Man sollte sich auch daran erinnern, dass diese Effekte mit höherer Wahrscheinlichkeit auftreten, wenn das Blut immer wieder mit hohen Glukose- und Fruktosemengen geflutet wird, die bei der Verdauung der Saccharose entstehen. Dies ergibt sich einerseits – wie die Werbung es verspricht –, weil der Zucker schnell verdaut und aufgenommen wird und andererseits, weil die Menschen so häufig zwischen den Hauptmahlzeiten Zucker zu sich nehmen, wenn sich im Magen nur wenig befindet, was die Absorption verzögern könnte.

Zunächst einmal sollten die Auswirkungen auf die Hormone und auf Leber und Niere jeden vernünftigen Menschen davon überzeugen, dass Zucker nicht irgendein gewöhnliches Nahrungsmittel ist. Zweitens erlauben seine fördernden Wirkungen auf die Hormonproduktion die Deutung, warum er eine solche Vielzahl an Störungen mit sich bringen kann. Sie zeigen auch an, weshalb Menschen mit höherer Wahrscheinlichkeit eine bestimmte Erkrankung entwickeln und keine andere. Die Hormone zeigen ein hoch kompliziertes Zusammenspiel, sowohl in ihren jeweiligen Blutspiegeln als auch in ihren Auswirkungen auf den Stoffwechsel des Körpers. Es scheint stets zuzutreffen, dass die Erhöhung eines Hormons auch zu einer Vermehrung oder Verminderung verschiedener anderer Hormone führt.

Generell besteht die Neigung, den vorherigen Zustand des Körpers wiederherzustellen. Dies tritt auf, weil manche Hormonwirkungen gegensinnig ausgelegt sind und manche synergistisch. Es ist jedoch wahrscheinlich, dass nach allen Anpassungsvorgängen infolge der Anhebung eines Hormons einige Wirkungen der gesamten Gruppe weiterhin unausgeglichen sind.

Ich würde erwarten, dass die Art und Weise, in der diese Anpassungsvorgänge ablaufen, sich im Detail bei verschiedenen Individuen unterscheidet. Stellen Sie sich eine plötzliche Wasserflut in einem Fluss vor. Sie bricht sich schließlich durch einen schwachen Teil des Dammes Bahn. Sie reparieren den Damm eilig, können dazu aber lediglich Material von anderen Stellen des Dammes verwenden: Steine, Schlamm, Kies und Sand – jeweils ein wenig aus anderen Bereichen. Indem Sie den Dammbruch auf diese Weise repariert haben, haben sie andere Teile des Dammes geschwächt, und erst die nächste Flut wird zeigen, welcher Bereich diesmal brechen wird. Das alles ist von ganz vielen Faktoren abhängig, und zwei identisch wirkende Flüsse werden nahezu mit Sicherheit unterschiedlich reagieren, wenn die Belastung eintritt.

Natürlich können Sie behaupten, dass die Situation in Wirklichkeit viel einfacher ist. Es ist nicht schwer sich vorzustellen, dass der Zucker Diabetes auslöst, weil er die insulinproduzierenden Zellen des Pankreas so lange überbeansprucht, bis diese erschöpft sind. Und das mag für manche Diabetesformen auch zutreffen. Ich erwähne dies, weil zunehmend die Annahme vertreten wird, dass der Diabetes mellitus nicht nur aus den beiden Formen besteht, die für junge Leute beziehungsweise für Personen ab dem mittleren Alter beschrieben werden. Es könnte danach einen komplexen Mechanismus geben, über den der Zucker Diabetes auslöst, oder verschiedene Formen von Diabetes, und es wäre dann noch nicht genügend Wissen über diese Erkrankung vorhanden, um die Mechanismen entwirren zu können.

Mit Blick auf die Atherosklerose habe ich den möglichen Mechanismus zu meinem eigenen Vorteil herausgearbeitet, weil er uns eine Vorstellung davon vermittelt, welche weiterführende Forschung wir anstreben sollten. Die Arbeitshypothese geht von der Annahme aus, dass die der Erkrankung zugrunde liegende Ursache ein erhöhter Insulinspiegel ist. Die Gründe hierfür sind zahlreich.

Erstens haben viele Menschen mit deutlicher Atherosklerose einen hohen Insulinspiegel im Blut. Zweitens erhöhen verschiedene Begleitumstände das Risiko für eine koronare Herzkrankheit, etwa das Zigarettenrauchen, das Übergewicht, die periphere arterielle Verschlusskrankheit und der Typ-II-Diabetes. Sie alle gehen auch mit einem erhöhten Insulinspiegel einher – der Diabetes zumindest häufig. Drittens führen der Abbau von Übergewicht und vermehrte körperliche Aktivität – beides reduziert das Herzinfarktrisiko – zu einer Senkung des Insulinspiegels. Viertens haben Experimente mit Ratten gezeigt, dass das Verabreichen von Insulin zu verstärkten Cholesterinablagerungen in der Aorta der Tiere führt. Und schließlich hat es den Anschein, als seien manche Menschen für die Entwicklung einer Koronarthrombose empfänglicher als andere, dadurch wäre es nachvollziehbar, dass nur einige Menschen auf Zuckerbelastung mit einer Erhöhung des Insulinspiegels reagieren.

Aber der überzeugendste Grund zu der Annahme, dass das Insulin – oder vielleicht ein anderes Hormon – dem Prozess zugrunde liegt, welcher in die koronare Herzkrankheit mündet, ist die Vielzahl an Veränderungen, die die Erkrankung begleiten. Wie ich mehrfach betont habe, suchen wir nach dem Mechanismus, der nicht nur zu erhöhten Cholesterin- und Triglyzeridspiegeln führt, sondern auch zu einer Reihe weiterer Störungen: in der Biochemie, im Verhalten der Blutplättchen und einer Reihe weiterer Merkmale. Nur eine Störung der Hormonspiegel kann wahrscheinlich ein solch breites Spektrum an Veränderungen erklären.

Im Moment scheint die wahrscheinlichste erste Veränderung in einem Anstieg des Insulinspiegels zu bestehen. Jedoch sind mindestens zwei weitere Hormone mit betroffen; wie ich gezeigt habe, existiert ein umfangreiches hormonelles Zusammenspiel. Es könnte sich deshalb auch herausstellen, dass die erste Störung ein anderes Hormon betrifft und der Insulinspiegel lediglich sekundär ansteigt. Wir besitzen nicht annähernd genug Informationen, um diese Frage zu beantworten, aber ich bin davon überzeugt, dass weitere Untersuchungen zu hormonellen Aktivitäten die vielversprechendste Forschungsrichtung darstellt, der wir folgen sollten.

Bei der Erörterung der möglichen Rolle der Hormone an der Atheroskleroseformation sollte man die Einflüsse der Sexualhormone nicht außer Acht lassen. Die koronare Herzkrankheit tritt erheblich häufiger bei Männern als bei Frauen auf, wobei sich dieser Unterschied nach den Wechseljahren der Frauen verliert, in denen die Produktion der weiblichen Sexualhormone zurückgeht. Auch existiert eine besonders enge Beziehung zwischen den von den Geschlechtsdrüsen produzierten Hormonen und einigen der Nebennierenhormone.

Es ist noch nicht möglich, die Entstehung der Atherosklerose zu beschreiben, da noch zu wenig darüber bekannt ist. Trotzdem lohnt sich ein wenig Spekulation. Lassen Sie mich annehmen, dass eine zuckerreiche Diät zuerst die Menge der Enzyme in den Körperzellen beeinflusst, etwa in den Muskelzellen. Eine über viele Jahre fortgesetzte zuckerreiche Ernährung könnte die hormonabhängigen Stoffwechselleistungen der Zellen beeinträchtigen, sodass diese nicht mehr in der Lage wären, ihre üblichen Ausgangsmaterialien korrekt zu verwerten. Im Falle einer gestörten Glukoseverwertung würde dann der Insulinspiegel steigen.

Um diese Behinderung in den Zellen zu überwinden, erhöht die Bauchspeicheldrüse die Insulinproduktion, und der erhöhte Insulinspiegel im Blut ermöglicht schließlich die Verwertung der Glukose und anderer Substanzen. Diese Situation könnte in die Entwicklung eines Typ-II-Diabetes münden. Allerdings hat das Insulin noch viele andere Wirkungen auch auf andere Zellen des Körpers, die nicht mit dem Zucker in der Diät in Verbindung stehen. Der nun stark erhöhte Insulinspiegel könnte in der Folge auch das Gleichgewicht zahlreicher anderer Hormone stören. Eine weitere Folge wäre die vermehrte Fettansammlung mit der Ausprägung von Übergewicht. Und wiederum andere Prozesse könnten die Ansammlung von Cholesterin und weiterer fettiger Substanzen in den Gefäßwänden fördern, die Eigenschaften der Blutplättchen verändern und damit schrittweise zur Atherosklerose führen.

Nicht alle diese Vorschläge sind originär; dennoch muss ich die Verantwortung dafür übernehmen, sie hier allesamt in einer Reihenfolge niederzuschreiben, die sich letztlich als ganz falsch herausstellen kann. Auch würde ich als Erster zustimmen, dass es sich hierbei um ein äußerst hypothetisches Bild handelt. Dennoch schreibe ich es aus zwei Gründen hier auf: Erstens weist es auf eine mögliche Rolle der Saccharose bei der Atheroskleroseentstehung hin, die nicht gänzlich implausibel ist, und zweitens formuliert es eine Hypothese, die Forschern bei der Entscheidung helfen kann, welche weiteren Untersuchungen durchgeführt werden sollten.

Ich denke nicht, dass es lohnt, mein Argument weiterzuverfolgen, weil so vieles Spekulation bleiben muss. Lassen Sie mich lediglich festhalten, dass Hormonveränderungen mit Sicherheit die Haut beeinflussen sowie das Wachstum und die Geschlechtsreife bei Tieren und dass es zunehmende Beweise für die Beziehung zwischen Hormonen und einigen Krebsarten gibt. Es ist für den Moment ausreichend festzustellen, dass Zucker viele profunde Veränderungen im Stoffwechsel des Körpers auslöst. Es ist daher sehr gut möglich, dass er an einer Vielzahl von Erkrankungen beteiligt ist, einschließlich solchen wie Diabetes und Atherosklerose, die ihrerseits grundlegende Stoffwechselstörungen offenbaren.

Mikroben im Verdauungstrakt

Der dritte Weg, über den der Zucker eine Rolle spielen könnte, liegt in der Veränderung der Anzahl und Proportion der zahlreichen Mikroben, die den Darm besiedeln. Sie leben und vermehren sich auf der Basis unverdauter oder nicht absorbierter Nahrungsreste. Die Zusammensetzung der verzehrten Nahrung entscheidet dabei über die Art und Menge dieser Stoffe, die umgekehrt wiederum das Mengenverhältnis und die Anzahl der Darmbakterien beeinflussen.

Bedauerlicherweise ist die medizinische Wissenschaft in diesem Bereich noch immer nicht sehr kenntnisreich, obschon es als sicher gelten kann, dass hier Veränderungen eintreten, wenn Stärke durch Zucker ersetzt wird.

Während wir noch nicht wissen, welche Auswirkungen dies auf den Rest des Körpers hat, kann man jedoch Aussagen hinsichtlich des teilweisen Austausches von Milchzucker (Laktose) gegen gewöhnlichen Zucker (Saccharose) in der Säuglingsernährung treffen. Es ist bekannt, dass mit der Flasche aufgezogene Kinder, in deren Trinknahrung häufig Kuhmilch mit Saccharose vermischt wird, um den Gesamtzuckergehalt an den von Muttermilch anzunähern, wesentlich häufiger unter Gastroenteritis (Durchfälle und Erbrechen) leiden als gestillte Säuglinge, die nur Laktose erhalten. Es konnte auch gezeigt werden, dass die Stühle gestillter Babys viel mehr harmlose Lactobazillen enthalten, als die Stühle von Flaschenkindern, und erheblich weniger der potenziell gefährlichen Colibakterien. Außerdem werden gefährliche Bakterien in den Stühlen gestillter Babys tendenziell eher abgetötet, während sie sich in den Stühlen von Flaschenkindern vermehren können.

Diese Forschungsergebnisse legen nahe, dass der Inhalt seines Darms ein Baby entweder mehr oder weniger anfällig für Infektionen machen kann. Die Forscher führen dies weitgehend auf den Umstand zurück, dass die mit der Flasche ernährten Babys nur einen Teil des Zuckers in Form von Laktose erhalten und den Rest als Saccharose.

Es wurde vermutet, dass die Divertikulitis, eine unangenehme Erkrankung des Dickdarms, die mit Schmerzen und Durchfällen einhergeht, in irgendeiner Weise von der modernen Ernährung hervorgerufen wird. Eine weithin akzeptierte Erklärung besteht darin, dass die Störung durch den Verzehr ballaststoffarmer Nahrung entsteht, insbesondere von Weißbrot anstelle des faserreicheren Vollkornbrotes. Weiter vorn in diesem Kapitel hatte ich bereits erläutert, weshalb ich nicht davon ausgehe, dass man hiermit Zwölffingerdarmgeschwüre und andere Erkrankungen des westlichen Menschen erklären kann.

Ich gehe vielmehr davon aus, dass eine mögliche Ursache der Divertikulitis im vermehrten Zuckerverzehr zulasten der Stärke zu suchen ist. Die unterschiedlichen Arten und Mengen von Bakterien, die nach einer solchen Änderung der Ernährung auftreten, könnten sehr wohl den Darm selbst beeinflussen und sowohl seine Aktivität als auch seine Widerstandsfähigkeit gegenüber schädigenden Einflüssen herabsetzen.

Saccharose im Blut

Ich wies bereits darauf hin, dass von uns gegessener Zucker vor seiner Aufnahme in das Blut in Glukose und Fruktose gespalten wird. Diese Verdauung ist in der Regel vollständig, es sei denn, man nimmt sehr viel Zucker zu sich. Dann können sehr kleine Mengen unverdauter Saccharose in den Blutstrom gelangen. Wir beginnen gerade herauszufinden, dass Saccharose mehrere starke Wirkungen in lebenden Zellen entfaltet, und daher ist es durchaus denkbar, dass diese winzigen Mengen über einen längeren Zeitraum schädliche Effekte auf die Gewebe des Körpers ausüben können. Dies ist derzeit reine Theorie, die von künftiger Forschung jedoch aufgegriffen werden sollte.

20
Sollte Zucker verboten werden?

Wie dieses Buch zeigt, hat sich ein großer Teil unserer jüngsten Forschungen am Queen Elizabeth College mit den möglichen schädlichen Auswirkungen eines hohen Zuckerkonsums befasst, sodass wir bei vielen unserer Freunde in der Industrie zunehmendes Unbehagen ausgelöst haben. Da ein so großer Anteil an verarbeiteten Lebensmitteln Zucker enthält, und viele von ihnen in hoher Menge, war es zu erwarten, dass unsere Beziehungen zur Industrie gelegentlich ein wenig belastet wurden.

Es gab in der Tat viele unterschiedliche Reaktionen aus der zuckerverarbeitenden Wirtschaft, und sie wurden sehr gut zusammengefasst, als ich die Gelegenheit hatte, die vier oder fünf Direktoren einer großen Lebensmittelfabrik zu treffen, deren breite Produktpalette auch eine beträchtliche Menge an Schokolade und Süßwaren umfasst. Das war vor einigen Jahren, als die Argumente gegen den Zucker noch nicht so deutlich waren wie heute, aber ich stellte ihnen trotzdem folgende Frage:

Unterstellen wir, dass unsere Auffassung durch unwiderlegbare Beweise unterfüttert wird, nach der Zucker – und dadurch einige Ihrer Produkte – wesentlich zu Todesfällen aufgrund koronarer Herzkrankheit beiträgt, würden Sie dann weiterhin Ihre köstliche Schokolade produzieren?

Das Spektrum der Antworten repräsentierte die Einstellungen, die ich bei Diskussionen zu der Frage höre, was man gegen den hohen Zuckerkonsum tun könne, der mittlerweile unzweifelhaft so deutlich zu Krankheiten und Tod beiträgt. Das eine Extrem bildete der Direktor, der sagte, es sei nicht seine Aufgabe, Menschen vor sich selbst zu schützen; er zwinge sie nicht, seine Produkte zu essen. Wenn sie sich auf das Risiko hin, sich selbst zu schädigen, dazu entschlössen, sei es ihre freie Entscheidung. Auf der anderen Seite stand der Direktor, der für den Fall, dass er von der Gefährlichkeit des Zuckers für die Gesundheit überzeugt werde, sich aus der Firma zurückziehen wolle; in derselben Weise, wie ihn schon jetzt nichts dazu bringen könne, Direktor einer Zigarettenfabrik zu werden oder auch nur Anteile einer solchen Firma zu halten.

Mehrere andere Meinungen fielen zwischen diese beiden Extreme. Wenn sich die Beweise gegen den Zucker erhärten sollten, wollte einer der Direktoren seine Firma ermutigen, Geld und Anstrengungen in Forschung zu investieren, um die krank machenden Effekte des Zuckers zu bekämpfen – beispielsweise mit einer Art Gegenmittel, das sie in ihre Produkte geben könnten.

Meine eigene Meinung? Die basiert auf meiner Überzeugung, die ich schon früher zum Ausdruck gebracht habe, dass Menschen zunehmend in der Lage sind, Bedürfnisse und Bedarf voneinander zu trennen. Und das bis zu einem Grad, bei dem die ungehinderte Bedürfnisbefriedigung für das Individuum und für die menschliche Spezies verhängnisvoll werden kann. Die Menschen wollten schon immer süße Nahrungsmittel essen, weil sie sie mochten. Solange die einzige auffindbare süße Nahrung aus Früchten bestand, deckten sie bei der Befriedigung des Wunsches nach Süße zugleich auch ihren Bedarf an Vitamin C und anderen Nährstoffen. Seit sie aber ihre eigene Nahrung herstellen und insbesondere die Technologie der Zuckerraffinierung und der industriellen Lebensmittelproduktion entwickelt haben, können sie Süße herstellen und diese von allen Mikronährstoffen trennen. Was die Menschen möchten, ist nicht länger notwendigerweise das, was sie brauchen. Wegen des starken Antriebs, der früher wichtige biologische Funktionen erfüllte, reicht es nicht aus, die Menschen darüber aufzuklären, was gut und was schlecht für sie ist, um sie dann mit ihren eigenen Entscheidungen allein zu lassen.

In der Tat ist das vermeintliche Prinzip der Aufklärung, gepaart mit freier Entscheidung, nicht so unantastbar, wie es manchmal verstanden wird. So geht man in den meisten Ländern davon aus, dass die Menschen nicht die freie Wahl haben sollten, Opium zu rauchen, wenn sie dies wünschen, oder Kokain zu schnupfen. Die Frage ist also lediglich: An welchem Punkt sollte die Gemeinschaft eingreifen, um das Individuum davor zu schützen jenen Instinkten nachzugeben, denen zu folgen vor dem Hintergrund unserer heutigen technologischen Fähigkeiten gefährlich geworden ist?

Es erstreckt sich ein Kontinuum von einer Situation, in der die Gesellschaft offensichtlich eingreifen sollte – etwa beim Rauchen von Opium – bis hin zu einer Situation, in der wir keinen effektiven Einfluss nehmen können – beispielsweise bei unzureichender körperlicher Betätigung. Irgendwo zwischen diesen beiden Extremen liegen etwa das Zigarettenrauchen und der Zuckerkonsum.

Die meisten Menschen würden Aufklärung über gesunderhaltendes Verhalten befürworten. Leider sah man keine offizielle Notwendigkeit, die Wirksamkeit verschiedener Aufklärungsmethoden zu überprüfen, so wie eine Studie die Effektivität verschiedener chirurgischer Methoden bei der Heilung von Krankheiten überprüfen könnte. Dies wurde deutlich, als vor ein paar Jahren ein Mitglied des britischen Parlaments anfragte, ob das »British Medical Research Council« nach Wegen suche, die Menschen zur Aufgabe des Rauchens zu bewegen. Der zuständige Minister antwortete, dies sei keine angemessene Aufgabe für das Medical Research Council. Es steht zu befürchten, dass heute auf eine Frage nach Maßnahmen zur Aufgabe des Zuckerkonsums dieselbe Antwort gegeben würde.

Die Menschen halten die Kunst der Überzeugung für überflüssig, weil sie die tiefe Kluft zwischen Erkenntnis und Verhalten nicht realisieren – zwischen Wissen und Handeln. Man geht daher allgemein davon aus, dass das Mittel der Aufklärung für die Gesundheitserziehung ausreichend sei. Sag ihnen einfach, dass das Essen von Süßigkeiten ihnen Löcher in die Zähne macht, und Dein Job ist erledigt. Es setzt sich erst sehr langsam die Erkenntnis durch – selbst bei Einrichtungen wie der WHO und der Organisation für Ernährung und Landwirtschaft –, dass dieser Ansatz einen der Hauptgründe für das Scheitern der Gesundheitsaufklärung in den Entwicklungsländern darstellt. Es reicht einfach nicht aus, den Leuten zu erzählen, sie sollten Früchte essen oder ihren Babys Milch geben; es gehört viel mehr dazu.

Ich habe viele von zahnmedizinischen Fachleuten unterstützte Kampagnen gesehen, die die Karies bei Schulkindern reduzieren sollten. Manchmal waren diese Experten schon zufrieden, wenn sie ein paar attraktive Poster produziert hatten; manchmal gingen sie aber auch einen Schritt weiter und vergaben Preise an Kinder, die Fragen zu der Struktur der Zähne beantworten konnten und zu der Entstehung der Zahnfäule. Aber sie haben kaum jemals überprüft, ob ihre Propaganda tatsächlich zu einer Reduktion der Karies geführt hat, obwohl nur dies wirklich von Nutzen wäre.

Jetzt verstehen Sie, weshalb man den Gefahren des Zuckerkonsums meiner Meinung nach mit einfachen Aufklärungskampagnen nicht hinreichend begegnet. Die Menschen werden nicht in dem Moment den Verzehr dieser Speisen und Getränke einstellen, wenn sie erfahren, dass Zucker nicht nur an der Entstehung von Übergewicht und Zahnfäule beteiligt ist, sondern auch an der koronaren Herzkrankheit, an chronischen Verdauungsbeschwerden, Geschwüren und Diabetes und möglicherweise an einer Reihe anderer Erkrankungen. Das wahrscheinliche Ergebnis dürfte dasselbe wie beim Zigarettenrauchen sein – einige Menschen können dazu gebracht werden, den Konsum einzustellen, aber viele werden nichts unternehmen, selbst wenn man sie davon überzeugen kann, welchen Schaden der Zucker anrichtet.

Sollte die Gesellschaft die Menschen demnach in irgendeiner Weise dazu zwingen, auf Zucker zu verzichten? Die meisten würden diese Frage mit einem sehr klaren »Nein« beantworten. Es reiche aus, so glauben sie, dass die Menschen über den Wert verschiedener Nahrungsmittel aufgeklärt und dann ihrer eigenen Entscheidung überlassen werden können. Ich habe meine eigene Begründung angeführt, weshalb unsere Fähigkeit zur Unterscheidung von Schmackhaftigkeit und Nährwert dies als eine unrealistische Sichtweise erscheinen lässt. Darüber hinaus benötigen die Menschen für eine tatsächlich freie Entscheidung den vollständigen und unbeeinflussten Zugang zu Informationen über den Wert von Nahrungsmitteln. Aber haben Sie den wirklich?

Wer wie ich über den übermäßigen Zuckerverzehr besorgt ist – Zahnärzte beispielsweise – verweist oft auf den enormen Umfang an Werbung für Süßwaren, Kuchen, Eiscreme und Softdrinks. Allein in Großbritannien werden mehr als 100 Millionen Pfund für Werbung für solche Produkte ausgegeben. Ich bin allerdings nicht sicher, dass das den Gesamtverbrauch stark erhöht. Vielmehr sollen die Kunden wohl eher überzeugt werden, eine andere Marke zu kaufen, beispielsweise Pepsi anstelle von Coca Cola.

Ich gehe nicht davon aus, dass die Grundsätze der Medienindustrie bei der Annahme von Werbeaufträgen vollständig zum Nutzen der Verbraucher wirksam werden. Ich denke, man neigt dort dazu, etwas nervös über die eigene Schulter zu blicken, um sicher zu gehen, bei seinen Inserenten und deren Agenturen nicht anzuecken. Und ich bin ehrlich gesagt sehr skeptisch, wenn ich die Behauptungen der britischen und US-amerikanischen Werbeindustrie lese, dass ihnen stets die Interessen der Gemeinschaft am Herzen lägen. Dem Vorsitzenden der »British Advertising Association« zufolge gehöre es zu deren Zielen, »den Weg für aufrichtige Werbung offen zu halten – ihn mit Ehrlichkeit zu festigen, mit neuen Einsichten auszuweiten und ihn als ein Werkzeug im Dienste der gesamten Gemeinschaft erkennbar werden zu lassen«. Ich bin sicher, dass sich jeder an Werbebeispiele erinnern wird, die weitab davon waren, diesen Zielen zu dienen.

Mit den vielen Beispielen im Hinterkopf, wie Informationen verzerrt oder zurückgehalten werden können, wird es noch deutlicher, dass den Menschen die Entscheidung nicht uneingeschränkt überlassen bleiben sollte, was sie essen und was nicht. Ich denke, dass man früher oder später Verordnungen erlassen muss, die auf die eine oder andere Weise die Menschen daran hindern, so viel Zucker zu essen. Und insbesondere Eltern, Verwandte und Freunde daran zu hindern, die Gesundheit von Säuglingen und Kindern zu ruinieren.

Solange dies aber nicht als Frage der Volksgesundheit aufgefasst wird, gibt es also nichts, was wir tun könnten? Manche Menschen können ganz leicht auf Zucker verzichten, aber vielen fällt es richtig schwer. Lassen Sie mich Ihnen sagen, wie ich es geschafft habe. Ich muss an dieser Stelle gestehen, dass ich zu den hingebungsvollsten Zucker»süchtigen« gehört habe, die Sie sich vorstellen können. Ich betone dies aus zwei Gründen. Zum einen, weil sich viele Menschen vorstellen, mein Kampf gegen den Zucker komme nur daher, dass ich selbst keine süßen Sachen mag. Wenn sie nur wüssten, wie viele Pfund Milchschokolade, Lakritzkonfekt und Kuchen ich Woche für Woche vertilgt habe. Grob geschätzt dürfte mein täglicher Zuckerkonsum nicht unter 300 Gramm gelegen haben, eher an die 400 Gramm. Der zweite Grund für dieses Geständnis liegt darin, zu zeigen, dass es möglich ist, sich den Zucker abzugewöhnen. Ich habe meinen Zuckerkonsum von fünf bis sechs Pfund auf höchstens 50 bis 100 Gramm pro Woche gedrosselt – manchmal auch fast auf null. Und wenn *ich* das geschafft habe, dann schaffen Sie es auch.

Das Wichtigste ist natürlich, einen Anreiz zu haben. Sie müssen den ganz festen Entschluss fassen, Ihren Zuckerkonsum wirklich reduzieren zu wollen. Vielleicht machen Sie sich langsam Sorgen um ihre Taille oder über Ihre Zahnarztrechnungen, selbst wenn Sie nicht alles glauben, was ich über Magengeschwüre, Diabetes und Herzkrankheiten gesagt habe. Wenn Sie erst einmal fest entschlossen sind, werden Sie es nicht zu schwer finden. Aber beginnen Sie langsam. Wenn Sie zurzeit zwei Teelöffel oder Würfel Zucker in Ihren Kaffee oder Tee nehmen, dann reduzieren Sie ihn auf die Hälfte. Nach ein bis zwei Wochen nehmen Sie nur noch einen halben Teelöffel und ein, zwei Wochen später lassen Sie den Zucker ganz weg. Meiden Sie die üblichen Softdrinks. Trinken Sie stattdessen kalorienarme Getränke oder ungezuckerten Eistee; und was ist verkehrt an klarem Wasser? Wenn Sie es wirklich nicht schaffen, weniger Bier oder Cider zu trinken, nehmen Sie die trockenen Sorten. Und meiden Sie die gewöhnlichen Mixgetränke für Ihren Whisky, Gin oder Wodka.

Sie können auch allmählich auf Desserts und Eiscreme verzichten und nach weniger süßen Kuchen- und Kekssorten Ausschau halten. Verzichten Sie auf zuckerüberzogene Frühstückscerealien, und streuen Sie natürlich auch keinen zusätzlichen Zucker darüber.

Sie mögen es vielleicht nicht glauben, aber wenn Sie sich wirklich an sehr wenig Zucker in Ihren Speisen und Getränken gewöhnt haben, werden Sie eine Vielzahl interessanter Aromen in Ihren Nahrungsmitteln entdecken, die Sie längst vergessen hatten. Alles mit Zucker zu überhäufen verdeckt diese Aromen und stumpft Ihren Geschmackssinn ab. Sie werden insbesondere feststellen, wie sehr Sie dann Früchte genießen – all diese feinen Unterschiede zwischen einer Sorte Äpfel oder Birnen oder Orangen und einer anderen. Und solange sie nicht täglich pfundweise frisches Obst essen, können Sie dadurch kaum die Menge an Zucker zu sich nehmen, die sich der Durchschnittsbürger heutzutage in Form raffinierten Zuckers zuführt, ganz zu schweigen von der noch viel höheren Menge, die sich viele Menschen täglich einverleiben.

All dies soll *nicht* bedeuten, dass Sie niemals, unter keinen Umständen, ein Stück Kuchen oder eine Portion Eiscreme essen dürfen. Es wird auch kein großes Leid über Sie kommen, wenn Sie auf einer Dinnerparty die Spezialität probieren, die die Gastgeberin für diesen Anlass zubereitet hat. Vernünftig zu essen soll nicht bedeuten, sich selbst zu einem Ärgernis zu entwickeln. Es gibt einige Zuckerquellen, die weitaus reicher sind als andere. Wenn Sie üblicherweise zwei oder drei Stück Zucker in Ihrem Kaffee oder Tee nehmen und davon sieben oder acht Tassen am Tag trinken, können Sie hier jeden Tag 50 bis 100 Gramm Zucker einsparen. Rechnen Sie die Menge hinzu, die Sie mit Ihren Frühstücksflocken und über die gelegentliche Cola oder den Fruchtsaft über den Tag verteilt zu sich nehmen. So werden Sie feststellen, dass es keine besondere Härte darstellt, auf ein Viertel Ihrer üblichen Zuckeraufnahme herunterzugehen oder sogar auf viel weniger.

Es ist sehr wahrscheinlich, dass die schädlichen Effekte des Zuckers größer sind, wenn Sie ihn mit wenig anderem zu sich nehmen. In dieser Weise gegessen, wird seine Verdauung und Absorption nicht durch die gleichzeitige Verwertung anderer Nahrungsmittel verlangsamt, sodass der Blutstrom sehr schnell mit Zucker geflutet wird. Daher ist es wichtiger, den Zucker zwischen den Mahlzeiten zu meiden, etwa in Form von Getränken oder Süßwaren, als beispielsweise ein Stück Apfelkuchen am Ende einer Mahlzeit, wenn die Verdauung und Aufnahme des Zuckers sehr viel langsamer erfolgen und seine Wirkungen deutlich schwächer ausfallen.

Das vielleicht größte Problem besteht darin, Ihre Kinder großzuziehen, ohne sie in Zucker zu ersticken. Alles in unserer modernen Lebensweise scheint sich verschworen zu haben, ihnen praktisch vom Moment der Geburt an Zucker durch ihre armen unschuldigen und klaglosen Kehlen zu pressen. Aber mit ein wenig Achtsamkeit können sie zumindest dafür sorgen, dass Ihre Kinder nicht in die »Zwei-oder-drei-Pfund-Zucker-pro-Woche«-Gruppe geraten werden.

Sie sollten damit beginnen, Babynahrung auszuwählen, die mit zugesetztem Milchzucker (Laktose) und nicht mit normalem Zucker (Saccharose) hergestellt wurde. Wenn Sie Getreide oder eine umfangreichere gemischte Ernährung einfuhren, wählen Sie Instant- oder eingemachte Nahrungsmittel, die auf ihren Etiketten den Hinweis »Ohne Zuckerzusatz« tragen [und nicht nur »Ohne Zusatz von Kristallzucker« oder Ähnliches, da dies häufig die Beimengung von Fruktose oder anderer unerwünschter Süßungsmittel verschleiern soll, *d. Übers.*]. Oder machen Sie sich die Mühe, püriertes Fleisch und Gemüse selbst zuzubereiten. Stellen Sie sicher, dass Orangensaft keinen zugesetzten Zucker enthält oder pressen sie ihn ebenfalls selbst.

Später sollten Sie unbedingt die gelegentliche Süßigkeit oder einen Keks erlauben, aber nur selten und als Leckerei. Geben Sie diese aber natürlich niemals vor dem Schlafengehen, nachdem sich Ihre Kinder die Zähne geputzt haben. Eine gute Vorgehensweise ist es, Ihre Kleinen nach jedem Anlass, zu dem sie eine Süßigkeit oder einen Keks gegessen haben, die Zähne putzen zu lassen. Fragen Sie sie, wenn sie von der Schule oder vom Besuch bei der Großmutter heim kommen, ob sie irgendwelche Süßigkeiten zu sich genommen haben, und wenn ja, lassen Sie sie umgehend die Zähne putzen. Mit etwas Glück werden Ihre Kinder des ständigen Zähneputzens bald überdrüssig und geben sich mit Süßigkeiten nur zu den Hauptmahlzeiten zufrieden – nach denen Sie sie zweifelsohne auf jeden Fall die Zähne putzen lassen.

Letztendlich werden Ihre Schwierigkeiten weniger damit zu tun haben, wie Sie Ihre Kinder großziehen, sondern wie ausgiebig Ihre lieben Freunde und Verwandten Süßigkeiten in deren kleine Hände drücken – häufig hinter Ihrem Rücken. Obwohl Sie vielleicht nicht in der Lage sein werden, Ihre Kinder so weit vom Zucker fernzuhalten, wie Sie es sich wünschen, wird es durchaus möglich sein, die Zuckermenge weit unter dem zu halten, was viele Kinder heutzutage konsumieren.

Es wird Ihnen übrigens vermutlich aufgefallen sein, dass ich kalorienarme Softdrinks den zuckerhaltigen vorziehe. Ich bin also absolut nicht der Auffassung, dass von den darin enthaltenen künstlichen Süßstoffen irgendeine Gefahr ausgeht. Meiner Meinung nach ist es extrem unwahrscheinlich, dass sie irgendjemandem irgendeinen Schaden zufügen [von definierten individuellen Unverträglichkeitsreaktionen abgesehen, *d. Übers.*], während andererseits kein Zweifel daran besteht, dass Zucker sehr großen Schaden anrichten kann. Natürlich könnten Sie auch versuchen, sich süße Speisen und Getränke vollständig abzugewöhnen, und dies gelingt womöglich leichter, wenn Sie auch vollständig auf die Verwendung von Zuckerersatz verzichten. Diese Entscheidung müssen Sie für sich selbst treffen – es kommt nur darauf an, dass Sie so wenig Zucker wie möglich zu sich nehmen sollten.

Bevor Sie anfangen, Ihren Zuckerkonsum zu reduzieren, machen Sie eine Liste sämtlicher zuckerhaltiger Nahrungsmittel, die sie an einem typischen Tag zu sich genommen haben, und wiederholen Sie dies noch einmal am Ende Ihrer ersten zuckerreduzierten Woche. Nehmen Sie anhand der nebenstehenden Tabelle eine grobe Berechnung Ihrer jeweils aufgenommenen Zuckermenge vor und schauen Sie nach, wie viel Sie seit dem Beginn einsparen konnten. Stellen Sie insbesondere fest, ob Sie es in der ersten Woche auf weniger als 50 Gramm Zucker pro Tag gebracht haben und wie lange es dauert, bis Sie bei 20 Gramm pro Tag angelangt sind.

Zuckergehalt einiger Lebensmittel und Getränke, in Gramm

1 Stück Zucker	4
1 gestrichener Teelöffel Zucker	5
1 kleine Flasche Cola	12
1 Glas »Fruchtsaftgetränk«	20
1 Teelöffel Konfitüre	5
1 kleines Stück Kuchen	10
1 mittleres Stück Apfelkuchen	20
½ Tafel Vollmilchschokolade	30
1 kleine Menge Süßigkeiten (30 g)	20
1 kleine Portion Eiscreme	12
1 Portion Cornflakes (30 g)	2
1 Portion Vollkorn-Frühstücksflocken (30 g)	5
1 Portion Tomatenketchup (30 g)	5
1 Portion Chutneysauce (30 g)	12
1 Portion eingelegte Gurke (süß, 30 g)	5
1 Portion Salatcreme (30 g)	3

Es ist richtig, dass sehr viele andere Fertiglebensmittel mit Zucker versetzt sind. Einige von ihnen habe ich auf Seite 58 aufgeführt. Ein Blick auf das Etikett wird Ihnen zeigen, ob es sich voraussichtlich um einen großen oder einen kleinen Anteil am Produkt handelt. Dann können Sie herausarbeiten, ob die Menge, die Sie von der Gewürzgurke, von der Suppe oder vom Fleischeintopf verwenden wollen, viel zu der Gesamtmenge an Zucker in Ihrer Ernährung beitragen wird.

21

Angriff ist die beste Verteidigung

Die Zuckerindustrie reagiert auf Angriffe beispielsweise mit dem Ausüben von Druck auf andere Vertreter der Lebensmittelindustrie, die die Aufmerksamkeit auf die schädliche Wirkung des Zuckers gelenkt haben. Ein Beispiel ist ein Vortrag von mir, der von einem der großen internationalen Lebensmittelkonzerne gesponsert wurde. Dieser wurde in einem Buch veröffentlicht, gemeinsam mit Vortragsskripten anderer Forscher zu verschiedenen Ernährungsthemen. In meinem Vortrag hatte ich erneut die Gelegenheit, mich auf Forschungsergebnisse zu den unerwünschten Eigenschaften des Zuckers zu beziehen. Kurz nachdem das Buch erschienen war, wurde der Vorsitzende der Firma, der die Vorträge organisiert und das Buch herausgegeben hatte, vom Vorsitzenden eines Zuckerverarbeiters kontaktiert und gebeten, den Vertrieb des Buches einzustellen, weil es sich für ein Unternehmen der Lebensmittelindustrie nicht zieme, das Produkt eines anderen »herunterzumachen«. Nach einiger Diskussion willigte der Herausgeber des Buches ein; der Zuckermann erfuhr jedoch nicht, dass lediglich zwei von mehreren Tausend Exemplaren zu diesem Zeitpunkt noch nicht ausgeliefert worden waren.

Eine nahe liegende Reaktion auf Angriffe besteht darin, deren Grundlage abzustreiten, aber noch raffinierter ist es, das genaue Gegenteil zu behaupten. Wenn die meisten Menschen sagen, dass Zucker Karies auslöst, müssen Sie als Zuckerhersteller weiterhin Anzeigen oder kurze Artikel schalten, in denen Sie behaupten, der Zucker sei hierbei unwichtig – wichtig sei vielmehr eine konstitutionelle Neigung zur Zahnfäule oder ob man häufig genug die Zahnbürste benutzt. Und wenn die meisten Menschen sagen, dass der Zucker dick macht, starten Sie eine Kampagne, in der Sie behaupten, der Zucker mache sogar schlank. Wir hatten einige Beispiele hierfür bereits gesehen.

Die intensivste PR-Aktivität der Zuckerindustrie war der Angriff auf das Cyclamat. Diese Kampagne wurde betrieben, obwohl die Zuckerhersteller von anderen Lebensmittelherstellern – wie oben gezeigt – den Verzicht auf Angriffe gegen sie verlangen.

Auf der anderen Seite hat die Zuckerindustrie nur sehr wenig Forschung unterstützt, die sich mit den Zuckerwirkungen im Körper befasst. Einige Jahre lang unterstützte sie Untersuchungen zum Zucker und zur Karies, aber selbst diese wurden zusammengestrichen. Ich selbst habe verschiedentlich die *»International Sugar Research Foundation«* (ISRF [in etwa »Internationale Stiftung für Zuckerforschung«]) eingeladen, die Forschungen meiner Abteilung zu unterstützen, vor dem Hintergrund der

Tatsache, dass die Zuckerleute selbst die Ersten sein müssten, die sich für die mögliche Schädlichkeit ihres Produkts interessieren sollten. Zwei oder drei Male hatte es den Anschein, dass unsere Forschung tatsächlich finanziell unterstützt werden könnte, aber die Anträge fielen dann doch jedes Mal durch.

Die ISRF hat in sehr seltenen Fällen experimentelle Forschung mit direktem Bezug zur möglichen Beteiligung des Zuckers an der Entstehung von Krankheiten gefördert. Etwa eine Studie der Wake Forest University in North Carolina, USA, die im Jahre 1971 veröffentlicht wurde. Man hatte hier ein Dutzend Minischweine mit zuckerhaltigem Futter gefüttert und sie mit einem weiteren Dutzend ohne Zuckerfütterung verglichen. Sechs Schweine aus jeder Gruppe waren ein Jahr nach Beginn des Experiments getötet worden, die restlichen nach zwei Jahren. Die ISRF teilte am Ende triumphierend mit, die Ergebnisse belegten, dass der Zucker weder einen Effekt auf den Cholesterinspiegel noch auf die Entstehung von Atherosklerose gehabt habe. Bei genauerer Prüfung der Ergebnisse zeigte sich hingegen, dass der Cholesterinspiegel in der Zuckergruppe zu Beginn des Experiments etwas niedriger gelegen hatte als in der Kontrollgruppe – hinterher lag er fast kontinuierlich höher. Darüber hinaus gab es in Wirklichkeit mehr Atherosklerose bei den zuckergefütterten Schweinen als bei den Kontrolltieren.

Können Sie nachvollziehen, dass man manchmal an der Frage verzweifelt, ob es die Mühe lohnt, wissenschaftliche Forschungen zu Gesundheitsfragen zu betreiben? Die Ergebnisse können von großer Bedeutung sein, um den Menschen bei der Vorbeugung von Krankheiten zu helfen, aber dann müssen Sie mit ansehen, wie die Menschen durch Propaganda getäuscht werden, die nur der Unterstützung kommerzieller Interessen dienen – in einer Weise, wie man sie nur aus schlechten Filmen kennt.

Ein paar meiner besten Freunde ...

Gelegentlich wird den Menschen gesagt, dass sie wegen gesundheitlicher Folgen ein bestimmtes Nahrungsmittel essen sollen oder dass sie es nicht essen sollen. Die Publicity mag begründet sein oder auch nicht – wichtig für den Hersteller des Nahrungsmittels ist, ob ihr geglaubt und danach gehandelt wird. Wenn die Menschen wirklich glauben, dass sie durch den Konsum von Margarine anstelle von Butter ihr Risiko für einen Herzinfarkt senken, wird der Margarinefabrikant frohlocken und die Butterproduzenten werden betrübt sein. Und verständlicherweise werden beide Seiten Maßnahmen ergreifen, um ihre kommerziellen Interessen zu sichern oder voranzubringen.

Es ist daher nachvollziehbar, wenn die Produzenten und Raffinierer von Zucker sowie die Hersteller zuckerreicher Produkte heftig auf Publicity reagieren, die nahelegt, dass Zucker gesundheitsgefährdend ist und sein Konsum begrenzt werden sollte. Was man für weniger angemessen halten dürfte, das sind die speziellen Reaktionsweisen dieser Organisationen. Einige davon haben meinen Weg gekreuzt, und in diesem Kapitel werde ich Ihnen Beispiele aufzeigen, die die von Zeit zu Zeit geäußerten Bedenken bezüglich der Macht multinationaler Konzerne vielleicht berechtigt erscheinen lassen.

Die »World Sugar Research Organization« oder – ein Name ist Schall und Rauch

Ein bis zwei Jahre nach der Veröffentlichung der britischen Ausgabe von *»Pure, White and Deadly«* wurde das Buch ins Finnische, Deutsche, Ungarische, Italienische, Japanische und Schwedische übersetzt. Im Jahr 1979 benötigte es eine Überarbeitung, da es etliche neue Erkenntnisse über die Zuckerwirkungen gegeben hatte. Obwohl die Herausgeber mich zu einer Neuausgabe drängten, war ich damals zu sehr mit anderen Aktivitäten beschäftigt, um für ein auf weiten Strecken neu zu schreibendes Buch genug Zeit zu finden. Daher lief die englische Ausgabe schließlich aus.

Dieser Umstand blieb von der Zuckerindustrie nicht unbemerkt. Das Quartalsheft der *»World Sugar Research Organization«* (WRSO [in etwa »Welt-Zuckerforschungs-Organisation«]), das von der Londoner Zentrale herausgegeben wurde, war eine Art Rundschreiben, das zumeist Zusammenfassungen von Forschungsergebnissen abdruckte, die der Industrie frohe Botschaften überbrachten. Im Großen und Ganzen stammten diese aus Beiträgen, die entweder die Verwendung, die Produktion oder das Marketing von Zucker positiv kommentierten oder die Aufmerksamkeit auf unvorteilhafte Aspekte der Zuckeranwendung lenkten, um daraufhin im *Bulletin* kritisiert zu werden.

Im Jahr 1979 veröffentlichte sie das Nachfolgende unter der Überschrift »Für Ihre Mülltonne«:

> 'Pure, White and Deadly'. J. Yudkin. Davis-Poynter Ltd, London 1972.
>
> Leser von Science-Fiction werden zweifelsohne erschüttert sein zu erfahren, dass nach Aussage der Herausgeber das vorstehende Werk vergriffen und nicht mehr erhältlich ist.

Wie jeder seriöse Forscher habe ich nichts dagegen, wenn Menschen mit den Schlussfolgerungen, die ich aus meinen oder den Ergebnissen anderer Forscher ziehe, nicht übereinstimmen. Meine Arbeit als

»Science-Fiction« zu bezeichnen, entspricht jedoch der Unterstellung, dass die Ergebnisse meiner eigenen Forschungen und die meiner Kollegen und anderer Wissenschaftler frei erfunden und imaginär wären.

Alle Kollegen, die die Aussage im *Bulletin* sahen, teilten meine diesbezügliche Ansicht. Mein Anwalt, der große Erfahrung in Verleumdungssachen hatte, war derselben Auffassung, holte aber noch die Meinung zweier weiterer Anwälte ein, beide Spezialisten für Verleumdungsverfahren. Auch diese teilten die Auffassung, dass die Unterstellung ehrverletzend ist, ein Wissenschaftler, dessen Arbeiten in angesehenen britischen und internationalen Wissenschaftsjournalen veröffentlicht wurden, habe fiktive Forschungsergebnisse präsentiert.

Wir reichten Ehrverletzungsklage ein, was einen vier Jahre dauernden Briefwechsel zwischen den Anwälten nach sich zog. Am Ende willigten die Zuckerorganisation und die Herausgeber ein, einen Widerruf zu veröffentlichen und meine Rechtsanwaltskosten zu übernehmen, die zu dem Zeitpunkt noch kein allzu hohes Niveau erreicht hatten. Wir legten die Auseinandersetzung mit der Organisation daher bei und zogen die Klage zurück. Dies ist das Statement, das im *Bulletin* im März 1984 veröffentlicht wurde:

> Im Quartalsheft vom September 1979 haben wir den Umstand kommentiert, dass das Buch »Pure, White and Deadly« von Professor John Yudkin vergriffen war. Wir gaben auch andere Kommentare zum Inhalt und zum Wert des Buches ab. Wir bedauern, dass die Veröffentlichung dieser Stellungnahmen von Prof. Yudkin als Angriff auf seine Integrität oder Reputation als Wissenschaftler aufgefasst wurden.
>
> Professor Yudkin ist für seine Arbeiten auf dem Gebiet der Ernährung international bekannt, mit einer großen Zahl von Studien, die in einer Vielzahl naturwissenschaftlicher und medizinischer Fachzeitschriften höchster Reputation veröffentlicht wurden. Er ist zudem Autor mehrerer viel gelesener Bücher zum Thema Ernährung – des Themas, mit dem sich seine Forschungen vornehmlich befassen. Er war im Laufe der Jahre als Berater für eine Reihe von Unternehmen tätig, die mit der Herstellung von Nahrungsmitteln oder Nahrungszutaten befasst sind, einschließlich Rank Hovis McDougall, Unilever und des National Dairy Council. Basierend auf einer Reihe von Experimenten, die er seit den späten 1950er-Jahren durchgeführt hat, entwickelte er Ansichten, für die er wohl bekannt ist, nach denen der Zucker kein gefahrloses Produkt für den menschlichen Verzehr darstellt.

> Wir akzeptieren diese seine Sichtweise und geben keine Unterstellungen hinsichtlich seiner Aufrichtigkeit oder der guten Absichten seiner Forschungen ab. Professor Yudkin nimmt zur Kenntnis, dass wir mit seinen Sichtweisen nicht übereinstimmen und akzeptiert, dass wir berechtigt sind, unsere abweichende Meinung auszudrücken.

Die Ironie dieser Angelegenheit bestand darin, dass der damalige Herausgeber des *Bulletin* zu dieser Zeit Mitglied des Rates – also des Verwaltungsgremiums – des Queen Elizabeth College war, an dem ich viele Jahre lang als Professor für Ernährungswissenschaft tätig gewesen war. Er war zum ehrenamtlichen Schatzmeister ernannt worden und im Jahre 1976 Mitglied des Rates der Hochschule, als diese mich fünf Jahre nach meiner Pensionierung zum Mitglied der Akademie wählte – eine Ehrung, die normalerweise pensionierten administrativen Hochschulmitgliedern vorbehalten bleibt. Er muss daher also selbst für meine Wahl zum Ehrenmitglied gestimmt oder sie zumindest geduldet haben, die »in Anerkennung [meines] Beitrags zur Reputation der Hochschule durch die Gründung und den Aufbau einer gedeihlichen und hoch angesehenen Abteilung für Ernährungswissenschaft« erfolgte.

Während des langen Zeitraums, in dem die Rechtsanwälte ihre Schriftsätze über mein »belletristisches Werk« austauschten, besuchte ich eine informelle Feier des College, bei der mir vom Direktor ein Gespräch aufgezwungen wurde. Er nahm mich beiseite und sagte mir, er habe gehört, dass ich anstrebte, den Schatzmeister zu verklagen. Gerade, als ich ihm für sein Mitgefühl für meine Schmähung danken wollte, machte er mir deutlich, dass ich nicht das Recht habe, ein Ratsmitglied meines eigenen Colleges anzugreifen. Ich hatte angenommen, dass es angemessener gewesen wäre, wenn er den Schatzmeister wegen seines ungerechtfertigten Angriffs auf einen emeritierten Professor der Universität und Mitglied der Akademie zum Rückzug aus dem Rat aufgefordert hätte.

Keine freie Wahl ohne freie Information

Die Angelegenheit, die ich soeben beschrieben habe, wäre für sich genommen nur von geringem allgemeinem Interesse. Allerdings ist sie nur ein kleines Beispiel der Aktivitäten der verschiedenen Organisationen der multinationalen Zuckerindustrie.

Nehmen Sie das Rauchen. Wenn zur Diskussion steht, den durch das Rauchen verursachten Lungenkrebs oder die chronische Bronchitis einzudämmen, indem man die Tabakwerbung beschränkt oder die Tabaksteuern erhöht, gibt es erheblichen Protest, überwiegend vonseiten der Tabakindustrie, dass solche Maßnahmen die Wahlfreiheit beschneiden würden. Man sagte uns, dass die Gesellschaft kein Recht auf eine solche Einflussnahme habe, wenn eine Person bereit ist, das Risiko auf sich zu nehmen, an Lungenkrebs zu sterben oder wegen schwerer Bronchitis arbeitsunfähig zu werden. Aber echte Entscheidungsfreiheit existiert nur, wenn es auch Informationsfreiheit gibt. Die Zuckerindustrie hat ununterbrochen zu verhindern versucht, dass die Öffentlichkeit über die schädlichen Effekte des Zuckers aufgeklärt wird. Um diesen Vorwurf zu untermauern, lassen Sie mich Ihnen meine eigenen Erfahrungen aus den letzten 20 Jahren schildern.

Im Frühjahr des Jahres 1964 erhielt ich die Einladung, einen Vortrag über unsere Forschung zu Ernährungsgewohnheiten zu halten. Die Einladung stammte vom Geschäftsführer einer Organisation in Paris namens »*La Fondation Internationale pour le Progrès de l'Alimentation*« (FIPAL [in etwa »Internationale Stiftung zur Förderung des Fortschritts in der Ernährung«]). Man sagte mir, dass die Organisation von der Lebensmittelindustrie unterstützt werde, ihre Arbeit aber von kommerziellen Erwägungen unbeeinflusst sei. Im Juli desselben Jahres veröffentlichte ich im *Lancet* einige unserer Ergebnisse, einschließlich der Belege dafür, dass Zucker eine Ursache der koronaren Herzkrankheit ist. Kurz darauf bekam ich einen aufgeregten Brief des FIPAL-Geschäftsführers, mit der Frage, ob die Berichte über diese Forschungsergebnisse, die in französischen Zeitungen erschienen waren, den Tatsachen entsprächen. Der Grund für seinen Brief – so schrieb er – lag darin, dass er nicht nur der FIPAL-Geschäftsführer, sondern auch der Geschäftsführer des französischen Gremiums sei, das mit der Zuckervermarktung befasst ist.

Ich antwortete, dass die Berichte über unsere Arbeit den Tatsachen entsprächen und schlug vor, dass es unter den gegebenen Umständen besser sein mochte, wenn ich von meiner Teilnahme an der Konferenz absähe. Dies löste ein starkes Dementi aus, dass sein Brief keinesfalls den Eindruck habe erwecken sollen, meine Anwesenheit an der in Rede stehenden Konferenz sei unerwünscht. Er wiederholte die Aussage aus seinem ersten Brief, nach der das einzige Ziel der FIPAL darin bestehe, die Beschäftigung mit Ernährungsfragen und die Diskussion darüber zu fördern.

Die Konferenz fand im September statt, mit Vorträgen einiger Dutzend Wissenschaftler. Einer meiner Kollegen begleitete mich nach Paris, und wir wurden gebeten, ein paar Tage länger zu bleiben, um die Beiträge für die Veröffentlichung zu überarbeiten. Einige Monate später erhielt ich die Druckvorlagen meines eigenen Beitrags, verbunden mit der Bitte des Geschäftsführers, meinen Hinweis auf die mittlerweile vorliegenden Belege für den zuletzt deutlichen Anstieg des Zuckerkonsums als möglicher Ursache für die Zunahme verschiedener Krankheiten zurückzuziehen. Oder in einer Fußnote darauf hinzuweisen, dass dies meine persönliche Meinung sei, über die kein allgemeines Einvernehmen herrsche. Ich antwortete ihm, dass diese Bitte nicht mit seiner früheren Aussage zur Unabhängigkeit der FIPAL vereinbar sei und wies darauf hin, dass – wenn sie meinen Vortrag nicht so abdrucken wollten, wie ich ihn gehalten hatte – ich es vorziehen würde, ihn überhaupt nicht publiziert zu sehen.

Genau dies geschah dann auch. Das Buch erschien mit meinem Namen in der Liste derjenigen, die zu der Tagung beigetragen hatten, aber man findet keinen Hinweis darauf, was ich dort gesagt habe.

Zucker und künstliche Süßstoffe

Man konnte damit rechnen, dass die Zuckerindustrie eine kontinuierliche Kampagne gegen die Verwendung künstlicher Süßstoffe wie Saccharin und Cyclamat fahren würde, und auch gegen neuere Stoffe wie das Aspartam. Diese Kampagne ist inzwischen deutlich zurückhaltender, weil die Zuckerhersteller nun selbst an der Entwicklung neuer künstlicher Süßstoffe beteiligt sind. Trotzdem ist es interessant, sich noch einmal einige ihrer früheren Aktivitäten in diesem Bereich vor Augen zu führen.

Nehmen wir das Cyclamat. Die Zuckerindustrie gab viel Geld für die Forschung und für die Verbreitung von Informationen über die möglicherweise schädlichen Effekte des Cyclamats aus. Sie verkündete diese immer wieder in ihren Informationsschriften, bis das Cyclamat im Jahr 1969 in den USA, in Großbritannien und in einigen anderen Ländern verboten wurde. Hier ist die Aussage einer amerikanischen Agentur, die bereits im Jahr 1954 erklärte, weshalb die Zuckerindustrie so viel Geld für diese PR-Maßnahmen ausgab:

»Diese Zuckerersatzstoffe dürften nie einen wirklich schädlichen Marktanteil gerechnet in Flaschen, Dosen oder Schachteln erreichen, aber ihr Marktanteil im Hinblick auf die menschlichen Vorurteile könnte in der Tat sehr schädlich sein. Dies verlangt natürlich nach einem breit angelegten Informationsprogramm über den Zucker für die Verbraucher. Das ist die einzige wirkliche Versicherung, die die Industrie bekommen kann.«

Im Jahr 1964 war die Zuckerindustrie zu dem Ergebnis gekommen, dass künstliche Süßstoffe tatsächlich eine ernsthafte Herausforderung darstellten. Der Präsident von »Sugar Information Incorporated« sprach eine Runde von Vertretern der Zuckerindustrie wie folgt an: »Jeder in diesem Raum wird von der Kampfansage der synthetischen Süßstoffe direkt in seiner Brieftasche getroffen. Ich möchte mit Ihnen das Wesen dieser Herausforderung diskutieren, ihre Dimensionen und ihre Auswirkungen. Und ich möchte Ihnen sagen, wie wir ihr begegnen werden.« Dann begann er, eine PR-Kampagne zu umreißen, die »den Wert künstlich gesüßter Erfrischungsgetränke infrage stellt«.

Einige der von den Zuckerleuten gesponserten Cyclamatexperimente waren in der Tat schlecht konzipiert. So wurden in einer Untersuchung Ratten beispielsweise mit einer Kost gefüttert, die einen fünfprozentigen Cyclamatanteil enthielt. Das entspricht der Süßkraft einer Zuckermenge, die das 1,5-Fache der normalerweise insgesamt gegessenen Nahrungsmenge ausmacht! Niemand wird daher überrascht sein, dass die Ratten unter dieser Kost nicht gediehen und ihr Wachstum nicht so gut war wie das der Tiere ohne Cyclamatfütterung.

Aber die große wissenschaftliche Entdeckung, was fünf Prozent Cyclamat in der Nahrung dem Wachstum von Ratten antun, wurde weithin publiziert – nicht nur in vielen Zeitschriftenartikeln, sondern auch durch eine Informationsbroschüre, die unter anderem an alle britischen Parlamentsmitglieder verschickt wurde.

Die größte Ironie der Cyclamat-Story liegt in dem Umstand, dass das Verbot dieses Süßstoffs in den USA letztendlich das Ergebnis einer von den Abbott Laboratories gesponserten Untersuchung war, dem weltgrößten Hersteller von Cyclamat. In dieser von den »Food and Drug Research Laboratories« in New York durchgeführten Studie erhielten Ratten enorme Mengen von Cyclamat und Saccharin, vergleichbar mit der Süßkraft von elf Pfund Zucker am Tag. Nach zwei Jahren – einer sehr langen Zeit im Leben einer Ratte – zeigten ein paar Tiere Anfangsstadien von Blasenkrebs. Normalerweise hätte man daraufhin eine Gruppe von Experten zusammengerufen und diese die Relevanz dieser Studien für den menschlichen Konsum bewerten lassen, der maximal etwa einem Fünfzigstel der Äquivalentdosis entsprochen hätte – jener Cyclamatdosis, die ein Mensch überhaupt zu sich nehmen würde. Tatsächlich wird mittlerweile weithin davon ausgegangen, dass das Auftreten von Krebs in diesem Experiment nichts mit dem Cyclamat oder dem Saccharin zu tun hatte.

Dennoch war es aufgrund der Delaney-Klausel in der US-amerikanischen Lebens- und Arzneimittelgesetzgebung unvermeidlich, das Cyclamat zu verbieten. Wie Sie sich erinnern werden, besagt diese Klausel, dass kein Stoff in Nahrungsmitteln für die menschliche Ernährung verwendet werden darf, der bei irgendeiner Tierart Krebs auslöst, und das unabhängig von der eingesetzten Dosis und der Dauer seiner Anwendung. Infolgedessen wurde Cyclamat in den USA verboten, und anschließend in vielen anderen Ländern, und damit zugleich vermutlich die Einladung an jedermann ausgesprochen, weiterhin so viel Zucker zu essen wie er will. Nach einer Neubewertung der Datenlage haben die meisten Länder das Cyclamatverbot inzwischen jedoch wieder aufgehoben.

Es gibt auch eine persönliche Wendung hinsichtlich dieser Experimente und ihrer Ergebnisse. Als ich einige der Untersuchungen veröffentlichte, die meine Kollegen und ich durchgeführt hatten – zum Teil mit 450 Gramm Zucker pro Tag bei jungen Männern, aber häufig mit viel weniger –, wurde mir gesagt, dass es sich dabei um abnorm hohe Mengen handele und unsere Ergebnisse deshalb nicht gültig seien. Tatsächlich aber lagen unsere Zuckermengen nicht einmal ansatzweise in der Nähe der astronomischen äquivalenten Cyclamatdosen, die man einsetzen musste, um zeigen zu können, wie »gefährlich« dieser Stoff ist.

Die »British Nutrition Foundation«

Die *»British Nutrition Foundation«* (BNF, [in etwa »Britische Stiftung für Ernährung«]) wurde im Jahre 1967 errichtet, 26 Jahre nach Gründung der US-amerikanischen Ernährungsstiftung. Die Letztere wird fast ausschließlich von der amerikanischen Lebensmittelindustrie finanziert und hat ein großes Konzil, dem nicht nur Vertreter der Industrie angehören, sondern auch Ernährungswissenschaftler und angesehene Personen der Öffentlichkeit. Sie gibt eine Monatszeitschrift, *Nutrition Reviews,* heraus, in der neue Forschungsergebnisse aus dem Gebiet der Ernährung diskutiert und kommentiert werden. Die Stiftung veröffentlicht sporadisch auch Ausgaben mit Zusammenfassungen des aktuellen Forschungsstandes im Ernährungssektor. Im Großen und Ganzen kann man sagen, dass die US-amerikanische Ernährungsstiftung trotz ihrer Gründung durch die Lebensmittelindustrie fachlich unbeeinflusst ist. Obwohl man zugeben muss, dass sie kaum Aspekte aus der Industrie kritisiert, die eine vollständig unabhängige Gruppe womöglich als kritisierenswert ansehen würde.

So hatte die BNF bei ihrer Gründung im Jahr 1967 die US-amerikanische Organisation zum Vorbild, und auch sie wurde von der Lebensmittelindustrie finanziert. Ihre ersten und wichtigsten Sponsoren waren die Zuckerraffinerien »Tate & Lyle« und die Mehlproduzenten namens »Rank«. Diese Verbindung ergab sich, so scheint es, hauptsächlich aus der persönlichen Freundschaft zwischen den Familien Tate und Lyle auf der einen Seite und der Familie Rank auf der anderen. Es existierten auch geschäftliche Beziehungen zwischen den beiden Gruppen, da Rank ein intensiver Zuckerverwender war, etwa bei der Herstellung von Kuchen und Keksen – insbesondere, nachdem man sich mit zwei anderen großen Firmen aus der getreideverarbeitenden und der Backindustrie zusammengeschlossen und »Rank Hovis McDougall« formiert hatte.

Der erste Direktor der BNF war der inzwischen verstorbene Prof. Alastair Frazer, ein Biochemiker mit Interessensschwerpunkt im Bereich der Biochemie von Pharmaka, der gerade vom Lehrstuhl für Pharmakologie der Universität Birmingham emeritiert war. Seine wichtigsten Forschungen befassten sich mit der Verdauung und Absorption von Fett durch den menschlichen Körper. Insofern war er also mit Ernährung befasst gewesen, obwohl in einem ziemlich eng umschriebenen Gebiet. Zunächst war er damit beschäftigt, andere Unternehmen der Lebensmittelindustrie für die BNF zu gewinnen, die jedoch überwiegend nicht sehr begeistert waren, der BNF finanzielle Unterstützung zuzusagen, weshalb die Stiftung in den Anfangsjahren keinen leichten Stand hatte. Ein Ansatz stellte sich jedoch erfolgreicher heraus als gewöhnlich: Prof. Frazers Aussage, dass in einem Klima wachsender Bedenken aufseiten der Verbraucher gegenüber den von der Lebensmittelindustrie angewandten Produktionsmethoden und den verwendeten Lebensmittelzusätzen die BNF als ein schützender Zaun zwischen der Industrie und der Öffentlichkeit stehe. Trotz der zeitraubenden Bemühungen, finanzielle Mittel für die Stiftung einzuwerben, fand der Generaldirektor dennoch die Zeit, ein Filmprojekt zu den Vorzügen des Zuckers als Nahrungsmittel zu unterstützen und zu überwachen.

Nach dem Gesagten könnten Sie nun die Frage stellen, ob die BNF zum damaligen Zeitpunkt tendenziell auf der Seite des Zuckers gestanden haben könnte und wenn ja, ob dies so geblieben ist. Bilden Sie sich am besten Ihre eigene Meinung, nachdem Sie diesen Abschnitt zu Ende gelesen haben.

Eine Angelegenheit für den Generaldirektor

In den späten 1960er-Jahren begannen Rank Hovis McDougall (RHM) die Herstellung eines preisgünstigen eiweißreichen Nahrungsmittels zu erforschen – ein Ansatz, der gut 20 Jahre und zig Millionen Pfund später zu der Markteinführung einer ausgezeichneten herzhaften Pastete führte. Zu Beginn der Forschungen wurde ich vom damaligen RHM-Forschungsleiter gebeten, als Berater für das Projekt tätig zu werden.

Zur gleichen Zeit sagte er mir, dass seine Freunde von Rank Hovis McDougall und von Tate & Lyle, die beide weiterhin als Hauptsponsoren der BNF auftraten, festgestellt hatten, dass es nicht angebracht sei, mich als Berater einzusetzen; trotzdem würde er mich darum bitten. Kurz nachdem das Projekt in Gang gekommen war, wurde er vom Generaldirektor des BNF gedrängt, mich von der Behauptung abzubringen, dass Zucker schädlich sei. Ich antwortete, dass es vernünftiger wäre, ein Treffen mit Prof. Frazer anzuberaumen, bei dem ich die Ergebnisse unserer letzten Forschungen vorstellen und die Angemessenheit meiner Sichtweise erklären könnte.

Wir trafen uns in der BNF-Zentrale: Prof. Frazer, der Forschungsleiter von RHM, zwei oder drei Mitglieder des BNF und ich. Wir hatten eine interessante Diskussion, aus der deutlich wurde, dass Prof. Frazer weder mit dem aktuellen Forschungsstand zu den Ursachen der koronaren Herzkrankheit sonderlich gut vertraut war noch mit der Forschung zu den Zuckerwirkungen auf den menschlichen Körper. Er wies energisch die Vorstellung zurück, dass der Zucker irgendetwas mit der koronaren Herzkrankheit zu tun habe oder zu tun haben könnte. Er bestand darauf, dass es keine Verbindung zwischen dem steigenden Zuckerkonsum und jeglichem Anstieg der Erkrankungshäufigkeit an der koronaren Herzkrankheit gebe; vielmehr, so sagte er, habe gar kein Anstieg bei den Erkrankungszahlen stattgefunden. Ich antwortete, dass allein die enorme Zunahme des Zigarettenrauchens als wichtige Ursache der Erkrankung zu einer erhöhten Erkrankungsrate führen müsse, was somit seiner Aussage widerspreche. »Das zeigt lediglich«, so Prof. Frazer, »dass auch das Rauchen nichts mit der Krankheit zu tun hat« – eine Sichtweise, die wohl nur von sehr wenigen anderen Wissenschaftlern oder Medizinern geteilt werden dürfte.

Als wir den Raum nach dem Mittagessen verließen, hörte man den Generaldirektor beiläufig sagen, »Sie können sicher sein, dass Yudkin keinerlei Forschungsgelder von der BNF erhalten wird« – eine Prophezeiung, die sich dann selbstverständlich auch erfüllte.

Die BNF will keine Ernährungswissenschaftler vom QEC

In meiner Zeit als Leiter der Abteilung für Ernährung am Queen Elizabeth College hatten weder meine Kollegen noch ich selbst irgendwelche Verbindungen zur BNF. Ich sollte vielleicht darauf aufmerksam machen, dass meine 1953 gegründete Abteilung als erste in einer europäischen Universität sowohl mit der Lehre für Diplomanden als auch für Graduierte befasst war und Forschungen durchführte, die mindestens so umfangreich waren, wie die aller anderen Ernährungsinstitute des Landes.

Unter Berücksichtigung der Ziele der BNF muss ihr wichtigster Ausschuss der Wissenschaftsrat sein. Dessen Vorsitzende waren seit jeher herausragende Wissenschaftler; keiner von ihnen war dedizierter Ernährungswissenschaftler, aber alle hatten – teilweise etwas entfernt – Kontakt mit dem Thema Ernährung. Während ich dies schreibe, hatte es seit der Gründung der Stiftung fünf Ausschussvorsitzende gegeben, einschließlich des mittlerweile verstorbenen Sir Charles Dodds, einem herausragenden Biochemiker seiner Zeit, und des ebenfalls verstorbenen Sir Ernst Chain, der mit Florey und Fleming den Nobelpreis für die Entdeckung des Penizillins geteilt hatte. Sowohl Dodds als auch Chain sprachen mich in ihrer Zeit als Ausschussvorsitzende an und fragten mich, warum ich nicht Mitglied des Wissenschaftsrates der BNF sei oder eines der anderen Gremien der Stiftung. Als ich antwortete, dass man mich nicht eingeladen hätte, fragten sie mich, ob sie mich für die Berufung in das Komitee vorschlagen sollten. Ich stimmte zu, obwohl ich bereits ahnte, wie die Antwort ausfallen würde. Und so kam es auch. Beiden Vorsitzenden wurde mitgeteilt, dass es natürlich außer Frage stünde, mich in irgendeiner Verbindung mit der BNF zu sehen. Nicht vorhergesehen hatte ich hingegen, dass das Ausschussmitglied von Tate & Lyle, die einer der Hauptsponsoren geblieben waren, für den Fall meiner Berufung seinen Austritt aus dem Rat angedroht hatte. Darüber hinaus hätte er dafür sorgen wollen, dass sowohl seines als auch andere Unternehmen ihre finanzielle Unterstützung der Stiftung einstellten.

Nach seiner Gründung wurde das Institut für Ernährungswissenschaft des Queen Elizabeth College schnell zu einem blühenden Zentrum für Ernährungsforschung und hatte bald viele Absolventen ausgebildet, die fortan als Ernährungswissenschaftler in anderen Laboratorien des In- und Auslandes forschten. Daher waren wir sehr interessiert, als im Jahre 1970 die Bildung eines gemeinsamen Komitees des *Agricultural* und des *Medical Research Council* (ARC-MRC Committee) angekündigt wurde, das den aktuellen Stand der Ernährungsforschung in Großbritannien untersuchen und anschließend erarbeiten sollte, welche wichtigen Probleme am dringendsten weiterer Untersuchung bedurften. Zu unserer Überraschung wurden weder ich noch einer meiner Mitarbeiter in das ARC-MRC-Komitee berufen.

Nachdem der Untersuchungsbericht veröffentlicht worden war, schrieb ich dem Vorsitzenden des Komitees, der ein langjähriger Freund von mir war, dass es mich interessieren würde, warum in Anbetracht unserer Stellung als wichtiges Zentrum für Ernährungsforschung niemand aus meiner Abteilung in seinen Ausschuss eingeladen worden war. Er antwortete mir, dass er – da er selbst kein Ernährungswissenschaftler war – den Rat von Akteuren aus dem Gebiet eingeholt hatte. Er hatte bei der BNF angefragt, und sie hatten ihm mitgeteilt, dass ich keine geeignete Person für das Ernährungsforschungskomitee sei.

Der lange Arm der Zuckerindustrie

Sie mögen nun denken, dass meine Erfahrungen mit der BNF eine eher abseitige und vielleicht unwichtige Form der Einmischung der Zuckerindustrie in die Angelegenheiten akademischer Forscher bei deren wissenschaftlicher Arbeit und der Verbreitung ihrer Ergebnisse darstellen. Lassen Sie mich daher zwei deutlich direktere Interventionen beschreiben.

Wer schon einmal in der Schweiz war, wird eine der vielen eleganten Filialen der Supermarktkette Migros gesehen oder bei einer der Migros-Tankstellen getankt haben. Zu seinen Lebzeiten errichtete der Gründer dieser großen Organisation, Gottlieb Duttweiler, eine Stiftung, die mit einem prozentualen Anteil der Unternehmensgewinne dotiert wird. Neben vielen anderen Aktivitäten, organisiert sie gelegentlich Symposien zu international bedeutsamen Themen, wie der Ökologie oder der Kernenergie. Im Jahre 1977 berief das Gottlieb-Duttweiler-Institut den Schweizer Publizisten und Schriftsteller Al Imfeld zum Organisator der Symposien, beginnend mit einer Veranstaltung zum Thema Zucker – zu seiner Produktion und dem Vertrieb, zu den politischen und ökonomischen Hintergründen und Aktivitäten und zu seiner Rolle in der menschlichen Ernährung. Al Imfeld bat mich, als einer der Redner auf diesem Symposium aufzutreten und lud mich ein, einen Vortrag zur ernährungsphysiologischen Funktion des Zuckers zu halten. Kurz nachdem ich ihm mein vorgesehenes Manuskript übersandt hatte – etwa einen Monat vor dem vorgesehenen Termin der Zusammenkunft –, schrieb mir Imfeld, dass die Konferenz abgesagt und er aus seinem Job entlassen worden war; die Gründe hierfür würde ich annehmen können.

Das Gottlieb-Duttweiler-Institut veranstaltete dann im Jahr 1981 ein Meeting zum Thema Zucker, wobei ich diesmal keine Einladung zur Teilnahme erhielt. Es war in gewisser Weise eine zensierte Veranstaltung, bei der keiner der Vortragenden über die internationalen wirtschaftlichen und politischen Aktivitäten der Zuckerindustrie sprach, so wie dies von Imfeld für das zunächst geplante Treffen vorgesehen war. Im Bericht über das Meeting war jedoch interessant, zu lesen, was Eugenie Hollinger, die Beauftragte für Verbraucherfragen des Migros-Konzerns, gesagt hatte: »Ich erinnere mich sehr wohl an das Erscheinen der deutschen Übersetzung des Zucker-Reports von John Yudkin, *Süß, aber gefährlich* im Jahre 1974. Ich hatte größte Schwierigkeiten, Zeitungsverleger davon zu überzeugen, dieses Buch besprechen zu lassen. Sie hatten alle Angst vor einem Anzeigenboykott seitens der Lebensmittelindustrie und der Vertriebsorganisationen.

Anschließend veröffentlichte Imfeld ein Buch mit dem schlichten Titel *Zucker,* in dem er heftig die weltweiten Aktivitäten der Zuckerindustrie anklagt und ausdrücklich deren Rolle beim Absetzen des ursprünglich geplanten Symposiums und beim Verlust seines Jobs hervorhebt.

Mein zweites Beispiel ereignete sich etwa drei Jahre später. Ein neuer künstlicher Süßstoff, das Aspartam, war gerade im Begriff, in Großbritannien, den USA und verschiedenen anderen Ländern die Zulassung zu erhalten. Aspartam wurde von dem amerikanischen Pharmaunternehmen G. D. Searle produziert [das jetzt ein Teil des Pfizer-Konzerns ist, *d. Übers.*], welches ein großes Werk in England unterhielt. Ich wurde von der britischen Tochterfirma gebeten, eine Konferenz zu organisieren, die sich allgemein mit dem Thema der Kohlenhydrate in der Ernährung befassen sollte. Ergänzend sollte ein Vertreter von Searle einen Vortrag über das neue und noch wenig bekannte Aspartam halten. Ich verbrachte eine erhebliche Zeit mit der Korrespondenz mit potenziellen Referenten aus Großbritannien und aus anderen Ländern und mit der Diskussion, welche speziellen fachlichen Bereiche sie abdecken sollten. Es wurden Buchungen für Reisen und die Unterkünfte der Teilnehmer getätigt, wie auch für die Konferenz selbst, in einem großen Hotel in Stratford-upon-Avon. Gut zwei Wochen vor dem Veranstaltungstermin wurde die Konferenz abgesagt. In diesem späten Planungsstadium sah ich mich mit der unangenehmen Aufgabe konfrontiert, die Referenten informieren zu müssen, mit denen ich eine lange und detaillierte Korrespondenz geführt hatte, und die bereits ihre Vorträge erstellt hatten, die sie bei der Konferenz halten wollten. Noch schwieriger war es allerdings, so taktvoll wie möglich zu versuchen, ihnen die wahren Gründe der Absage – wie ich sie verstand – zu verschweigen.

Der Vertreter von Searle, der monatelang die vielfältigen technischen Vorbereitungen für die Konferenz getroffen hatte, teilte mir die Neuigkeit über deren Annullierung mit. Er war verständlicherweise sehr verärgert und wütend. Und es war deshalb nicht verwunderlich, dass er die vom Unternehmen beabsichtigte Geheimhaltung über den Grund der Stornierung nicht hinreichend zu wahren vermochte. Ihm zufolge hatte der Coca-Cola-Konzern Searle unter Druck gesetzt, die Veranstaltung abzusagen. Coca Cola war zu dem Zeitpunkt der weltgrößte einzelne Zuckerverarbeiter. Im Jahr 1977, so wurde mir gesagt, verarbeitete der Konzern eine Million Tonnen Zucker in den USA – daher hatten sie ein erhebliches Interesse daran, was der Öffentlichkeit über den Zucker berichtet wurde. Zwischenzeitlich stellte das Unternehmen auch Diät-Cola für Kunden mit dem Wunsch nach kalorienarmen Softdrinks her, aber diese machte nur einen geringen Anteil am gesamten Softdrinkverkauf aus und stellte keinen großen und gut gehenden Markt dar. Daher verhandelte Coca Cola in den frühen 1980er-Jahren mit Searle über den Einsatz von Aspartam anstelle von Saccharin in diesen Getränken – ein enormes Marktpotenzial für den neuen Süßstoff. Dies gab dem Coca-Cola-Konzern die Möglichkeit, Searle erkennen zu geben, dass seine Entscheidung von der Frage beeinflusst werden könnte, ob Searle an der Durchführung der Konferenz festhalten wolle. Denn diese hätte fraglos zu der Veröffentlichung neuer Forschungsergebnisse zu den gesundheitsschädlichen Effekten des Zuckerkonsums geführt. Und so sagte Searle die Konferenz ab.

Die Wahrheit über die Karies

Die eindrucksvollste Kampagne zur Aufklärung der Menschen über die schädlichen Wirkungen des Zuckerkonsums war meiner Meinung nach die der Kassenzahnärztlichen Vereinigung Nordrhein (KZV-NR), die im Jahr 1977 startete. Sie wurde vor allem von den begeisterten und tatkräftigen Aktivitäten ihres Vorsitzenden Dr. Eduard Knellecken getragen. Mit einem jährlichen Etat von drei Millionen Deutschen Mark für Anti-Zucker-PR schaltete die KZV-NR Anzeigen in Zeitungen und Zeitschriften, schrieb Briefe an Mediziner, Wissenschaftler und Politiker und setzte sich für eine Reihe legislativer Maßnahmen ein, um gegen die Werbeaktivitäten der Zuckerindustrie zu kämpfen. Sie schlug vor, dass Schokoladen- und Konfektschachteln ein Symbol aufgedruckt bekommen sollten, beispielsweise eine Zahnbürste, das die Gefahr für die Zähne anzeigte, die vom Konsum dieser Produkte ausgehen könnten. Sie forderte, dass keine Werbeaussagen erlaubt sein dürften, in denen Zucker als gesundheits- oder fitnessfördernd beschrieben würde oder als leistungserhöhend bei sportlichen Aktivitäten. Sie verlangte eine Steuer auf den Zucker selbst und auf alle zuckerreichen Speisen und Getränke, wie es sie auf Tabak und Alkohol bereits gibt.

Die KZV-NR veranstaltete eine breit beworbene Konferenz, auf der die Medien umfangreich vertreten waren und ein Redner nach dem anderen die gesundheitsschädlichen Auswirkungen des Zuckers beschrieb, einschließlich der Forschungen, die zu diesen Erkenntnissen geführt hatten. Ich nahm gerne die Einladung zu dieser Konferenz an und war der einzige anwesende Nichtdeutsche. Ich sprach über unsere Forschungen zum Zucker insbesondere in Verbindung mit der koronaren Herzkrankheit und dem Diabetes.

Wir waren nicht überrascht, dass die Aufmerksamkeit, die diese Konferenz erregt hatte, von heftigen Reaktionen seitens verschiedener Zweige der Zuckerindustrie gefolgt wurde. Eine davon war für mich von besonderem Interesse; es war die Kopie eines Briefes an Dr. Knellecken, geschrieben von einem österreichischen Mediziner, Dr. Göttinger. Hier ein Auszug daraus:

> »Vielen Dank für die freundliche Übersendung Ihrer Informationen über die Karies.
>
> Ich bin überrascht, dass es Ihrer Aufmerksamkeit entgangen zu sein scheint, dass die Karies schon lange Zeit als eine Infektionskrankheit angesehen wird, und dass sich bereits Impfstoffe dagegen in der Entwicklung befinden. (...)
>
> Vielleicht ist es weiterhin Ihrer Aufmerksamkeit entgangen, dass Prof. Yudkin kein Universitätsprofessor und kein Lehrstuhlinhaber ist. Er ist vielmehr – so wird es in seinen Büchern angegeben – ein Gymnasiallehrer in London, und er hat auch niemals irgendeine experimentelle Arbeit geleistet, sondern lediglich statistische Belege verwendet. Ich kenne seine Bücher und besitze einige von ihnen. Nach Auffassung vieler maßgeblicher Personen ist er in der Tat kein Wissenschaftler, den man ernst nehmen sollte.«

Ich habe mich gefragt, welche Motive Dr. Göttinger gehabt haben mochte, einen solch unverschämten und ungerechtfertigten Angriff auf einen medizinischen Kollegen zu starten. Ich schrieb ihm, um seinen Irrtum zu korrigieren, und stellte klar, dass ich eine Reihe von Hochschulabschlüssen hatte, Inhaber des Lehrstuhls für Ernährung und Diätetik der London University war und mehr als 300 Forschungsbeiträge in zahlreichen wissenschaftlichen und medizinischen Fachzeitschriften von internationalem Rang veröffentlicht hatte, wie auch mehrere Bücher, bei denen offensichtlich war, dass er sie nicht gelesen hatte. Sie werden vielleicht nicht überrascht sein zu hören, dass Dr. Göttinger nicht auf diesen oder auf meine weiteren Nachfassbriefe antwortete – trotzdem erhielt ich von ihm weiterhin jedes Mal, wenn ich einen neuen Forschungsbericht veröffentlicht hatte, die Bitte nach Übermittlung eines Sonderdruckes.

Leider wurden die Aktivitäten der KZV-NR unterbrochen, als Dr. Knellecken beschuldigt wurde, Missbrauch mit Finanzmitteln der Vereinigung betrieben zu haben – Anschuldigungen, die von der Zuckerindustrie angezettelt worden waren. Infolgedessen wurden die Bemühungen der KZV, die deutsche Öffentlichkeit über die beträchtlichen Schäden zu informieren, die der Zucker an der Gesundheit anrichtet, zu einem jähen Stillstand gebracht. Etwa drei bis vier Jahre später nahm ich jedoch sehr erfreut zur Kenntnis, dass Dr. Knelleckens Reputation vollständig – obschon erst nachträglich – wiederhergestellt worden war, wie es ein Bericht in der deutschen Zeitschrift *Naturarzt* dokumentierte. Dort wurde berichtet, dass Dr. Knellecken beschuldigt worden war, während seiner dreijährigen Amtszeit als Vorsitzender der KZV-NR insgesamt 22 Millionen DM aus den Mitteln der Körperschaft veruntreut zu haben, indem er sie für die Verbreitung von Lehrmaterial über die Gesundheitsschäden durch den Konsum raffinierten Zuckers ausgegeben hatte. Das Urteil des Gerichts rehabilitierte Dr. Knellecken vollständig. Er sei sehr umsichtig vorgegangen, indem er sich stets zunächst des Einvernehmens seiner Kollegen versichert hatte, bevor er tätig wurde – insbesondere, wenn finanzielle Ausgaben involviert waren. Das Gericht fand zudem auch keinerlei Hinweise darauf, dass er ungebührlichen Druck auf die Richtung der Aktivitäten der Vereinigung ausgeübt hätte. Der *Naturarzt* ergänzte noch folgenden Kommentar:

> Dr. Knellecken war wegen seines Kampfes für die Gesundheit und das Wohlbefinden der Patienten und gegen die Angriffe auf die Integrität ihrer Zahnärzte ohne jegliche Rechtfertigung das Opfer einer fortgesetzten Schlammschlacht. Dr. Knellecken, seine Familie und seine Freunde wurden öffentlich missbraucht und gedemütigt. Sein Standing, nach 30 Jahren der Berufstätigkeit, ist ernsthaft gefährdet worden.

In der Zwischenzeit – bevor das Gerichtsurteil Dr. Knellecken vollständig entlastet hatte – hatte sein Nachfolger im Amt eine Vereinbarung unterzeichnet, nach der in Zukunft alle Veröffentlichungen der KZV zur Gesundheitsförderung vorab mit der Zuckerindustrie abgesprochen werden würden.

Null von zehn für Anstand

Da die meiste Nahrung als Ergebnis einer landwirtschaftlichen Tätigkeit zu uns kommt, und weil die Nahrung, die wir essen, einen so wichtigen Einfluss auf unsere Gesundheit hat, ist es erstaunlich, dass es so wenig Diskussion über die Verbindungen zwischen Landwirtschaft und Ernährung gibt. Daher war ich erfreut, als ich im Juni 1978 hörte, dass das Biologische Institut – dessen Ehrenmitglied ich bin – eine gemeinsame Sitzung mit dem Zentrum für landwirtschaftliche Strategie anberaumt hatte. Die Konferenz sollte die möglichen Auswirkungen auf die Landwirtschaft erörtern, die sich ergäben, wenn man die Menschen davon überzeugen könnte, aus gesundheitlichen Gründen ihren Verzehr von Milch, Zucker oder Fett zu reduzieren oder andere Arten von Fett zu verwenden oder ihre Ballaststoffzufuhr über Cerealien, Obst und Gemüse zu erhöhen.

Jeder dieser vier Bereiche sollte zunächst von einer kleinen Gruppe von Experten bearbeitet werden, die sich ein paar Mal treffen sollten, bevor sie einen Bericht erstellten, der auf dem Symposium im November präsentiert würde. Ich wurde gebeten, den Vorsitz des Gremiums zu übernehmen, welches sich mit Zucker und Süßungsmitteln zu befassen hatte.

Mitte Oktober erhielt der Generalsekretär des Biologischen Instituts einen Brief, aus dem ich wie folgt zitiere:

> Sehr geehrter Dr. Copp,
>
> ich schreibe Ihnen in meiner Eigenschaft als Mitglied des Instituts und nicht in meiner Funktion als Geschäftsführer der Forschungs- und Entwicklungsabteilung der »Tate & Lyle's«-Gruppe.
>
> Es kommt überraschend, dass Prof. Yudkin ausgewählt wurde, auf dem geplanten Symposium »Lebensmittel, Gesundheit und Landwirtschaft« über das allgemeine Thema »Süßungsmittel« zu sprechen, da er in der Tat keinerlei maßgebliche Forschung auf diesem Gebiet geleistet hat – mit der möglichen Ausnahme seiner Arbeiten zum Thema Zucker. Meiner Meinung nach wäre es für das Symposium von höherem Interesse und größerem Wert gewesen, wenn Sie einen Redner für dieses Thema aus-

> gewählt hätten, den man zumindest als objektiv ansehen könnte. Wie Sie wissen, hat Prof. Yudkin in der Vergangenheit Symposien dieser Art für Angriffe auf den Zucker genutzt, unabhängig von der medizinischen Evidenz, die seinen Ansichten widerspricht. (...) Es ist wirklich bedauerlich, dass Sie nicht jemanden in Ihr Programm aufgenommen haben, der (...) neue Sachverhalte hätte präsentieren können als stets »dieselbe alte Geschichte«, die wir von Prof. Yudkin in regelmäßigen Abständen gehört haben.

Der Generaldirektor des Biologischen Instituts antwortete darauf in einem Brief unter anderem das Folgende:

> Vielen Dank für Ihren Brief vom 11. Oktober. Ich gehe davon aus, dass Sie möglicherweise das Programm der Konferenz über »Lebensmittel, Gesundheit und Landwirtschaft« noch nicht gesehen haben, daher lege ich Ihnen eines in die Anlage. Dort erkennen Sie, dass Prof. Yudkin den Bericht eines Ausschusses vortragen wird. Daher wird er Standpunkte vortragen, die mit einer Gruppe verantwortlicher Wissenschaftler abgestimmt sind, einschließlich des Forschungsleiters von Beechams Limited.

Freundliche Intervention

In den frühen 1960er-Jahren war die Abteilung für Ernährung des Queen Elizabeth College stark überlaufen, und das College sah sich zu einer Erweiterung gezwungen. Es wurde ein Aufruf gestartet, um Geldmittel dafür einzuwerben. Der damalige Schatzmeister des College, der sehr gute Verbindungen zur Lebensmittelindustrie unterhielt, schrieb daher an seine Freunde und Bekannten in einigen der wichtigsten Nahrungsmittelfirmen. Im Gegensatz zu allen anderen Lebensmittelherstellern, die er angesprochen hatte, lehnten Tate & Lyle die Einladung ab, einen Beitrag zu leisten. Im Antwortschreiben des Unternehmens hieß es, dass der Vorstand die Bitte des Colleges lange überdacht habe, und es fuhr fort: »Sie werden ohne Weiteres die Zurückhaltung unseres Vorstands verstehen, eine Einrichtung zu unterstützen, in der der Professor für Ernährung den Zucker für einen unnötigen Bestandteil unserer Kost ansieht und diese Theorie voraussichtlich unterrichten wird.« Am besten gefällt mir dabei die letzte Passage: Sie soll wohl bedeuten, dass wir finanzielle Unterstützung erhalten hätten, wenn ich nur meine Studenten etwas lehren würde, wovon ich selbst *nicht* überzeugt bin.

Im Jahr 1966 wurde ich gebeten, mich einer kleinen Gruppe deutscher Ärzte und Zahnärzte anzuschließen, die in einem Round-Table-Gespräch mit Vertretern der süddeutschen Zuckerindustrie die jeweiligen Differenzen zum Thema Zucker diskutieren wollte. Dies war, wie ich fand, eine sehr willkommene Veränderung – besser als der anhaltende verbale Schlagabtausch, der erkennbar keine Fortschritte in Richtung gegenseitigen Verständnisses gebracht hatte. Wir hatten eine zweckdienliche Diskussion – ohne die Vertreter der Raffinerien oder der Zuckerverwerter davon überzeugt zu haben, dass Zucker zweifellos schädlich ist, konnten wir sie meiner Meinung nach zumindest davon überzeugen, dass unsere Bedenken hinsichtlich der Auswirkungen des Zuckers auf die Gesundheit ein mancher Hinsicht begründet waren.

Nach meiner Rückkehr nach London schrieb ich dem Vorsitzenden von Tate & Lyle einen Brief, in dem ich von der Besprechung berichtete, die wir in Deutschland gehabt hatten, und schlug vor, dass man dies als Vorlage für unsere zukünftigen Beziehungen nutzen könnte.

Der Vorsitzende antwortete mir, dass es eine gute Idee sei, wenn ich einen Vertreter des Unternehmens treffe. Zu gegebener Zeit vereinbarten wir ein Treffen in meinem Büro im Queen Elizabeth College. Ich begann, ihm von unserer Forschung zu berichten und darüber, dass unsere neuen, noch unveröffentlichten Ergebnisse uns noch stärker von den Gefahren des Zuckerkonsums überzeugt sein ließen. Es stellte sich jedoch schnell heraus, dass mir ein Firmenvertreter geschickt worden war, der mit unserer Arbeit nicht vertraut war. Es handelte sich vielmehr um den Verkaufsleiter der technischen Vertriebsabteilung des Unternehmens.

Dies wich deutlich von dem ab, was ich in Deutschland erlebt hatte. Und es markierte auch das Ende meiner Hoffnungen, einen nützlichen Dialog mit den Menschen in der Zuckerindustrie aufbauen zu können.

Ein Präventivschlag

Die englische Erstausgabe von *»Pure, White and Deadly«* wurde in Großbritannien im Juni 1972 veröffentlicht, aber sie erschien in den Vereinigten Staaten bereits einige Wochen früher, unter dem Titel *»Sweet and Dangerous«*. Die amerikanischen Herausgeber hielten es für sinnvoll, eine Liste unserer rund 30 bis zu diesem Zeitpunkt in naturwissenschaftlichen und medizinischen Fachzeitschriften veröffentlichten Beiträge aufzustellen, die die von uns durchgeführten Untersuchungen zu den Zuckerwirkungen beschrieben und unsere Ergebnisse darlegten. Dies würde jedem interessierten Wissenschaftler die Gelegenheit geben, zu überprüfen, ob die in unserem Buch aufgestellten Behauptungen von den Ergebnissen unserer Untersuchungen gedeckt seien. Der Herausgeber der britischen Ausgabe unseres Buches befand hingegen, dass keiner seiner Leser an einer solchen Liste interessiert sein würde, und deshalb wurde sie hier weggelassen.

Die vorgezogene Veröffentlichung von *»Sweet and Dangerous«* diente der britischen Zuckerindustrie als Vorwarnung vor dem bevorstehenden Erscheinen von *»Pure, White and Deadly«* in Großbritannien. Das damalige »British Sugar Bureau« (später das »Sugar Bureau«), also der PR-Arm der Vereinigung der britischen Zuckerhersteller und -raffinierer, nutzte die Gelegenheit, erstellte ein »Nachrichtenblatt« und verschickte dieses an Tageszeitungen, Zeitschriften und Radio- und Fernsehstationen, die *»Pure, White and Deadly«* möglicherweise besprechen könnten. Ich zitiere an dieser Stelle nur ein paar Aussagen aus diesem Dokument:

> In diesem Buch schreibt Dr. Yudkin den Anstieg einer Reihe von Erkrankungen hauptsächlich der Rolle des Zuckers in der modernen Ernährung zu.
>
> Die Agentur ist beunruhigt über (...) die unverantwortliche Art und Weise, in der die Belege präsentiert werden.
>
> Das Buch ist nicht nur in seinem Ansatz als unwissenschaftlich anzusehen, sondern es enthält auch nicht viel mehr als eine Reihe emotionaler Behauptungen, die auf Dr. Yudkins eigener Theorie basieren, dass der Zucker die Hauptursache vieler Erkrankungen sei und deshalb verboten werden sollte.
>
> Es mag von Bedeutung sein, dass Dr. Yudkin in der amerikanischen Ausgabe dieses Buches mit dem Titel *»Sweet and Dangerous«* (...) auf die Unterstützung durch eine selektive Bibliografie angewiesen ist, die sich auf Verweise auf eine Reihe wissenschaftlicher Arbeiten bezieht, von denen fast alle von Yudkin selbst oder von Yudkin *et al.* stammen. In der englischen Version des Buches fehlen hingegen jegliche Referenzen, selbst diejenigen zu seinen eigenen veröffentlichten Artikeln, um seine Behauptungen zu stützen.

Ich denke nicht, dass es üblich ist, ein Buch öffentlich anzugreifen, bevor es überhaupt erschienen ist oder rezensiert wurde.

Sie mögen nun denken, dass meine paar eigenen Erfahrungen eine ziemlich zurückhaltende Reaktion der Zuckerindustrie dokumentieren, bei dem Versuch, ihre Produkte vor – ihrer Meinung nach – ungerechtfertigten Angriffen zu schützen. Das ändert sich jetzt; die Industrie reagiert nicht länger so mild auf jene, die sie bisher so ungerechtfertigt angegangen sind.

Der Herausgeber einer Zeitschrift, in der ich kurz über einige schädliche Wirkungen des Zuckers geschrieben hatte, erhielt einen Brief, in dem jede meiner Aussagen heftig kritisiert wurde. Der Autor des Briefes, der diese eher technischen Aspekte vorbrachte, war der geschäftsführende Direktor für Marketing und Vertrieb von »British Sugar«, eines mit der Produktion und Raffinierung von Rübenzucker befassten Unternehmens. Das erinnert an die Qualifikation des Mitarbeiters von Tate & Lyle, der mich fast 20 Jahre zuvor im Queen Elizabeth College aufgesucht hatte, um über unsere Forschungen zu diskutieren. Nachdem der Brief von British Sugar biochemische und klinische Aspekte mit Bezug auf meinen Artikel abgehandelt hatte, setzte er fort: »Die Zuckerindustrie hat mittlerweile erkannt, dass es ein Fehler war, die Flut an Fehl- und Desinformation nicht zu kompensieren, die von einigen Individuen über Jahre hinweg genährt wurde, mit der Absicht, aus der Gutgläubigkeit der Bevölkerung Profit zu schlagen. Dies wird gerade korrigiert.«

Ich habe schon früher darauf hingewiesen, dass beileibe nicht jeder Wissenschaftler mit meinen Ansichten über den Zucker übereinstimmt. Und daran ist nichts Falsches: Ein großer Teil der Materie, über die ich geschrieben habe, verdichtet sich eher zu Indizien-, denn zu absoluten Beweisen. Aber wenn es auch nur Indizien sind, so haben sich diese Belege über die letzten 20 Jahre in zahlreichen Forschungseinrichtungen stetig angesammelt, und eine zunehmende Zahl von Menschen glaubt inzwischen beispielsweise, dass der Zuckerkonsum mit hoher Wahrscheinlichkeit eine der Ursachen der koronaren Herzkrankheit darstellt.

Wissenschaftler gegen Wissenschaftler

Ich hatte bereits Dr. Ancel Keys und seine Pionierarbeit im Hinblick auf Ernährung und Herzerkrankungen erwähnt. Im Jahr 1970 schrieb er ein Memorandum, das er an eine große Zahl von Wissenschaftlern aus diesem Fachgebiet verschickte, und das fast unverändert in der medizinischen Fachzeitschrift *Atherosclerosis* veröffentlicht wurde. Es besteht ausschließlich aus einer heftigen Kritik an den Arbeiten, die ich von Zeit zu Zeit zu der Theorie des Zuckers als wesentlichem diätetischem Faktor bei der Entstehung der koronaren Herzkrankheit veröffentlicht hatte.

Die Publikation enthält eine Reihe höchst unkorrekter und unberechtigter Behauptungen – beispielsweise, dass wir unsere Methodik zur Messung der Zuckerzufuhr niemals überprüft hätten; dass niemand solche Zuckermengen zu sich nimmt, die wir und andere in unseren Experimenten benutzt hatten; und dass es unsinnig von mir gewesen sei, im Jahr 1957 internationale Statistiken aus 41 Ländern als Beleg für die Beziehung zwischen dem Zucker und der koronaren Herzkrankheit heranzuziehen (exakt dieselben Statistiken, die Dr. Keys zuvor für lediglich sechs ausgewählte Länder benutzt hatte, um die Beziehung zwischen dem Fett und der koronaren Herzkrankheit zu belegen).

Er endet triumphierend mit dem Hinweis, dass sowohl die Zucker- als auch die Fettzufuhr mit der koronaren Herzkrankheit korreliert seien, dass aber das Fett die Ursache sein müsse – nicht der Zucker –, weil er 1970 festgestellt habe, dass die Zucker- und die Fettaufnahme ihrerseits eng korreliert seien. Sie werden sich an meine eigene Erörterung dieses Punktes erinnern, basierend auf dem Umstand, dass ich bereits im Jahre 1964 dieselbe Korrelation zwischen Fett- und Zuckeraufnahme nachgewiesen hatte.

Dr. Keys ist in seinen Ansichten aber wenigstens konsequent geblieben. Ein anderes Beispiel einer starken Ablehnung unserer Erkenntnisse wird von Prof. Vincent Marks vorgeführt, einem Biochemiker von der Universität von Surrey. Prof. Marks und ein Kollege hatten im Jahr 1977 im *Lancet* über einige Experimente berichtet, die zeigten, dass die Einnahme von Gin und Tonic eine Unterzuckerung provozieren konnte, wenn das Tonic Zucker enthielt, nicht jedoch, wenn Saccharin enthalten war. Diese Arbeit war vom damaligen Generaldirektor der »Internationalen Stiftung für Zuckerforschung« in einem Brief an den *Lancet* heftig kritisiert worden. Prof. Marks leitete seine Antwort damals wie folgt ein:

> Darf ich unterstellen, dass ein Hinweis auf die Gründe für Herrn Hugils beißende Kommentare zu unserer Arbeit in seiner Adresse zu suchen ist? Die »Internationale Stiftung für Zuckerforschung« muss sich bedroht fühlen von den sich anhäufenden Belegen dafür, dass John Yudkins Beschreibung ihres wichtigsten Produktes als pur, weiß und tödlich nicht allzu weit neben der Ziellinie liegt.

Im Jahr 1985 sah sich Prof. Marks in Bezug auf die Vorstellung, dass Zucker eine Ursache der koronaren Herzkrankheit sein könnte, dann jedoch in der Lage zu schreiben: »Eine der haltlosesten Theorien stellt den Zucker als den Übeltäter dar und ist nichts anderes als wissenschaftlicher Betrug.« Und er fährt fort, dass andere Aussagen »üblicherweise schlecht informierter Autoren, die suggerieren, der Zucker [sei] ein direkter Mitverursacher der koronaren Herzkrankheit, nicht nur falsch und irreführend, sondern freiheraus bösartig« seien. Diese Äußerung erschien 1985 in einer Farbbeilage zum Einzelhandelsfachblatt *Grocer* – geschrieben, gestaltet und produziert von der PR-Agentur, die für das »Sugar Bureau« tätig ist.

Drei Monate später war Prof. Marks der angekündigte Redner einer »Diskussionsveranstaltung«, die von »Diet and Health« organisiert wurde, einer vom »Sugar Bureau« gesponserten Gruppe. Die Zusammenfassung seiner Rede, die bereits vor der Veranstaltung in Umlauf gebracht wurde, beginnt wie folgt:

> Der Ernährungsskandal – oder werden wir betrogen? Was hat zu der Veränderung der öffentlichen Wahrnehmung des Zuckers geführt – von einem wichtigen Bestandteil der Ernährung zu dem eines unnötigen Lebensmittelzusatzes, der mehr oder weniger für eine Unzahl von Erkrankungen und für soziale Missetaten verantwortlich gemacht wird? Ist es eine Fülle neuer experimenteller Beweise? (...) Oder ist es ein sensationslüsternes Aufspringen auf einen fahrenden Zug, das auf nicht mehr basiert als auf anekdotenhaftem, falsch interpretiertem Datenmaterial?

Ich sollte klarstellen, dass ich keineswegs generell mit Wissenschaftlern hadere, die ihre Meinung ändern. Jeder Wissenschaftler wird dies im Lichte neuer Entdeckungen tun müssen. Diese könnten beispielsweise zeigen, dass frühere Annahmen auf Untersuchungen basierten, bei denen fehlerhafte Methoden angewandt wurden oder dass neue Beobachtungen oder Techniken bisher unbekannte Fakten aufgedeckt haben. In jedem Fall wird es dann notwendig werden, die aus früheren Beobachtungen gezogenen Schlüsse zu ändern. Soweit ich es für den Zeitraum zwischen den früheren und den späteren Auffassungen des Prof. Marks beurteilen kann, trifft keine dieser Bedingungen zu. Neuere experimentelle Untersuchungen in verschiedenen unabhängigen Laboratorien zum Thema Zucker und Krankheit haben sowohl unsere früheren Schlussfolgerungen bestätigt als auch neue Beobachtungen hinzugefügt, die unsere Ansichten unterstützen. Ich empfinde es daher als verwunderlich, dass Prof. Marks sich jetzt entschlossen hat, den Zucker vom Vorwurf der Schädlichkeit für unsere Gesundheit freizusprechen. Unglücklicherweise liefern Statements dieser Art der Zuckerindustrie nicht nur eine starke und nachhaltige Munition zur Selbstverteidigung, sondern auch für Angriffe gegen Wissenschaftler und Mitarbeiter im Gesundheitswesen, die die Öffentlichkeit über die Notwendigkeit aufzuklären versuchen, ihren Zuckerkonsum zu reduzieren.

Schreib was du magst – aber nur, wenn auch ich es mag

Ich vermute, dass die meisten Menschen nichts von den Versuchen bemerken, ihr Verhalten zu beeinflussen, wenn diese hinter ihrem Rücken geschehen. Aber manchmal kommen sie ans Licht. Ich wurde einstmals gebeten, eine Schlankheitskur für das »National Dairy Council« zu entwerfen. Dieses Projekt reizte mich, weil eine sinnvolle Reduktionsdiät zwar die Gesamtmenge an Nahrung reduzieren muss, dies aber ohne eine übermäßige Reduktion der essenziellen Nährstoffe erreichen sollte – also des Eiweißes, der Vitamine und der Mineralstoffe in der Nahrung. Deshalb versucht man hierbei solche Nahrungsmittel zu begrenzen, die nichts oder kaum etwas anderes als Kalorien liefern, aber solche Nahrungsmittel zu belassen, die im Verhältnis zu ihren Kalorien viele Nährstoffe enthalten. Das einzige Nahrungsmittel, das nichts außer Kalorien enthält, ist Zucker, und das Nahrungsmittel mit der höchsten Zahl und dem größten Gehalt an Nährstoffen in Relation zu seinem Energiegehalt ist Milch.

Dies war die schlichte Basis der Diät, die ich für das National Dairy Council entwarf. Nachdem sie die Diät veröffentlicht hatte, wurde die Organisation von einer der großen Zuckerfirmen ungemein höflich gebeten, die Notwendigkeit des Weglassens des Zuckers aus den Diätempfehlungen zu streichen oder zumindest »abzuschwächen«. Der Direktor des Councils berichtete mir von dieser Bitte; mit der eindeutigen Erwartung, dass ich jegliche Änderung ablehnen solle – wenn ich ablehnte, so sagte er mit einem Lächeln, hätte ich seine volle Unterstützung.

Pur, weiß – und mächtig

Lassen Sie mich diese persönliche Geschichte abschließen, indem ich wiederhole, dass ich diejenigen Wissenschaftler, die Dissens mit meinen Ansichten ausdrücken, keiner unlauteren Motive beschuldige. Dennoch finde ich es bemerkenswert, dass es nach so vielen Jahren des Sammelns von Beweisen, die meine und die Schlussfolgerungen einiger anderer Forscher unterstützen, noch immer so viele Personen mit diesem Verhalten gibt. Es ist insbesondere interessant, dass einige derer, die begonnen hatten, unsere Sichtweisen zu akzeptieren, diese jetzt zurückweisen.

Es fällt schwer, die Schlussfolgerung zu vermeiden, dass dies die Folge der energischen, andauernden und sich ausdehnenden Aktivitäten der Zuckerhersteller ist. Ihr Produkt ist rein und weiß; es wäre hingegen schwer, diese Adjektive auf das Verhalten der Hersteller und Distributoren und ihrer Mittelsleute anwenden zu sollen. Dennoch wäre es fruchtlos, nach einer organisierten »Abteilung für schmutzige Tricks« suchen zu wollen. Es scheint eher ein instinktiv schützendes Handeln der am Geschäft Beteiligten zu sein, jegliche Verschleierung der durch ihr Produkt verursachten Leiden zu leugnen, wie auch jegliches Fehlverhalten ihrer Bruderschaft. Das Ergebnis ist ein dichter Kern der Macht, der – wie ein Magnet, der von einer starken Induktionsspule umgeben ist –, einen unsichtbaren Einfluss auch auf jene ausübt, die nicht in direktem Kontakt mit dem Zentrum stehen.

Referenzen

Kapitel 2

Bothwell, D. and P., *Food in Antiquity,* Thames & Hudson (London, 1969) Commonwealth Institute, *The Human Story* (London, 1985)

Dart, R., *Beyond Antiquity: A Series of Radio Lectures on the Origin of Man,* South African Broadcasting Co. (Johannesburg, 1965)

Leakey, R. E., and R. Lewin, *Origins,* Macdonald & Jane's (London, 1977)

Le Gros Clark, W. E., *History of the Primates,* University of Chicago Press (Chicago, 1966)

Yudkin, J. (ed.), *Diet of Man: Needs and Wants,* Applied Science Publishers (London, 1978)

Kapitel 3

Yudkin, J., *This Slimming Business,* 4th edn, Penguin (Harmondsworth, 1974)

Yudkin, J., *The Penguin Encyclopaedia of Nutrition,* Penguin (Harmondsworth, 1985)

Kapitel 4

Aykroyd, W. R., *The Story of Sugar,* Quadrangle (Chicago, 1967)

Deer, N., *The History of Sugar,* Chapman & Hall (London, 1949)

Fairrie, G., *Sugar,* Fairrie & Co., (Liverpool, 1925)

Geerdes, T., *Zucker,* Stuttgarter Verlagskontor (Stuttgart, 1963)

Geerligs, H. C. P., *The World's Cane Sugar Industry,* Norman Rodger (Altrincham, 1912)

Mintz, S. W., *Sweetness and Power,* Viking (Harmondsworth, 1985)

Strong, L. A. G., *The Story of Sugar,* Weidenfeld & Nicolson (London, 1954)

Kapitel 5

Eisa, O. A., and J. Yudkin, 'Some nutritional properties of unrefined sugar and its promotion of the survival of new-born rats', *British Journal of Nutrition, 54,* 593 (1985)

Kapitel 6

Bruker, M. O., *Zucker und Gesundheit,* Verlag Schwabe (Bad Homburg, 1965)

Cleave, T. L., G. D. Campbell and N. S. Painter, *Diabetes, Coronary Thrombosis and the Saccharine Disease,* 2nd edition, John Wright (Bristol, 1969)

Yudkin, J., *The Penguin Encyclopaedia of Nutrition,* Penguin (Harmondsworth, 1985)

Kapitel 7

Blenford, D., 'Sweetness', *Food, Flavourings, Ingredients, Processing and Packaging, 6,* 22 (September 1984)

Kapitel 8

Annual Abstract of Statistics, HMSO (London)

Reports of the Commission of the European Communities, Sugar Division

Friend, B., 'Nutrients in United States food supply – a review of trends', *American Journal of Clinical Nutrition, 20,* 907 (1967)

Hodges, R. E., and W. A. Krehl, 'Nutritional status of teenagers in Iowa', *American Journal of Clinical Nutrition, 17* (1965)

Soft Drinks Trade Journal (London)

Sugar Year Book, International Sugar Organization (London)

Viton, A., and F. Pignalosa, *Trends and Forces of World Sugar Consumption,* FAO Commodity Bulletin Series, no. 32 (1961)

Yudkin, J., 'Sugar as a food: an historical survey' and 'Sucrose in the aetiology of coronary thrombosis and other diseases', *Sugar,* ed. J. Yudkin, J. Edelman and L. Hough, Butterworth (London, 1971)

Kapitel 10

Yudkin, J., 'Nutrition and palatability with special reference to obesity, myocardial infarction, and other diseases of civilisation', *Lancet, I,* 1335 (1963)

Kapitel 11

Household Food Consumption: 1983, Annual Report of the National Food Survey Committee, HMSO (London, 1985)

Orr, J. B., *Food, Health and Income,* Macmillan (London, 1937)

Kapitel 12

Dayton, S., M. L. Pearce and S. Hashimoto, 'A controlled clinical trial of a diet high in unsaturated fats in preventing complications of atherosclerosis', *Circulation, 40,* 1 (1969)

Lipid Research Clinics Program, 'The Lipid Research Clinics Coronary Primary Prevention Trial Results: 1. Reduction in incidence of coronary heart disease', *Journal of the American Medical Association, 251,* 351 (1984)

Multiple Risk Factor Intervention Trial Research Group, 'Risk factor changes and mortality results', *Journal of the American Medical Association, 248,* 1465 (1982)

Turpeinen, O., *et al.,* 'Dietary prevention of coronary heart disease: the Finnish mental hospital study', *International Journal of Epidemiology, 8,* 99 (1979)

Kapitel 13

McKeige, P. M., *et al.,* 'Diet and risk factors for coronary heart disease in Asians in northwest London', *Lancet, II,* 1086 (1985)

Yudkin, J., 'Diet and coronary thrombosis: hypothesis and fact', *Lancet, II,* 155 (1957)

Yudkin, J., and J. Morland, 'Sugar intake and myocardial infarction', *American Journal of Clinical Nutrition, 20,* 503 (1967)

Yudkin, J., and J. Roddy, 'Levels of dietary sucrose in patients with occlusive atherosclerotic disease', *Lancet, II,* 6 (1964)

Kapitel 14

Ahrens, R. A., 'Sucrose, hypertension and heart disease: an historical perspective', *American Journal of Clinical Nutrition, 27,* 403 (197)

Bruckdorfer, K. R., I. H. Khan and J. Yudkin, 'Dietary carbohydrate and fatty acid synthetase activity in rat liver and adipose tissue', *Biochemical Journals, 123,* 7 (1971)

Irwin, M. I., and A. J. Staton, 'Dietary wheat starch and sucrose: effect on levels of five enzymes in blood serum of young adults', *American Journal of Clinical Nutrition, 22,* 701 (1969)

Reiser, S., *et al.,* 'Isocaloric exchange of dietary starch and sucrose in humans: I. Effects on levels of fasting blood lipids', *American Journal of Clinical Nutrition, 32,* 2195 (1979)

Reiser, S., *et al.,* 'Isocaloric exchange of dietary starch and sucrose in humans: II. Effect on fasting blood insulin, glucose, and glucagon and on insulin and glucose response to a sucrose load', *American Journal of Clinical Nutrition, 32,* 2206 (1979)

Reiser, S., M. Blickerd, J. Hallrisch, O. E. Michaelis and E. S. Prather, 'Serum insulin and glucose in hyperinsulinemic subjects fed three different levels of sucrose', *American Journal of Clinical Nutrition, 34,* 2348 (1981)

St Clair, R. W., B. D. Bullock, N. D. M. Lehner, T. B. Clarkson, and H. B. Lofland, Jnr, 'Longterm effects of dietary sucrose and starch on serum lipids and atherosclerosis in miniature swine', *Experimental and Molecular Pathology, 15,* 21 (1971)

Samsonow, M. A., and W. A. Meschtscherjakowa, ‚Der Einfluss qualitativ unterschiedlicher Kohlenhydrate auf den Verlauf der Koronaratherosklerose', *Ernährungsforschung, 13,* 331 (1968)

Szanto, S., and J. Yudkin, 'The effect of dietary sucrose on blood lipids, serum insulin, platelet adhesiveness and body weight in human volunteers', *Postgraduate Medical Journal, 45,* 602 (1969)

Szanto, S., and J. Yudkin, 'Dietary sucrose and platelet behaviour', *Nature, 225,* 467 (1970)

Taschev, T., and G. Patschewa, ‚Über die Bedeutung der Kohlenhydrate bei der Ätiopathogenese der experimentellen Atherosklerose', *Ernährungsforschung, 13,* 339 (1968)

Vrána, A., and L. Kazdová, 'Insulin sensitivity of rat adipose tissue and of diaphragm in vitro: effect of the type of dietary carbohydrate (starch – sucrose)', *Life Sciences, 9,* 257 (1970)

Yudkin, J., and R. Krauss, 'Dietary starch, dietary sucrose and hepatic pyruvate kinase in rats', *Nature, 215,* 75 (1967)

Yudkin, J., S. Szanto and V. V. Kakker, 'Sugar intake, serum insulin and platelet adhesiveness in men with and without peripheral vascular disease', *Postgraduate Medical Journal, 45,* 608 (1969)

Yudkin, J., and S. Szanto, 'Hyperinsulinism and atherogenesis', *British Medical Journal, 1,* 349 (1971)

Kapitel 15

Cohen, A. M., S. Bavly and R. Poznanski, 'Change of diet of Yemenite Jews in relation to diabetes and ischaemic heart disease', *Lancet, II,* 1399 (1961)

Cohen, A. M., H. Freund and E. Auerbach, 'Electroretinogram in sucrose- and starch-fed rats', *Metabolism, 19,* 1064 (1970)

Cohen, A. M., and A. Teitelbaum, 'Effect of dietary sucrose and starch on oral glucose tolerance and insulin-like activity', *American Journal of Physiology, 206,* 105 (1964)

Cohen, A. M., and J. Yudkin, 'The effect of dietary sucrose upon the response to sodium tolbutamide in the rat', *Biochimica et Biophysica Acta, 141,* 637 (1967)

Kang, S. S., R. G. Price, K. R. Bruckdorfer, N. A. Worcester and J. Yudkin, 'Dietary induced renal damage in the rat', *Proceedings of the Nutrition Society, 36,* 27A (1976)

Kang, S. S., R. G. Price, J. Yudkin, N. A. Worcester and K. R. Bruckdorfer, 'The influence of dietary carbohydrate and fat on kidney calcification and the urinary excretion of N-acetyl-ß-glucosaminidase (EC 3.2.1.30)', *British Journal of Nutrition, 41,* 65 (1979)

Mather, H. M., and H. Keen, 'The Southall diabetes survey: prevalence of known diabetes in Asians and Europeans', *British Medical Journal, 2,* 1081 (1985)

Papachristodoulou, D., H. Heath and S. S. Kang, 'The development of retinopathy in sucrose-fed and streptozotocin-diabetic rats', *Diabetologie, 12,* 367 (1976)

Price, R. G.. S. A. Taylor, S. S. Jiang, K. R. Bruckdorfer and J. Yudkin, 'Composition and biosynthesis of rat glomerular basement membrane in sucrose-fed rats', *Glycoconjugate Research, 2,* 747 (1979)

Rao, P. N., V. Prendiville, A. Buxton, D. G. Moss and N. J. Blacklock, 'Dietary management of urinary risk factors in renal stone formers', *British Journal of Urology, 54,* 578 (1982)

Rosenmann, E., A. Teitelbaum and A. M. Cohen, 'Nephropathy in sucrose-fed rats', *Diabetes, 20,* 803 (1971)

Kapitel 16

Gass, D. J., *Curing Ulcer Disease,* Pioneer Publishing Co., Fresno, California, 1983

Heaton, K. W., 'The role of diet in the aetiology of cholelithiasis', *Nutrition Abstracts and Reviews 54,* 549 (1984)

Scragg, R. K. R., A. J. McMichael and P. A. Baghurst, 'Diet, alcohol, and relative weight in gall stone disease: a case-control study', *British Medical Journal, 1,* 1113 (1984)

Scragg, R. K. R., G. D. Calvert and J. R. Oliver, 'Plasma Lipids and insulin in gall stone disease: a case-control study', *British Medical Journal, 2,* 521 (1984)

Thornton, J. R., P. M. Emmett and K. W. Heaton, 'Diet and Crohn's disease: characteristics of the pre-illness diet', *British Medical Journal, 2,* 762 (1979)

Thornton, J. R., P. M. Emmett and K. W. Heaton, 'Smoking, sugar and inflammatory bowel disease', *British Medical Journal, 1,* 1786 (1985)

Werner, D., P. M. Emmet and K. W. Heaton, 'Effects of dietary sucrose on factors influencing cholesterol gall stone formation', *Gut, 25,* 269 (1984)

Yudkin, J., E. Evans and M. G. M. Smith, 'The low carbohydrate diet in the treatment of chronic dyspepsia', *Proceedings of the Nutrition Society, 31,* 12A (1971)

Kapitel 17

Karies

Bowen, W. H., B. Cohen, M. F. Cole and G. Colman, 'Immunisation against dental caries', *British Dental Journal, 139,* 45 (1975)

Children's Dental Health 1983, Office of Population Censuses and Surveys, HMSO (London, 1983)

Jenkins, N., 'Diet and dental caries', *Food and Nutrition News, 56,* 29 (1984)

Salter, A. J., and J. Yudkin, 'Dental caries and between-meal snacks' (letter), *British Medical Journal, 1,* 577 (1978)

Sheiham, A., 'Changing trends in dental caries', *International Journal of Epidemiology, 13,* 142 (1984)

Todd, J. E., A. M. Walker and P. Dodd, *Adult Dental Health, UK,* Office of Population Censuses and Surveys, HMSO (London, 1978)

Hauterkrankungen

Bett, D. G. G., J. Morland and J. Yudkin, 'Sugar consumption in acne vulgaris and seborrhoeic dermatitis', *British Medical Journal, 3,* 153 (1967)

Lebererkrankungen

Bender, A. E., K. B. Damji, M. A. Khan, I. H. Khan, L. McGregor and J. Yudkin, 'Sucrose induction of hepatic hyperplasia in the rat', *Nature, 238,* 461 (1972)

Best, C. H., W. Stanley Hartroft, C. C. Lucas, and J. H. Ridout, 'Liver damage produced by feeding alcohol or sugar and its prevention by choline', *British Medical Journal, 2,* 1001 (1949)

Krebs

Bristol, J. B., P. M. Emmett, K. W. Heaton and R. C. N. Williamson, 'Sugar, fat and the risk of colorectal cancer', *British Medical Journal, 2,* 1467 (1984)

Seely, S., and D. Horobin, 'Diet and breast cancer: the possible connection with sugar consumption', *Medical Hypotheses, 11,* 319 (1983)

Medikamentenwirkungen

Nash, A. H., and A. E. Bender, 'The effect of dietary sucrose on the metabolism of pentobarbitone', *Proceedings of the Nutrition Society, 35,* 132A (1976)

Kapitel 18

Dalderup, L. M., and W. Visser, 'Influence of extra sucrose in the daily food on the life-span of Wistar albino rats', *Nature, 222,* 1050 (1969)

Taylor, D. D., *et al.,* 'Influence of dietary carbohydrate on liver lipid content and on serum lipid in relation to age and strain of rat', *Journal of Nutrition, 91,* 275 (1967)

Ziegler, E., ,Die Ursache der Akzeleration, ernährungsphysiologische und medizinhistorische Betrachtungen über den Zuckerkonsum des modernen Menschen', *Helvetica paediatrica Acta, 21,* supple. 15, 1 (1966)

Kapitel 19

Yudkin, J., 'Dietary factors in arteriosclerosis: 21sucrose', *Lipids, 13,* 370 (1978)

Kapitel 21

Imfeld, A., *Zucker,* Unionsverlag (Zürich, 1983)

Index

Raum für Ihre Notizen

LOGI-Methode

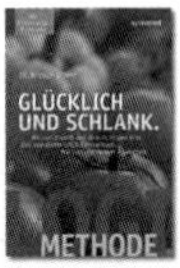

Glücklich und schlank.
Mit viel Eiweiß und dem richtigen Fett.
Das komplette LOGI-Basiswissen.
Mit umfangreichem Rezeptteil.
Dr. Nicolai Worm
978-3-927372-26-9 **19,90 €**

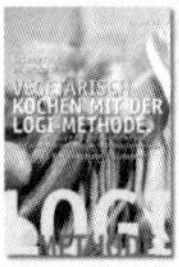

Vegetarisch kochen mit der LOGI-Methode.
LOGI ohne Fisch und Fleisch?
Na klar! 80 innovative und kreative LOGI-Veggie-Rezepte.
Wenige Kohlenhydrate – glutenfrei!
Susanne Thiel | Dr. Nicolai Worm
978-3-927372-80-1 **19,95 €**

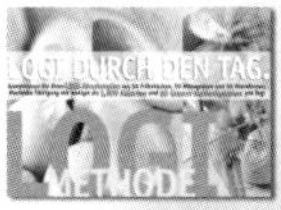

LOGI durch den Tag.
Kombinieren Sie Ihren LOGI-Abnehmplan aus 50 Frühstücken, 50 Mittagessen und 50 Abendessen. Maximale Sättigung mit weniger als 1.600 Kalorien und 80 Gramm Kohlenhydraten pro Tag!
Franca Mangiameli
978-3-927372-79-5 **29,95 €**

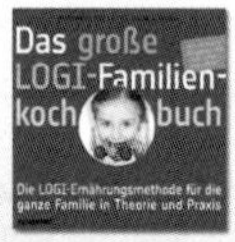

Das große LOGI-Familienkochbuch.
Die LOGI-Ernährungsmethode für die ganze Familie in Theorie und Praxis.
Mit 100 tollen Rezepten, die auch Kindern schmecken.
Marianne Botta | Dr. Nicolai Worm
978-3-927372-96-2 **19,99 €**

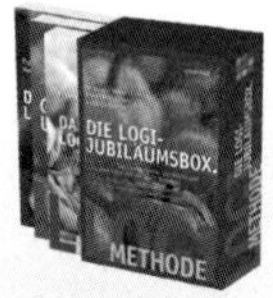

Die LOGI-Jubiläumsbox.
Zehn erfolgreiche, glückliche und schlanke Jahre mit der LOGI-Methode.
Enthält DIE drei Standardwerke rund um die LOGI-Methode zum Jubiläumspreis.
- Glücklich und schlank.
- Das große LOGI-Kochbuch.
- Das neue große LOGI-Kochbuch.

Dr. Nicolai Worm | Franca Mangiameli
Heike Lemberger
978-3-927372-68-9 **45,00 EUR**
(erhältlich solange der Vorrat reicht)

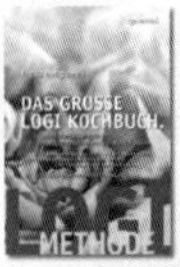

Das große LOGI-Kochbuch.
120 raffinierte Rezepte zur Ernährungsrevolution von Dr. Nicolai Worm.
Mit exklusiven LOGI-Kompositionen der Spitzenköche Alfons Schuhbeck, Vincent Klink, Ralf Zacherl, Christian Henze und Andreas Gerlach.
Franca Mangiameli
978-3-927372-29-0 **19,95 €**

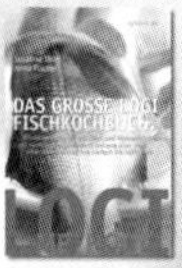

Das große LOGI-Fischkochbuch.
Köstliche Gerichte mit Fisch und Meeresfrüchten aus heimischen Gewässern und aus aller Welt.
Susanne Thiel | Anna Fischer
978-3-942772-07-5 **19,99 €**

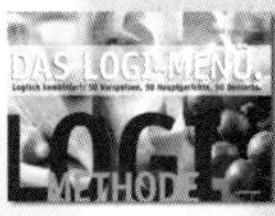

Das LOGI-Menü.
Logisch kombiniert: 50 Vorspeisen, 50 Hauptgerichte, 50 Desserts.
Franca Mangiameli
978-3-927372-60-3 **29,95 €**

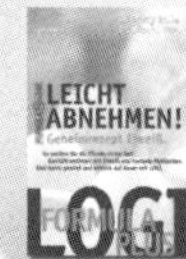

Leicht abnehmen! Geheimrezept Eiweiß.
Gewicht verlieren mit Eiweiß und Formula-Mahlzeiten. Und dann: gesund und schlank auf Dauer mit LOGI.
Dr. Hardy Walle | Dr. Nicolai Worm
978-3-927372-39-9 **19,95 €**

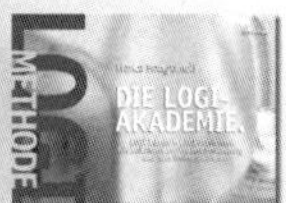

Die LOGI-Akademie.
LOGI lehren – LOGI verstehen.
Ein Leitfaden zur Patientenschulung und zum Selbststudium.
Franca Mangiameli
978-3-927372-59-7 **48,00 €**

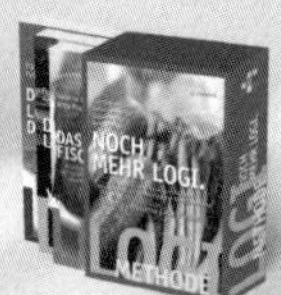

Noch mehr LOGI.
Die LOGI-Fisch-, -Back- und -Grillbox.
Über 400 raffinierte Rezepte.
Die Box beinhaltet:
- das große LOGI-Fischkochbuch
- das große LOGI-Grillbuch,
- das große LOGI-Back- und -Dessertbuch

Heike Lemberger | Franca Mangiameli
Susanne Thiel | Anna Fischer
978-3-942772-48-8 **45,00 EUR**
(erhältlich solange der Vorrat reicht)

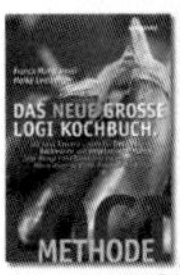

Das neue große LOGI-Kochbuch.
120 neue Rezepte – auch für Desserts, Backwaren und vegetarische Küche.
Jede Menge LOGI-Tricks und die klügsten Alternativen zu Pizza, Pommes und Pasta.
Franca Mangiameli | Heike Lemberger
978-3-927372-44-3 **19,95 €**

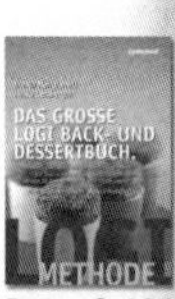

Das große LOGI-Back- und Dessertbuch.
Über 100 raffinierte Dessertrezepte, die Sie niemals für möglich gehalten hätten. So macht Leben nach LOGI noch mehr Spaß!
Mit ausführlichem Stevia-Extrakapitel.
Franca Mangiameli | Heike Lemberger
978-3-927372-66-5 **19,95 €**

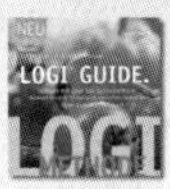

LOGI-Guide.
Tabellen mit über 500 Lebensmitteln, bewertet nach ihrem glykämischen Index und ihrer glykämischen Last.
Franca Mangiameli
Dr. Nicolai Worm | Andra Knauer
978-3-942772-02-0 **6,99 €**

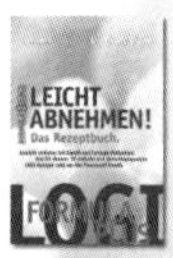

Leicht abnehmen! Das Rezeptbuch.
Gewicht verlieren mit Eiweiß und Formula-Mahlzeiten. Und für danach: 70 einfache und abwechslungsreiche LOGI-Rezepte.
Dr. Hardy Walle
978-3-927372-40-5 **12,95 €**

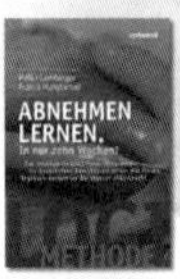

Abnehmen lernen. In nur zehn Wochen!
Das intelligente LOGI-Power-Programm zur dauerhaften Gewichtsreduktion.
Mit diesem Tagebuch werden Sie Ihr eigener LOGI-Coach!
Heike Lemberger | Franca Mangiameli
978-3-927372-46-7 **18,95 €**

Das große LOGI-Grillbuch.
120 heiß geliebte Grillrezepte rund um Gemüse, Fisch und Fleisch.
Ein Fest für LOGI-Freunde.
Heike Lemberger | Franca Mangiameli
978-3-942772-12-9 **19,99 €**

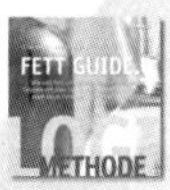

Fett Guide.
Wie viel Fett ist gesund? Welches Fett wofür? Tabellen mit über 500 Lebensmitteln, bewertet nach ihrem Fettgehalt und ihrer Fettqualität.
Heike Lemberger
Ulrike Gonder | Dr. Nicolai Worm
978-3-942772-09-9 **9,99 €**

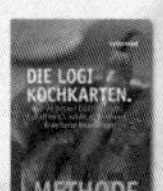

Die LOGI-Kochkarten.
Die besten LOGI-Rezepte.
Einfallsreich, einfach, preiswert.
978-3-942772-54-9 **17,99 €**

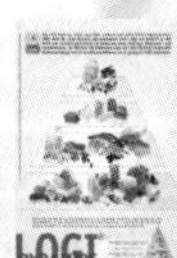

DIN-A1-Poster: LOGI-Pyramide.
(erhältlich nur beim Verlag)
6,50 € zzgl. 5,00 € Versand

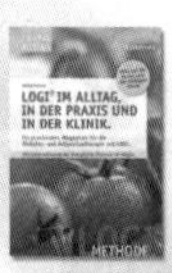

LOGI im Alltag, in der Praxis und in der Klinik.
Andra Knauer
978-3-942772-31-0 **8,99 €**

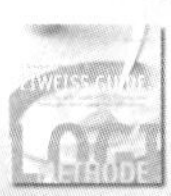

Eiweiß-Guide.
Tabellen mit über 500 Lebensmitteln bewertet nach ihrem Eiweißgehalt und ausgewählten Aminosäuren.
Franca Mangiameli | Heike Lemberger
Dr. Nicolai Worm
978-3-942772-64-8 **9,99 €**

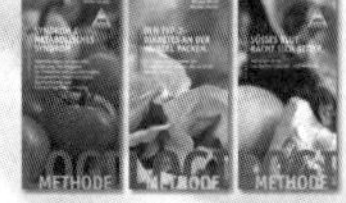

LOGI-Grundlagenbroschüren.
- Den Typ-2-Diabetes an der Wurzel packen.
- Syndrom X: Metabolisches Syndrom.
- Süßes Blut rächt sich bitter.

(erhältlich nur beim Verlag)
➜ Paketpreis für alle drei: 7,50 €

www.systemed.de

LOGI/Gesundheit

Low-Carb vegan.
40 Rezepte ohne tierische Lebensmittel.
Franca Mangiameli | Heike Lemberger
978-3-942772-68-6 **7,99 €**

Low-Carb unterwegs.
40 Rezepte für die Reise und zum Mitnehmen.
Franca Mangiameli | Heike Lemberger
978-3-942772-66-2 **7,99 €**

Low-Carb – Low-Budget.
Kohlenhydratbilanzierte Küche für den kleinen Geldbeutel.
Wolfgang Link | Dr. med. Jürgen Voll
978-3-942772-65-5 **7,99 €**

NEU
Low-Carb bei Nahrungsmittelunverträglichkeit.
30 Rezepte bei Laktoseintoleranz/Fruktoseintoleranz/Zöliakie.
Wolfgang Link | Dr. med. Jürgen Voll
978-3-942772-74-7 **7,99 €**

NEU
Low-Carb in 15 Minuten.
40 »leichte« Schnellrezepte zum Genießen.
Wolfgang Link
978-3-942772-75-4 **7,99 €**

ERSCHEINT JULI 2014
VORBESTELLBAR AB SOFORT!
Low-Carb in der Schwangerschaft.
Gesundheit mit wenig Kohlenhydraten für Mutter und Baby.
Anett Schmittendorf
978-3-942772-72-3 **7,99 €**

ERSCHEINT JUNI 2014
VORBESTELLBAR AB SOFORT!
KetoKüche kennenlernen.
Die ketogene Ernährung in Theorie und Praxis.
Ulrike Gonder
978-3-942772-80-8 **7,99 €**

Low-Carb für Männer.
Ein Mann – (k)ein Bauch.
Jetzt noch übersichtlicher – mit komplett überarbeiteter Kohlenhydrattabelle zum Nachschlagen.
Barbara Plaschka | Petra Linné
978-3-942772-52-5 **15,99 €**

Gute Kohlenhyrate – schlechte Kohlenhydrate
Pfunde verlieren und Energie tanken
Barbara Plaschka | Petra Linné
978-3-927372-81-8 **12,95 €**

66 Ernährungsfallen … und wie sie mit Low-Carb zu vermeiden sind.
- in typischen Alltagssituationen
- für Büro und Freizeit
- mit Einkaufsführer im Supermarkt
- mit ausführlichem Restaurant-Guide

Barbara Plaschka | Petra Linné
978-3-927372-55-9 **15,95 €**

Endlich schlank ohne Diät
Erfolgreich abnehmen ohne JOJO-Effekt und Kalorienzählen - nach dem LOGI-Erfolgsprinzip von Dr. Nicolai Worm.
Anna Cavelius
978-3-942772-10-5 **9,99 €**

Iss einfach gut.
Das Prinzip Nahrungskette – einfach und pragmatisch erklärt vom Koch der Deutschen Fußballnationalmannschaft.
Holger Stromberg
978-3-942772-28-0 **18,99 €**

Auch erhältlich in Hardcover-Luxusausführung mit Moleskine Gummi und Saisonkalender als DIN-A3-Poster
978-3-942772-50-1 **24,99 €**

Menschenstopfleber.
Die verharmloste Volkskrankheit Fettleber.
Dr. Nicolai Worm
978-3-927372-78-8 **19,99 €**

BESTSELLER
Syndrom X oder Ein Mammut auf den Teller!
Mit Steinzeitdiät aus der Wohlstandsfalle.
Dr. Nicolai Worm
978-3-927372-23-8 **19,90 €**

Die Schlafmangel-Fett-Falle.
… wie Sie trotzdem gesund und schlank bleiben.
Dr. Nicolai Worm
978-3-927372-94-8 **7,50 €** ~~14,95 €~~

BESTSELLER
Mehr Fett!
Warum wir mehr Fett brauchen, um gesund und schlank zu sein.
Ulrike Gonder | Dr. Nicolai Worm
978-3-927372-54-2 **19,95 €**

Ethisch Essen mit Fleisch.
Eine Streitschrift über nachhaltige und ethische Ernährung mit Fleisch und die Missverständnisse und Risiken einer streng vegetarischen und veganen Lebensweise.
Lierre Keith | Ulrike Gonder
978-3-927372-87-0 **14,99 €**

NEU
Pur, weiß, tödlich.
Warum der Zucker uns umbringt – und wie wir das verhindern können.
Prof. Dr. John Yudkin | Prof. Dr. Robert Lustig
978-3-942772-41-9 **14,99 €**

BESTSELLER
Stopp Diabetes!
Raus aus der Insulinfalle dank der LOGI-Methode.
Katja Richert | Ulrike Gonder
978-3-927372-56-6 **16,95 €**

Stopp Diabetes! Praxisbuch.
Ernährungs- und Bewegungspläne. LOGI-Methode.
Ein besseres Leben mit Diabetes.
Katja Richert
978-3-942772-08-2 **16,99 €**

BESTSELLER
Heilkraft D.
Wie das Sonnenvitamin vor Herzinfarkt, Krebs und anderen Zivilisationskrankheiten schützt.
Dr. Nicolai Worm
978-3-927372-47-4 **15,95 €**

Allergien vorbeugen.
Schwangerschaft und Säuglingsalter sind entscheidend!
Dr. Imke Reese | Christiane Schäfer
978-3-927372-50-4 **14,95 €**

NEU
Campus Food.
Vegane Studentenküche.
Anne Bühring | Kurt-Michael Westermann
978-3-942772-21-1 **16,99 €**

Der LOGI-Muskel-Coach.
Die ultimative Sporternährung für Muskelaufbau und Ausdauertraining.
Dr. Torsten Albers | Dr. Nicolai Worm
Kirsten Segler
978-3-942772-13-6 **19,99 €**

Mehr vom Sport!
Low-Carb und LOGI in der Sporternährung.
Unter Mitwirkung zahlreicher Spitzensportler: Boxweltmeister Felix Sturm, Schwimmprofi Mark Warnecke, Leichtathlet Danny Ecker und viele mehr.
Clifford Opoku-Afari | Dr. Nicolai Worm
Heike Lemberger
978-3-927372-41-2 **19,95 €**

FÜR FACHKREISE
LOGI und Low Carb in der Sporternährung.
Glykämischer Index und glykämische Last – Einfluss auf Gesundheit und körperliche Leistungsfähigkeit.
Jan Prinzhausen
978-3-927372-30-6 **24,90 €**

Bauch, Beine, Po – das LOGI-Workout für Frauen. (DVD)
Inklusive ausführlichem Booklet.
Matthias Maier | Dr. Nicolai Worm
978-3-927372-98-6 **14,95 €**

Yes, I can!
Erfolgreich schlank in 365 Schritten.
Dr. Ilona Bürgel
978-3-927372-51-1 **7,50 €** ~~15,00 €~~

systemed verlag

Yoga/Achtsamkeit

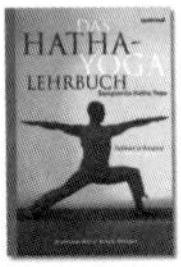

Das Hatha Yoga Lehrbuch.
Sampoorna Hatha Yoga, Perfektion in Bewegung. Die 150 schönsten Übungen.
Marcel Anders-Hoepgen
978-3-927372-53-5 **29,95 €**

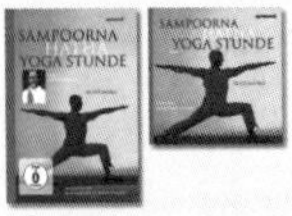

- **Sampoorna Hatha Yoga Stunde** (DVD)
  978-3-927372-64-1 **17,95 €**
- **Sampoorna Hatha Yoga Stunde** (CD)
  978-3-927372-65-8 **14,95 €**

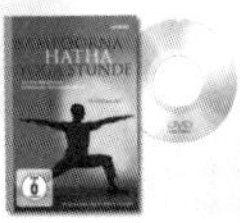

- **Sampoorna Hatha Yoga Stunde Stufe 2** (DVD)
  978-3-942772-04-4 **17,95 €**

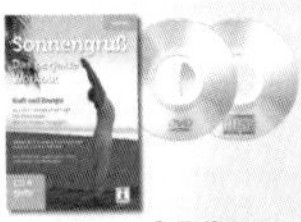

- **Sonnengruß, Teil 1** (DVD + CD)
  Das perfekte Workout
  978-3-927372-77-1 **16,95 €**

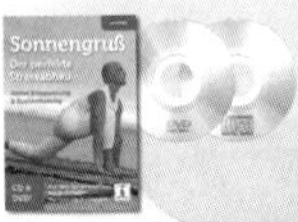

- **Sonnengruß, Teil 2** (DVD + CD)
  Der perfekte Stressabbau
  978-3-927372-97-9 **16,95 €**

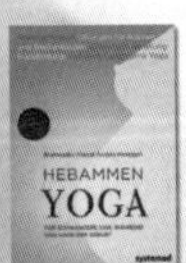

Hebammen Yoga
Übungen zur Geburtsvorbereitung und Rückbildung. ***Inkl. Mantra-Audio-CD.***
Marcel Anders-Hoepgen **9,00 €**
978-3-927372-99-3 ~~19,99 €~~

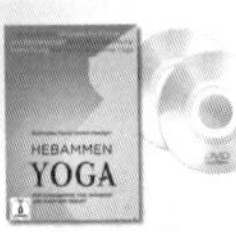

- **Hebammen Yoga** (Doppel-DVD)
  Übungen zur Geburtsvorbereitung und Rückbildung.
  978-3-942772-03-7 **16,95 €**

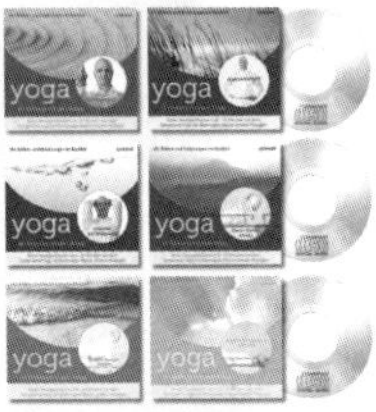

- **Augenentspannung** (CD)
  978-3-927372-71-9 **8,95 €**
- **Gleichgewicht** (CD)
  978-3-927372-72-6 **8,95 €**
- **Nackenentspannung** (CD)
  978-3-927372-70-2 **8,95 €**
- **Oberen Rücken stärken** (CD)
  978-3-927372-73-3 **8,95 €**
- **Unteren Rücken stärken** (CD)
  978-3-927372-74-0 **8,95 €**
- **Bauchmuskulatur stärken** (CD)
  978-3-927372-75-7 **8,95 €**

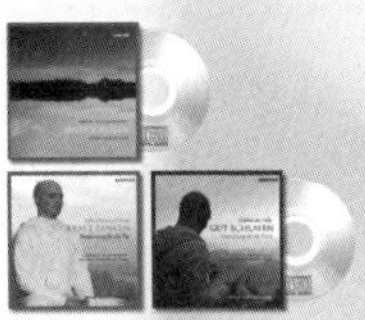

- **Besser schlafen.** (CD)
  Entspannung für die Nacht.
  978-3-942772-25-9 **12,99 €**
- **Gut schlafen.** (CD)
  Entspannung für die Nacht.
  978-3-927372-62-7 **9,95 €**
- **Kraft tanken.** (CD)
  Entspannung für den Tag.
  978-3-927372-61-0 **9,95 €**

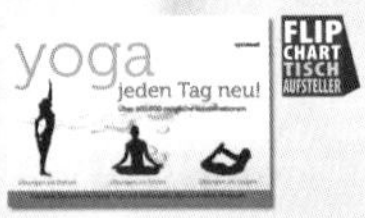

FLIP CHART TISCH AUFSTELLER

Yoga: Jeden Tag neu!
Über 100.000 mögliche Kombinationen für Übungseinheiten à 5 bis 10 Minuten.
Marcel Anders-Hoepgen
978-3-927372-69-6 **28,00 €**

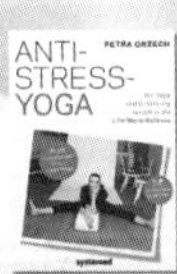

Anti-Stress-Yoga.
Mit Yoga und Ernährung zurück in die Life-Work-Balance.
Petra Orzech
978-3-942772-46-4 **19,99 €**

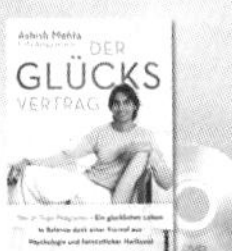

Der Glücksvertrag
Das 21-Tage-Programm. Ein glückliches Leben in Balance dank einer Formel aus Psychologie und fernöstlicher Heilkunst. ***Inklusive DVD.***
Ashish Mehta | Gela Brüggemann
978-3-942772-14-3 **19,99 €**

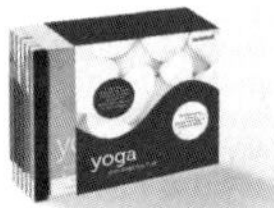

Yoga von Kopf bis Fuß.
5-Minuten-Übungen aus dem Sampoorna Hatha Yoga.
Die Box beinhaltet:
- Augenentspannung (CD)
- Gleichgewicht (CD)
- Nackenentspannung (CD)
- Oberen Rücken stärken (CD)
- Unteren Rücken stärken (CD)
- Bauchmuskulatur stärken (CD)

Brahmadev Marcel Anders-Hoepgen
978-3-942772-45-7 **30,00 EUR**
(erhältlich solange der Vorrat reicht)

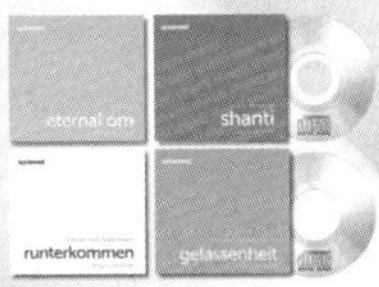

Nada-Yoga-Musik-Reihe
- **Eternal OM** (CD)
  978-3-942772-16-7 **12,99 €**
- **Shanti** (CD)
  978-3-942772-29-7 **12,99 €**
- **Runterkommen** (CD)
  978-3-942772-17-4 **12,99 €**
- **Gelassenheit** (CD)
  978-3-942772-15-0 **12.99 €**

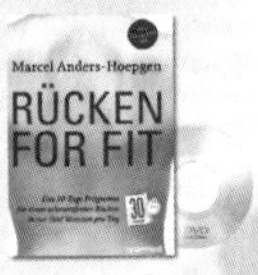

Rücken for fit.
Das 30-Tage-Programm für einen schmerzfreien Rücken in nur fünf Minuten pro Tag. ***Inklusive Übungs-DVD.***
Marcel Anders-Hoepgen
978-3-942772-53-2 **19,99 €**

ERSCHEINT SEPTEMBER 2014
VORBESTELLBAR AB SOFORT!

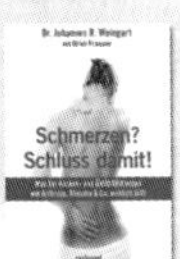

Gelenkschmerzen? Schluss damit!
Hilfe bei Arthrose, Bandscheiben- und rheumatischen Beschwerden, Fibromyalgie & Co.
Dr. Johannes R. Weingart | Ulrich Pramann
978-3-942772-58-7 **16,99 €**

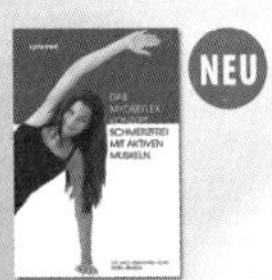

Das Myoreflexkonzept.
Schmerzfrei mit aktiven Muskeln.
Dr. med. Eberhard Jörg | Peter Kensok
978-3-942772-49-5 **19,99 €**

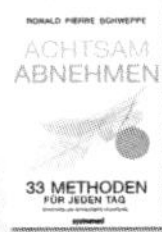

Achtsam abnehmen – 33 Methoden für jeden Tag.
Ronald Pierre Schweppe
978-3-942772-99-0 **12,99 €**

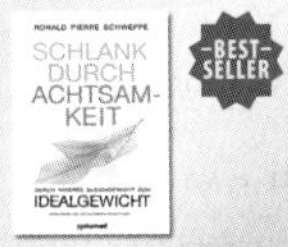

BEST-SELLER

Schlank durch Achtsamkeit.
Durch inneres Gleichgewicht zum Idealgewicht.
Ronald Pierre Schweppe
978-3-942772-90-7 **14,99 €**

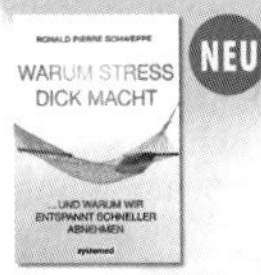

NEU

Warum Stress dick macht
… und warum wir entspannt schneller abnehmen.
Ronald Pierre Schweppe
978-3-942772-51-8 **12,99 €**

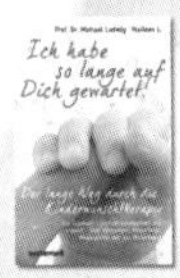

Ich habe so lange auf Dich gewartet!
Der lange Weg durch die Kinderwunschtherapie. Ein Tagebuch – ärztlich kommentiert und ergänzt – über Hoffnungen, Misserfolge, Wegbegleiter und das Wunschkind.
Prof. Dr. Michael Ludwig | Maileen L.
978-3-942772-11-2 **15,99 €**

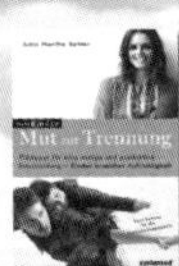

Mut zur Trennung.
Plädoyer für eine mutige und produktive Entscheidung – Kinder brauchen Aufrichtigkeit.
Jutta Martha Beiner
978-3-942772-47-1 **15,99 €**

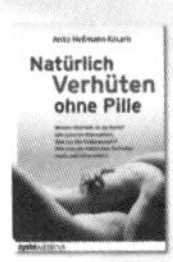

Natürlich verhüten ohne Pille.
Welche Methode ist die beste?
Alle sicheren Alternativen. Was tun bei Kinderwunsch? Wie man die natürlichen Techniken rasch und sicher erlernt.
Anita Heßmann-Kosaris
978-3-927372-63-4 **14,95 €**

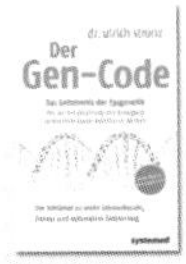

Der Gen-Code.
Das Geheimnis der Epigenetik – wie wir mit Ernährung und Bewegung unsere Gene positiv beeinflussen können.
Dr. Ulrich Strunz
978-3-942772-01-3 **14,99 €**

JETZT ALS PAPERBACK

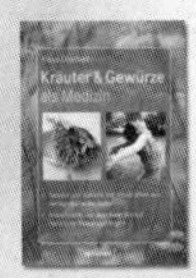

Kräuter & Gewürze als Medizin
- Gesund und schlank mit Vitalkräften aus der Apotheke der Natur.

Klaus Oberbeil **15,00 €**
978-3-942772-92-1 ~~19,95 €~~

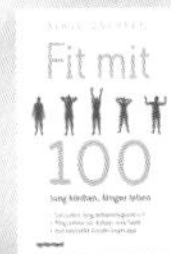

Fit mit 100
Jung bleiben, länger leben
- Ein Leben lang schlank & glücklich
- Programme für Körper und Seele
- 100 wertvolle Ernährungstipps

Klaus Oberbeil
978-3-927372-93-1 **14,99 €**

Der Burnout-Irrtum
Ausgebrannt durch Vitalstoffmangel – Burnout fängt in der Körperzelle an! Das Präventionsprogramm mit Praxistipps und Fallbeispielen.
Uschi Eichinger | Kyra Hoffmann
978-3-942772-06-8 **19,99 €**

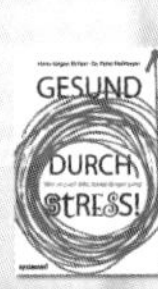

Gesund durch Stress!
Wer reizvoll lebt, bleibt länger jung!
Hans-Jürgen Richter
Dr. Peter Heilmeyer **8,00 €**
978-3-927372-42-9 ~~15,95 €~~

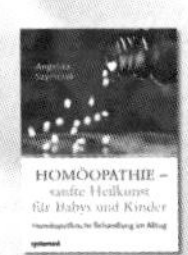

Homöopathie – sanfte Heilkunst für Babys und Kinder
Homöopathische Behandlung im Alltag
Angelika Szymczak **14,00 €**
978-3-927372-49-8 ~~19,95 €~~

Originalausgabe: »Pure, White And Deadly: How Sugar Is Killing Us And What We Can Do To Stop It«, © John Yudkin, 1972, 1986, Einleitung © Robert Lustig, 2012, ursprünglich erschienen in englischer Sprache bei Penguin Books Ltd., Great Britain.

Redaktion: systemed Verlag, Lünen
systemed GmbH, Kastanienstr. 10, 44534 Lünen

Übersetzung, Lektorat: Dr. med. Klaus Peeck, Hamburg

Umschlaggestaltung: Hauptmann & Kompanie Werbeagentur, Zürich
Satz: A flock of sheep, Lübeck

Druck: Florjancic Tisk d. o. o., Slowenien

ISBN: 978-3-942772-41-9

1. Auflage

systemed
verlag